当代中医皮科流派临床传承书系

盱江皮科流派

喻文球◎主审

龚丽萍 刘巧 黄港◎主编

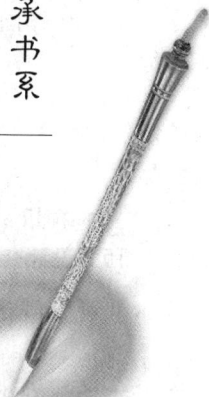

中国健康传媒集团
中国医药科技出版社

内 容 提 要

　　本书系统梳理了盱江皮科流派产生的背景、学术渊源、传承核心人物以及流派的学术体系和学术特色，并对该流派用药经验、常用方剂、特色技法、优势病种诊治经验作了重点阐述，具有重要的临床价值。全书内容丰富，条理清晰，理法方药齐备，适合皮肤科临床工作者、医学院校师生、医学科研工作者及皮肤病患者阅读参考。

图书在版编目（CIP）数据

　　盱江皮科流派 / 龚丽萍，刘巧，黄港主编. -- 北京：中国医药科技出版社，2025.1. --（当代中医皮科流派临床传承书系）. -- ISBN 978-7-5214-4918-1

　　I. R275

　　中国国家版本馆CIP数据核字第2024VG7271号

美术编辑　陈君杞
版式设计　也　在

出版　**中国健康传媒集团** | 中国医药科技出版社
地址　北京市海淀区文慧园北路甲 22 号
邮编　100082
电话　发行：010-62227427　邮购：010-62236938
网址　www.cmstp.com
规格　710×1000mm $\frac{1}{16}$
印张　18 $\frac{3}{4}$
字数　346 千字
版次　2025 年 1 月第 1 版
印次　2025 年 1 月第 1 次印刷
印刷　河北环京美印刷有限公司
经销　全国各地新华书店
书号　ISBN 978-7-5214-4918-1
定价　**56.00 元**

获取新书信息、投稿、为图书纠错，请扫码联系我们。

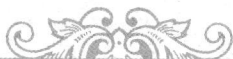

本书编委会

总　序

　　中医本无学术流派。上自伏羲一画，而分天地，阴阳肇始，要本一家。而后黄帝推演，问道于天师。神农尝百草，日遇七十二毒。乃有针药之分，其用针者，调神化气，以通神明，以虚无之术治有形之身。其用药者，浣涤脏腑，调剂水火，以有形之药而治无形之气。流派之分肇始于此。

　　《汉书·艺文志》载医学有房中、导引、经方、医经四家，其经方十一家。隋唐之际江南诸师秘仲景之书而不传，门户之见生，而医道遂晦。虽有真经在前，而用药之道著于时者自仲景、隐居、之才、元方、孙真人以降，十数人而已。

　　两宋南渡，文兴兵弱，禅、道并起，儒亦随之。乃有理学之盛，乃有鹅湖之辨，儒乃有门户之分，而格致之学为一时之选，时人共识。乃有巨富如东垣者、乃有名儒如丹溪者，由文学而入医学，以格致之学格天地而解病康，乃有思辨之学，乃有门户之分。故曰：儒之门户分于宋，医之门户分于金元，乃有四大家之说，易水、河间、东垣、丹溪。实一而四，四而一也。其理皆本于《内经》，其治皆本于仲景。流派也者，非各见道之一隅而已，须知一派之宗师，必得道之全貌而后乃可就其一端而阐扬。若未窥全豹而欲成一家之言语，开一派之先，未尝闻矣。

　　中医皮肤病内治源于外科消托补三法，复借鉴于内科脏腑经络之说，由学士儒生内观脏腑，思揣生克制化生旺休囚而有所见，实乃由学问而阅历者也。其外治法则，则传自民间匠人之手，出于临床实践，真由阅历而后成学问者也。

　　皮外科肇始神农。《本经》所言大半为外伤、疮疡、疥癣之用。后世刘涓子、陶隐居、巢元方、孙思邈，代有新出。而尤以元方《诸病》所论最详。然元方所论实乃一脉专精之术，而中医皮科流派，实则三派并存：元方其一也，外科东垣之术其二也，脏腑经络之术其三也。以此观之，今日流派，并无第四法门。

　　然皮外科之门开而未久：百年之前民病唯伤寒及疮疡求治于医，以其害人性命于朝夕，余则无论矣；食尚不足以果腹，衣不足以蔽体，疥癣皮毛非所得虑、所能治者。唯升平日久，民生富足，方有中医皮科产生，而燕京赵氏皮科流派为其发轫。1954年，赵炳南先生在当时的"中央皮肤性病研究所"建中医研究室开始，计算至今，中医皮肤科已历68载，庶几近乎知规矩也。众多外科名医、内科名医因使命之感召走入中医皮科行业。复有众多西医开中西结合一派，张志礼、秦万章、边天羽皆一时之选。各个医家互相切磋，如琢如磨。学术交融，互相渗透，而因其所处之时空不同，所治之患者各异，所用之学术模型各别，延绵六十年，各成家法，而成不同流派。

今者，中华中医药学会皮肤科分会专门组织国内专家编写《当代中医皮科流派临床传承书系》，经系统梳理，反复论证，确有独特学术体系且传承三代以上者，定为待扶持的中医皮科学术流派，曰：燕京赵氏皮科流派、燕京金氏皮科流派、盛京皮科流派、龙江皮科流派、齐鲁杜氏皮科流派、北京广安皮科流派、长安皮科流派、海派夏氏皮科流派、黔贵皮科流派、岭南皮科流派、天山刘氏皮科流派、石门皮科流派、吴门孟河皮科流派、盱江皮科流派、湖湘皮科流派、闽山昙石皮科流派、汉上徐氏皮科流派、津门皮科流派、四川文氏皮科流派。

世界之大，以变化为不易之理。从没有流派走向流派产生，是中医皮科学术发展的必经阶段。所谓流派者，非见解互相诋忤，实为各得乎中道，而就所见之患者，自医道之海略取一瓢，以解一方患者之疾苦者也。非为各得一道，道道不同。当知万本一源，众流归海。海也者，神农黄帝之学也，仲景华佗之术也。

众多流派的推出将使学术进一步繁荣，并将促进更广大的医生群体的学术交流，互融互通，互相激发。经过一定时间的充分交流，若干流派，必将再次融汇，产生更高级别的中医皮科学术共识，并带领中医皮科在更高的层面上开创新的学术流派。

作为本书的总主编，在此谨祝丛书能够充分展示各家学术思想，促进中医皮科学术传播与交流，祝愿在不久的将来，我们能够在流派碰撞的基础上，推动中医皮科学术水平达到新的高度。

杨志波

2022年10月

喻 序

　　旴江又名抚河，是江西省第二大河流，发源于广昌县血木岭，为武夷山西侧主要河流，流经广昌、南丰、南城、临川、抚州、进贤、南昌，汇入赣江并分流于南昌广袤的赣鄱平原，终入鄱阳湖。旴江（抚河）流域自古以来人杰地灵，孕育出陈自明、危亦林、龚廷贤、龚居中、邹岳、李梴、黄宫绣、喻嘉言等著名医学家。陈自明的《外科精要》是我国最早用外科命名的专著，最早提出外科脾胃论学术思想。早在宋元时期，旴江医学就产生了较为完整的皮肤科学术体系，尤其是对湿疹皮炎的治疗与现代临床认知基本一致。

　　1970 年，江西中医学院著名医史学家杨卓寅教授在旴江中游的金溪县石门镇从事基层医疗工作；1971 年 11 月借调到当时校址在旴江中上游南城新丰镇的抚州卫生学校，担任了三期西学中高级班的教学工作。我当时在该校为杨教授等专家进行教务服务工作并听课。杨教授说古代旴江流域有很多著名医家，抗日战争时期江西中医专门学校又搬迁至旴江上游南丰县办学几年，为当地培养了一大批中医人才。杨教授在旴江流域进行了医史调研及高级西学中教学实践，便和彭云程教授一起萌发了研究和发掘旴江医学的愿景。

　　旴江医学皮肤科是旴江医学的重要组成部分。中华人民共和国成立之后，皮肤科发展较快，我省出现了真菌病研究和头癣防治学者廖信鸿教授及叶邵琪、王昌志、郭瑞生等专家。吴铁锋教授的皮疹鉴别也具有先进性。陈大用、钟淑民二位教授较早地开展了皮肤病理学工作。张了然、郑庸、李运亚、吴式太、宋丙杭五位教授的皮肤临床实践富有创新。金之刚、余鹤龄、蒋云鹏、刘思明、龚鹤鸣、范鸿海、汪渭忠、黄毅然、刘献璋、宋南昌等专家学者都直接或间接地为发展江西中医皮肤科事业作出了重要贡献，从而也推动了旴江现代中医皮肤科学的发展。

　　江西中医药大学附属医院、江西中医药大学第二附属医院、江西省皮肤病医院、江西省中西医结合医院的专家和学者们，继承和发扬古代旴江医学皮肤科的基本精髓，吸纳全国各家先进学术经验和特长，结合他们对中医皮肤科的发展和创新，编写成这本《盱江皮科流派》，学术特点突出、学科特色鲜明，为发展我国现代中医皮肤科学术和技能增添了江西的元素。

人类历史是一个不断发展的过程，人们的认知永远也不会停止在一个水平之上。中医皮肤科的学术发展，是漫长而艰辛的历程，中医皮肤科的守正与创新永远在路上。希望我们的同道们继续努力，争取更多的研究成果，谋求更大的发展。

喻文球

2024 年 5 月 22 日

前　言

　　旴江医学是我国古代四大地方医学群体之一。经考证有医药人物2027人，医籍821种。旴江流域不仅孕育了众多医学流派，还孕育了杏林文化、建昌药帮、樟树药帮，迄今为止是国内有准确考证的起源最早、人物最多的地方医学流派群体。历经两千多年诞生了无数的医药学家，江西古代十大名医就有八位诞生于旴江医学群体。其中外科皮肤科著名医家可追溯的有陈自明、危亦林、龚信、龚廷贤、龚居中、李梴、赵宜真、邹岳、黄宫绣、喻嘉言等，他们写下了不少不朽的著作，其中有《外科精要》《仙传外科秘方》《世医得效方》《古今医鉴》《万病回春》《外科仙人定本》《外科真诠》《痘疹生民切要》《温热燥论》《尚论后篇》等。这些都是旴江外科皮肤科医家留给我们后人的宝贵财富。

　　通过编写《旴江皮科流派》这本书，挖掘出了散落在旴江外科专著中的有关论述皮肤科疾病的学术思想、特色技术与效方验法，同时结合近现代皮肤科医家的传承发展成果，整理归纳为较为完整的旴江医学皮肤科流派的学术体系。整体与局部辨证相结合、体质辨证、寒温统一论、伏气温病学说的临证思维辨证体系，以及从毒论治、重视脾胃是治病王道、治风止痒先从血分论治、强调内治与外治相结合、从整体观出发是治病求本之道，这些学术观点构成了旴江皮科流派的学术特色优势。

　　本书从旴江皮科流派产生的背景、学术渊源、传承核心人物，以及流派的学术体系和学术特色、常用方剂、特色技法、优势病种诊治经验等方面进行了梳理和详尽记述。由于时间仓促，在旴江医学庞大的群体中仍有不少有关皮肤科的经典论述和特点挖掘不够，有待我们江西皮肤科人继续发掘继承。

　　需要说明的是，本书部分方剂涉及犀角、穿山甲等禁用中药，为保留方剂原貌，未予修改，临床使用时应选择相应的替代品。此外，某些方剂含有有毒药物，在临证中需根据患者病情灵活、谨慎应用。

　　本书得到了江西国医名师、旴江医派传承人喻文球教授、谢强教授的大力支持和指导。在此表示衷心的感谢！本书编写难免存在不足之处，还请各位同道和读者提出宝贵意见。

编者

2024 年 5 月 31 日

目 录

第一章 流派概述

第二章 流派学术体系及学术特色

第三章　流派用药经验

第四章　流派常用方剂

第五章　流派特色技法

第六章　流派优势病种诊治经验

第一章

流派概述

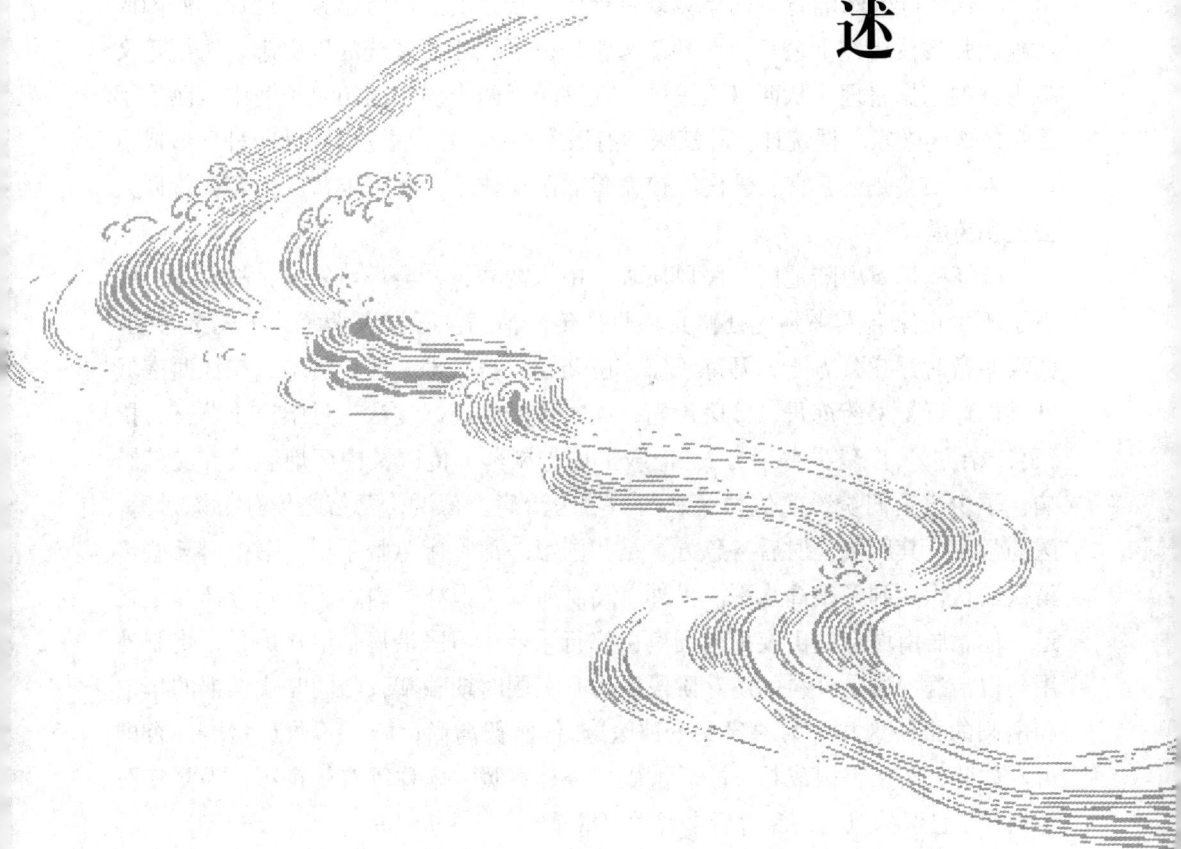

第一节　流派产生背景

盱江古称盱水，亦名抚河，为江西省第二大河流，出自江西广昌之血木岭，东北流经广昌、南丰，往东北会黎水，折西北流至临川，东南为汝水，又流经宜黄、进贤、南昌县东南，下流分数派，西入赣江，北入鄱阳湖，全长约400公里。江西最早研究盱江医学的著名医史学家杨卓寅教授将这一地带的医学群体命之曰"盱江医学"。由此可知，盱江医学是指分布于盱江源头广昌至江尾南昌这一地带的整个盱江流域，而不是某一江段的医疗史。其地域跨越了16个县市，滔滔的盱江水哺育了两岸数以百计闻名于世的杰出医学家。近代江西国医名师谢强教授历经十余年，对盱江医学进行了广泛而系统的以史志、医籍等文献为证的挖掘整理。从西汉至民国，在这跨越两千多年的历史长河中，诞生了无数的医药学家。据统计，盱江医学有医家2027人，医学著作821种，形成了内、外、妇、儿、五官、骨伤等较完善的医学体系，有着丰富的内容，待后人去挖掘传承。

盱江一带属内陆地区，民风质朴，山水清秀，社会环境安定，战事少，吸引了不少道家名人来到此处修身炼丹，传医治病。盱江医学萌芽于先秦时期，西汉昭帝时浮丘公方士，乃炼丹家、医药家，擅丹术，通岐黄术，在江西南城麻姑山修行，采药炼丹，传医治病，同时传授中药炮制法。丹阳道士葛玄，撰《葛氏杂方》《广陵吴普杂方》，记载了炼丹制药、传医及中药炮制法。受其影响，不少道士们纷纷效仿学医制药、习医治病。葛洪，葛玄之侄孙，炼丹家、医药学家，其所撰《肘后备急方》是我国第一部临床急救手册，书中对某些传染病的认识达到了很高水平。另外，葛洪所撰《抱朴子内篇》叙及方药养生之道。他隐居南城麻姑山及樟树阁皂山修行采药，习医治病，擅长炼丹，炮制外用药以治病，这是外科的萌芽阶段。另有三国时期董奉，与同时代谯郡的华佗和南阳的张仲景并誉为"建安三神医"。他医德高尚，施医不收诊费，种杏即可。如此数年，杏树成林，故后世以"杏林春暖"来称颂有德良医，为盱江医生倡导了良医的风气，深得后来者学习继承。

先贤们医药兼通，擅识药制药，喜用自己亲自炮炙的药材疗疾，促进了外用药物的发展。而道家医学风格是盱江医派的一大学术特点。

盱江流域书院兴盛，文化的昌盛促进了医学的繁荣，不少名医都是儒医相通。如王安石以儒从医，谢星焕弃儒从医，黄宫绣医儒相通。至宋朝，盱江医学仍尊儒重医，使这一地带的各科医学得到了更大的发展。外科皮肤科领域也涌现出了不少名医，陈自明就是代表之一。陈自明，抚州临川人，江西古代十大名医之一，从小随父学医，潜心于妇科、外科的研究，颇有建树，撰有《妇人十全良方》《外科精要》等著作。《外科精要》这本书为国内最早明确提出"外科"名称，开启我国外科学之先河，其外科疾病辨证施治学术思想为后代传承。如汪机的《外科理例》及王肯堂的《疡医准绳》均大量采用了陈自明的理论之说。

皮肤病因发病于体表，肉眼可见，在历代文献中隶属于外科，常称之为"疮"，其学术也渊源于外科之中。《外科精要》重点叙述了体表感染性疾病痈疽的诊断、鉴别诊断及治疗用药，提出"盖邪之所凑，其气必虚；留而不去，其病乃实"。他应用《内经》的理论，认为外科皮肤科的疾病也是机体的正气亏虚而感染外邪所致，但不能因为体虚发病就认为外科皮肤科疾病都是虚证。如果邪毒蕴滞，化热化火化毒，便成为这一阶段的实证。陈自明在对外科病发病机制的研究上提出，既要认识到外科病的正虚发病，在疾病的发展过程中更要注重邪郁化火化毒之存在，火热毒邪导致疾病加重。陈自明强调了外科病"毒邪发病"之观点。在治疗上，外科用药应根据脏腑气血寒热虚实而因证施治，不可拘泥于寒凉药的攻伐，他提出从内脏论治痈疽，大凡疮疽，当调脾胃的治则。"大凡疮疽，当调脾胃，盖脾为仓廪之官，胃为水谷之海，主养四旁，促进饮食，以生气血。"他的"调脾胃、促饮食、生气血、愈疮疽"的学术观点是伤寒论"胃气和则愈"的思想在外科病治疗中的应用体现，对后世中医外科、皮肤科内治法的发展产生了深远的影响。陈自明不仅仅重视内治，更重视外治，在前人基础上开创了灸法治疗外科病，宣泄毒气、消散肿痛，使初期的疮肿得以消散而不滞留内传，正是中医内治三大法之"消法"的具体运用。他在《外科精要》开篇《疗痈疽发背灸法用药要诀第一》中即强调："凡有此病，未要辨问是痈是疽、是疮是疖、是虚是实、是冷是热，首先便服内托散五七服，次服五香连翘汤，宣泄毒气，便以骑竹马取穴法灸之，或隔蒜灸之，庶使毒气有路而出，不攻于内，更灸足三里，引热就下，此皆良法。"在具体操作上，他的灸法经验，是辨痈疽有顶头时选用隔蒜灸，以蒜钱贴于疽顶尖上，以热艾炷安于蒜钱上灸之，使疮不开大，内肉不坏，疮口易合，一举两得。现代皮肤科使用烧红的火针扎于皮肤的丘疱疹上，以开孔窍，引腠理之邪毒外出透于体表，有着异曲同工之处。陈自明独创的方药影响深远，他独创的龙胆泻肝汤、仙方活命饮、四妙散仍是现代临床皮肤科最常用的处方之一。

赵宜真，江西安福人，精通医术，常自制成药，用于治病救人，撰有《仙传外科秘方》11卷，在书中列举外科疾病36症，并绘制疾病图谱24幅，认为痈疽病症虽二十余种，然重要的只有两种，即阴证和阳证，临证时要辨阴阳，至此，盱江医学外科流派开痈疽辨证辨阴阳之先河。

元代危亦林，抚州南丰人，江西古代十大名医之一，著有《世医得效方》等，书中按人体部位分类的方法较为系统和全面地论述了皮肤病。他在治疗疮肿方面，首重外敷药、洗剂和掺药，同时也重视应用灸法，并将灸法应用得更广、更灵活，应用在乳痈、癣疮、瘰疬、项瘿等病症中，"导以针石，灼于艾炷，破毒攻坚，以平为期"，而且开拓了小儿皮肤病，至此，盱江医学皮肤科进入了成熟阶段。

龚廷贤，盱江著名医家，江西金溪人，江西古代十大名医之一，出生于中医世家，御医龚信之子，其父龚信曾任明太医医官，撰有《古今医鉴》8卷，后其子龚廷贤续篇。龚氏提出"王道之说"，重视《内经》阴阳互根之说，同时提出"胃气弱则百病生，脾阴足却万邪息"，提出"调理脾胃为医中之王道，常戒饮食乃却病之良方"的观点，这也与现代医家治疗慢性皮肤病注意饮食宜忌，稳定病情，避免复发的认识相一致。龚信在《古今医鉴》卷十四《麻疹》专篇首创"麻疹"一词，并论述了其治疗方法，为后世治疗麻疹等皮肤病打下基础。龚廷贤万历年间以秘方治愈开封时疫，挽救了无数患者的性命，撰有《万病回春》《寿世保元》等20余种医学著作。他虽不专注外科，但书中也论述了外科皮肤科的外治法，包括灸法和敷贴法，其学术内容为后世留传学习。受先秦医药家擅用丹药的影响，龚廷贤创制了"十全丹"，这是现存最早记载应用砷剂治疗梅毒的药物，为明清时医药家治疗皮肤性病提供了经验。明代龚居中著《外科活人定木》，清代邹岳撰《外科真诠》，书中均有皮肤病的论述。邹氏精通内外科，重视内治方法在外科皮肤科疾病中的运用，主张"外科必本于内，知乎内求乎外"，强调外科皮肤科的整体辨证观。同时，书中还有皮肤病的方药记载，如治疗人面疮的苦参丸、治眉发的羌活败毒汤、治疮癣的一扫光、治耳风毒的清肝流气引等，因临床多有效验，流传至今，仍为后世医学所用。

盱江医学随政治文化中心南移而进一步繁盛。至清代，喻昌，字嘉言，江西南昌新建人，也是江西古代十大名医之一，自幼聪明，熟谙岐黄，才高致远。崇祯年间他不满明政府的腐败，退仕转医，遂隐居山林专攻医学，在南昌新建靖安江南诸地行医，治病多奇中，冠绝一时，深为群众所敬仰，有"圣医"之称。他的医学造诣很高，著有《医门法律》《寓意草》《尚论篇》《尚论后篇》《痘疹生民切要》《温热燥论》等十余种医籍。在《医门法律》中，喻氏指出"邪入之浅，气留而不行，所以卫气先病也；及邪入渐深，而血壅不濡，其营乃病，则营病在卫病后矣"。他主张"风伤卫，寒伤营，风寒两伤营卫"三纲学说，为后世叶天士卫气营血学术思想奠定了基础。此观点也启发后世医家，在治疗血热兼表的皮肤病当病邪尚在卫气浅表时，当先透邪外出，而不必用克伐寒凉之品，可用透表和营清热法。喻嘉言在《尚论后篇》中提出"冬伤于寒，春必病温；冬不藏精，春必病温"。他认为冬伤于寒的温病是寒邪藏于肌肤，感春月之温气而始发，经中六郁之热，一旦发出而外达于太阳，主张以治里为主，兼以解表。此表里双解之法也启发后世用于治疗银屑病、慢性荨麻疹等表里同病的皮肤病。喻嘉言的学术思想对皮肤科的影响除了伏邪温热论发病观，他的秋燥论也具有深远影响。喻氏在《内经》"秋伤于湿"的基础上，补正了秋燥论。他引申《内经》"秋燥则干"的论点，说"燥胜则干，夫干之为害也，非遽赤地千里也。有干于外而皮肤皱揭者，有干于内而精血枯涸者，有干于津液而营卫气衰，肉烁而皮著于内骨者"。喻氏认为燥邪所伤，首伤肺气，布津无权，津液不运。治疗上忌用辛香行气之燥药，但也不一味地用滋润剂。如是则不深达治燥之旨，而应观病之所在。喻氏自创了"清燥救肺汤"，虽主治肺燥，但因肺与皮毛相表里的关系，皮肤专家在治疗皮毛不润之疾时也可以参照此观点以遣方用药。在喻嘉言所著医书中专篇论述皮肤病、外科病为数不多，但他的寒温统一论、伏气温病学说、秋燥论等学术观点，深深地影响和启发了近代医家对皮肤科的研究。时至今日，喻嘉言的家乡对他的研究从未停止，并且于2020年5月在江西省南昌新建区成立了"喻嘉言中医药研究协会"。杨建葆教授在2019年9月主编出版了《江南圣医喻嘉言》，并再版三次。杨建葆教授从事皮肤科事业40余年，是江西皮肤科资深专家。杨教授花了大量的时间和精力对喻嘉言进行研究，对喻嘉言的医学学术思想成就及旴江医学的发展进行了整理总结。他的辛勤工作对旴江皮科流派的传承起到了一定的作用。

喻文球，抚州临川人，江西国医名师，旴江医学皮肤科传承人。2024年江西中医药大学附属医院成立70周年，几十年来中医外科、皮肤科也随着医院的发展而发展。在1984年之前，医院科室之间的发展不均衡，出现重内轻外的现象。1984年10月由喻文球教授担任江西中医学院附属医院大外科主任，于1985年1月2日创办了附属医院皮肤科。随着学科的分化，大外科分化成中医外科和皮肤科，两块牌子一班人马，喻文球担任中医外科主任和皮肤科主任，在繁忙的行政工作中，仍潜心研究学术。喻文球教授继承和发扬了旴江医学，将喻嘉言伏邪温病学说应用到皮肤领域。他研究和阐述了伏邪温病学说与银屑病发病之间的相关性，认为银屑病发病有伏邪化火和正虚两重特点，提出祛除伏邪的关键是勿留余邪。另外，他研究陈自明的外治法，将隔蒜灸运用到毒蛇（蝮蛇）咬伤局部患处，箍毒拔毒、断毒消肿。该研究获得了国家中医药管理局的项目支持，其研究成果获得了江西省科技进步二等奖。1989年10月16日在河北省唐山市，由中华中医药学会外科分会组织召开全国首届中医皮肤病学术会议。喻文球在大会上作了论"中医皮肤病的优势"报告，着重阐明中医治疗变态反应性皮肤病和自身免疫性皮肤病的理论和经验，提出中医药撤减激素等西药的理念和方法。这次学术会议为今后中医皮肤科学术发展开了个好头。喻教授早在2007年7月主编并出版了《中医皮肤性病学》，书中系统地论述中医皮肤科的学术思想，充实完善了中医皮肤科的理论，为中国现代中医皮肤性病学术添加了江西元素，也为旴江医学皮肤科的发展奠定了基础。

到了21世纪，在全国中医事业大发展的背景下，江西中医药大学附属医院皮肤科顺应形势的需要，于2014年7月从中医外科分流出来，独立成科。医院党委任命龚丽萍为第一任科主任，在皮肤科成立的头几年是科室生存下来的关键时期，龚丽萍全面推广中医外治法在皮肤科的运用，主打中医力量，形成了自己的学科特色。至此皮肤科进入快速发展时期。2018年4月邱桂荣接任科主任，继承了中医特色，发展了皮肤医美，引进新技术、新项目，为皮肤科的发展起到了促进作用。近代无数的江西皮科专家为旴江医学皮肤科的发展壮大出力尽责，旴江皮科流派的传承脉络和队伍逐步形成，一支以江西中医药大学附属医院为主干的旴江皮科流派队伍已成规模并开枝散叶。

第二节 流派学术渊源

旴江医学，古往今来，名医辈出，形成了一支绚丽夺目的地方医学群体。在江西历史十大名医中，陈自明、危亦林、龚廷贤、龚居中、李梴、喻嘉言、黄宫绣、谢星焕八人均为旴江流域的医家，他们的学术思想及临床经验对后世中医药的发展产生了深远的影响。旴江皮科流派在继承前人发展的基础上传承与创新，不断促进学科向前发展。

一、源于《内经》，重视脏腑病机学说

藏象学说是中医基础理论的核心，在中医学理论体系中占有极其重要的地位，《内经》奠定了藏象学说的理论基础。脏腑病机学说是探讨疾病发生、发展及变化过程中，脏腑功能产生病理变化及其发生机制的学说，不同脏腑的生理

功能是不同的，所以在病理过程中各脏腑受累与反映的情况也不同。脏腑五大系统的各自生理功能之间的关系密切，人体的六腑、五体、五官与五脏都有不可分割的联系。喻文球教授认为，皮肤病虽然大多发于肌肤之表，但与脏腑的关系十分密切。

1. 诸痛痒疮，皆属于心

由于心主火，"热盛则痛，热微则痒"，痛和痒与火的关系密切。皮肤病的病因除火热之邪外，风、湿、寒、暑、燥都可致病，发病初始并没有火热之象，但蕴久皆可化火，因而清心火、祛邪毒治疗痛痒性皮肤病尤为重要。又因心主血脉，肌肤得血脉的柔养则健康正常，邪毒化火必溶于血脉，淫散于肌肤，发生痛痒及其他自觉和他觉皮肤损害症状。清心火亦可达到凉血的作用，血和则肌肤健康。另外，心主神志，若思虑过度，势必耗伤心血，以致心火偏亢，而出现烦躁、瘙痒、皮肤致敏性增高等病理状态，所以清心亦可宁神，神志安宁则疮疡可愈。

2. 诸湿肿满，皆属于脾

脾主运化水湿，脾运障碍必成湿浊阻滞，湿浊阻滞又会使脾阳受困，故湿邪也就成为脾脏的主要致病因素。脾的运化水湿功能障碍，则发生皮肤渗出、糜烂、滋水、水疱等病理变化。喻文球教授认为，皮肤结节、肿物除一些属气血瘀滞所致外，大多为湿痰所致，"无痰不成核"，脾为痰湿之源，故也多从健脾化痰治疗。其他，如脾不统血可发生紫癜；脾开窍于口，脾胃湿浊还可以发生口周皮炎；脾胃亏损，气血化生乏源，致使肝肾亏损，可发生一些虚损性皮肤病。

3. 诸寒收引，皆属于肾

肾阴肾阳又称真阴真阳，是靠肾精作为物质基础。真阴又称元阴，是人体阴液的根本，通过涵养肝木、上济心火和金水相生等，对各脏腑组织起着滋润、濡养的作用。真阳又称元阳，是人体阳气的根本，对各脏腑组织起着温煦、生化的作用。肾阴肾阳是协调整体阴阳平衡的基础，肾精也可以说是整体阴阳平衡的根源。肾阳为一身之阳，肾阳虚衰不能温煦气血形体可见形寒怯冷；肾阳亏虚不能温煦血脉，则导致阴寒凝结，或寒凝经脉，发生雷诺现象、血栓闭塞性脉管炎、寒冷性荨麻疹等疾患。

另外，肾的精气亏损，可致毛发失养而见皮毛枯槁、脱发及虚损性皮肤病。

4. 肺气虚，肌肤不固

皮毛是人体的最外层，防御外邪如同屏障作用。皮毛上有汗孔，又称玄府、气门或鬼门，有泄汗、散气以调节呼吸和津液代谢的作用。由于皮毛由肺输布的卫气和津液所温养，所以《素问·阴阳应象大论篇》曰"肺主皮毛"。若肺卫气虚，则卫外功能障碍，而易感受邪气，使机体处于高敏状态，发生过敏性皮肤病，如荨麻疹、过敏性皮炎等。

5. 肝失疏泄，气机郁滞

肝失疏泄可直接影响气血津液而发生病变。肝失疏泄，情志异常，多愁善感，皮肤非常敏感，稍有刺激便发瘙痒，易发生神经性皮炎及皮肤瘙痒症等。肝失疏泄，影响肝的藏血，可引起月经失调，而且皮肤病的症状与月经关系密切，往往在经期加重及经后减轻。肝疏泄太过及其他一些原因，引起肝血亏损，发生虚损性皮肤病及肢体麻木不仁、爪甲不荣、头发干枯、脱发等。疏泄不利，可发生瘀血阻滞，产生结节及疼痛性皮肤病。肝胆疏泄不利，湿热内生，下注则发生小便淋浊或下肢丹毒，外发肝经部位可发生带状疱疹等。

二、法于阴阳，贵于辨证

喻文球教授认为，阴阳学说虽然是古代一种哲学思想，但引入中医后，成为具有医学特点的理论原则，是中医学的纲领，认识阴阳是从医者的基本功。中医学中的阴阳学说，突出说明了人体保持动态平衡的重要性，无论是人的生理、病理，还是临床辨证、处方、用药，均有阴阳之分。因此，他常告诫后学者，必须注重阴阳，详细审察，虽为外科，同为此理。他强调："外科之症，百千万态，首重辨别阴阳，阴阳无误，治必中肯。"

喻教授非常推崇《洞天奥旨》的"疮疡最要分辨阴阳，阴阳不明，动手即错"观点。阴阳学说贯穿整个外科的诊疗过程，使阴阳成为外科辨证论治的总纲，如《外科正宗》中的"痈疽阳证歌、痈疽阴证歌"等，则明确系统地把阴阳学说作为外科疾病的辨证原则。所以，阴阳不仅是八纲辨证的总纲，也是其他一切外科疾病辨证的总纲。在具体疾病的辨证中，他认为《伤寒论》所谓"病有发热恶寒者，发于阳也；无热恶寒者，发于阴也"，不但是六经辨证之纲，也是外科疾病辨证之大纲。阳证者，多因火毒而生，其毒浅而来势急；阴证者，多因寒痰瘀凝，其位深而来势缓。临证时既要分清阴阳之所常，又要辨阴阳之所变。在临床上阴阳错杂转化，有阴从阳化，有阳从阴化，有属阳似阴，也有属阴似阳，因此，必须详审，明察秋毫，而在治疗上也必须随着阴阳转化而灵活权变。

三、重视从脾胃治疗皮肤疾病

盱江医学名家在临床上非常重视脾胃，对李杲的理论研究与临床治疗都十分推崇，李梴、龚廷贤、谢星焕、喻嘉言等在各自的著作或医案中擅长运用"补中益气汤"等调脾养胃方剂，在疾病的认识、治疗及预防中都重视脾胃的功能和对脾胃的调理，主张以脾胃为本，重视中焦气血等功能，提出"脾胃为五脏主""胃乃六腑之本，脾为五脏之源""四时皆以胃气为本""土有长养万物之能，脾有安和脏腑之德"等观点，共同论述了脾胃功能对五脏六腑运行的重要性。

注重脾胃二者的平衡关系，在治疗任何疾病时，都要树立"勿伤胃气"的观念，避免用燥烈峻猛之药，以防伤脾胃之气。陈自明在《外科精要》中提出"大凡疮疽，当调脾胃"的新观点，即通过调理脾胃之气，促进饮食吸收以生化气血，促进创口的愈合的治疗新思路，这种创新的治疗方法可以使伤口愈合的速度加快，缩短了患者的疼痛时长，为中医外科学的发展作出了重大贡献。

当今旴江皮科医师通过传承与学习认识到皮肤病在发病机制方面与脾胃密切相关，认识到病机之体虚染邪后转化为病理之实证，深刻认识《内经》"脾主肌肉、四肢"的理论，认为皮肤科疾病的发生、发展及预后与脾胃关系密切，在治疗皮肤科疾病时应正确使用健脾、养胃、化湿、化浊、消导、消瘀等调理脾胃的治疗方法。

四、从"伏气"温病学说治疗皮肤疑难疾病

伏气学说源于《素问·阴阳应象大论篇》之"冬伤于寒，春必病温"，旴江名医喻嘉言在《尚论后篇》阐述"冬伤于寒，邪藏肌肤，感春月之温气而始发"以及"冬既伤于寒，冬又不藏精，至春月两邪同发"。喻嘉言认为除了外感邪气所致的伏邪，还有内伤杂病产生的伏邪，如七情所伤、饮食失宜所引起的痰浊、瘀血、水饮、虫毒、郁气等一切伏而不即发的致病邪气。旴江名医万密斋在《伤寒摘锦》中提到"冬时感寒，伏藏于经中，不即发者，谓之伏气"，说明伏邪不是立即发病的病邪。临床上一切伏而不即发的致病邪气均可称为伏邪。

伏邪之气，可伏于膜原、肌肤、少阴、骨髓，舍于营血，临床表现复杂多样，可引起多种疑难性皮肤病。正气强弱决定其是否发病及病情的轻重，伏气温病因其正气不足，体质虚弱，遗邪留伏，或复感新邪，以致其病情易反复。在临床上常见于银屑病、特应性皮炎、红皮病、系统性红斑狼疮等疑难重症性皮肤病。在治疗中，不仅需扶助正气，令祛邪有力；亦需熟悉伏邪特性，多管齐下，逐步消除，减少疾病复发。

第三节 流派传承核心人物

（一）喻文球

喻文球，1950年10月生，主任中医师，教授，江西省首届国医名师，全国名老中医，全国第三、五、六批老中医药专家学术经验指导老师。培养研究生13人，师承传承人9人。

20世纪70年代，喻老在县乡村基层医疗单位工作，应用中草药及新针疗法治疗常见病和疑难病，取得很多直接经验。在抚州卫生学校任教期间，喻老担任教务处负责人，曾带领学生环盱江开门办学，创办学生中草药门诊和校办小型制剂室，在盱江流域这些实际工作，给喻老增添了实践知识和工作本领。另外，其负责举办三期西学中班，也给喻老充实了中医理论。喻老于1978年和1982年先后在广东省中医院皮肤科、外科和北京中医医院进修学习，从而提高了专业技能。

1984年10月，喻文球担任江西中医学院附属医院大外科主任，于1985年1月2日创办了附属医院皮肤科。随着学科的分化，大外科分化成中医外科和皮肤科，两块牌子一班人马，喻文球担任中医外科和皮肤科主任，2001年被国家中医药管理局评为毒蛇咬伤重点专科，2006年评为国家中医药管理局重点专科，2012年评为国家临床重点专科。

1979年6月，喻老负责编写全国中等卫生学校《中医外伤科学》教材，1986年负责编写全国高等中医药院校函授教材《中医外科学》。喻老坚持守正创新，一改过去外科教材临床论述的初期、中期、后期的老调，在全国较早地将中医外科、皮肤科疾病按主证、证候分析、治则、方药、方解方式论述。这在当时来说尚属创新工作。2000年7月，喻老主编现代中医系列丛书《中医皮肤性病学》，较为系统地论述中医皮肤科的学术思想，使中医皮肤科理论得到充实、完善，并体现时代特色，为现代盱江皮肤科打下了坚实的基础。2002年，喻文球主编全国高等中医药院校成人教育教材《中医外科学》，明确提出：中医外科以中医基本理论为指导，以四诊八纲为基本方法，从人体内外是一个有机的整体认识皮肤外科疾病，在发病上强调毒邪与正气的关系，在诊断上重视辨证与辨病相结合，在治疗上要求局部与整体相并重。2014年10月，喻老主审《喻文球（当代中医皮肤科临床家丛书）》，2021年主审《全国名老中医喻文球蛇伤临证治验》，2022 年 3 月主编《喻文球临床验案精选》，2023 年主编《喻文球医论医话》，2023 年 5 月主审《全国名老中医喻文球外科临证治验》。2022 年 6 月，喻老获江西省科学技术进步二等奖，2013 年 1 月获中华中医药学会科学技术三等奖，2011 年 7 月获江西省人民政府科学技术进步三等奖。另外，1987 年获江西省优秀产品奖，1988 年获南昌市政府科技进步三等奖，2020 年 10 月获国家发明专利 1 项。

1989 年 10 月 15 日，在河北省唐山市，由中华中医药学会外科分会组织召开全国首届中医皮肤病学术会议。喻文球在大会上作了论"中医皮肤病的优势"报告，着重阐明中医治疗变态反应性皮肤病和自身免疫性皮肤病的理论和经验，提出中医药撤减激素等西药的理念和方法。这次学术会议为今后中医皮肤科学术发展开了个好头。

喻文球主要学术特色：①创立中医外科毒理学。喻老 1990 年 10 月主持召开全国中医毒蛇咬伤学术会议，1991 年 10 月主持召开全国中医毒理研究学术会议。喻老撰写了《毒蛇咬伤理论与实践研究》《蛇毒血循毒研究》《蛇毒神经毒（风毒）中医研究》《论解表通里法的解毒与排毒》《论毒的正反作用》等有关毒的学术论文及书籍。他紧扣临床，研究皮肤科、外科的解毒排毒，以毒攻毒，结合六淫学说、伤寒温病学说，研究各种邪毒性质、特点和病理规律，人体与邪毒相互斗争关系，邪毒对机体的伤害和机体本身的解毒排毒功能，研究毒素和具有毒副作用的药物对人体某些疾病的治疗作用。②将调理脾胃与解毒相结合。宋代陈自明之《外科精要》最早创立了外科脾胃学术理论，强调脾胃理论的重要性，但病机关键还是有邪毒，喻老把调理脾胃与解毒有机结合，从而提出扶正解毒理论。③益气养阴通络。北京中医医院皮肤科张志礼教授的益气养阴通络理论，用于治疗虚损性皮肤病具有重要意义。喻文球撰写了《张志礼益气养阴通络法探讨》《论系统性红斑狼疮阴精亏损》等学术文章，强调益气养阴是调节阴阳平衡，恢复正常的生理功能，此通络是针对因虚而阻，补虚则能通络。1978 年喻文球在广东省中医院皮肤科学习，师从梁剑辉教授和褟国维教授。他把该院的"青蒿米仁汤"写入教材，现在还在临床应用。④推崇旴江医学皮肤科学术理论及植入皮肤病伏邪学说。元代危亦林在 1443 年就已经初步构建了皮肤科体系，他的平血饮、荆黄汤、连翘饮、当归饮用于治疗不同证型湿疹皮炎，其基本理论和临床实践与现代临床需要基本符合，说明早在元代旴江医学皮肤科已能较为科学地对变态反应性皮肤病进行分型治疗。明末清初喻嘉言的伏气温病学说，重视潜伏的邪毒。喻文球撰写了陈自明、危亦林、龚廷贤、喻嘉言等名医经验旨要，以及关于喻嘉言在伤寒论基础上探索伏气温病学说、伏气温病学说治疗银屑病等的论文及书稿。喻老把伏邪理论植入皮肤科临床，在《喻文球医论医话》一书中论述了银屑病的伏邪学说，可以举一反三地应用于其他疑难皮肤病。

喻文球认为，中医理论重在守正，贵在创新。

（二）龚丽萍

龚丽萍，教授，主任中医师，硕士研究生导师，全国第七批名老中医药专家学术经验继承工作指导老师，江西省名中医。曾任江西中医药大学附属医院皮肤科第一任科主任，江西中医药大学皮肤病研究所所长，国家中医药管理局"十一五"重点专科负责人，江西省中医药管理局皮肤病重点专科负责人，获江西省科技进步三等奖1项。先后师承边天羽、陈瑞春、喻文球教授，在中西医研究皮肤病方面均有较高的造诣。

龚丽萍提倡诊治皮肤病要重视辨证与辨体相结合，皮肤病虽发于体表，但其病源根于体内，临床诊治皮肤病要辨证与辨体相结合。治疗结缔组织病方面，龚教授重视脏腑辨证，强调调节肝、脾、肾三脏功能。治疗结缔组织病时，长期服用激素会产生不良反应，龚教授在长期的临床实践中总结出运用"三步疗法"帮助撤减激素，减少激素副作用，稳定治疗效果。第一步为健脾利水法，以减少早期大剂量激素使用引起的水钠潴留等副作用；第二步为疏肝健脾法，帮助平稳撤减激素，稳定病情；第三步为补益肝肾法，以防长期使用激素引起的骨质疏松和肾上腺皮质功能的减退。

秉承陈自明、龚廷贤治疗"疮病"重视脾胃功能，龚教授将五行学说、脏腑学说应用于皮肤科临床，探索出了一套临证思路和方法，指导特应性皮炎、脱发等疾病的治疗。万全在其所著的《幼科发挥》中指出儿童生理存在五脏"三不足两有余"的特点，即心常有余、肝常有余、脾常不足、肺常不足、肾常虚。基于此特点，龚教授根据五行生克机制结合小儿脏腑特点，在治疗上侧重从肝入手，泻肝热以达清心火，培脾土以制心火，创立"平肝扶脾法"治疗小儿特应性皮炎，泻其有余补其不足，少用苦寒药护佑脾阳，重视脾胃功能。另外，龚丽萍教授扩展外科"消、托、补"三大法在皮肤科的应用。龚教授认为，银屑病在发病之初多有风邪犯表，玄府开阖失司，阳气郁闭于内，营卫失和，进而阳气不能达于表，郁而化为热毒，燔灼肌肤，提出"外邪束表，营卫不和，热毒内蕴"为重要的病因病机，在此阶段运用"透表和营解毒法"。处方中擅用麻黄之剂，麻黄等解毒发汗药之作用不局限于此，其还具有开泄腠理、宣通气血、开通玄府、祛除邪气之功，使热毒在病之初起即得于透散，不致热毒入内，一定程度上阻止疾病的发展。托法则需根据病邪稽留的多少轻重选择透托和补托法。而补托法又可以与后阶段的补法结合。在银屑病的稳定期、退行期，十分重视顾护脾胃。同时受喻嘉言"燥邪理论"影响，龚教授认为血燥在银屑病的发生发展转归中是关键因素。血热日久，津液耗损，津枯而皮肤失养，化为血燥。而寻常型银屑病的静止期多有血燥存在，其病程较长，鳞屑较多，伴随瘙痒，冬季易复发，此阶段补法以养护津液，滋阴润燥为主，提倡内外同步润燥护肤的理念。

龚教授重视外治法在皮肤科的应用。在《内经》中就有不少外治法记载，但是将灸法用于治疗外科病的首推陈自明。旴江医学近代灸疗大师陈日新教授将传统灸法创新，开创"热敏灸"新疗法。受此影响，龚丽萍在同时期开展热敏灸在皮肤科的应用，治疗带状疱疹神经痛、慢性荨麻疹、瘙痒性皮肤病、硬皮病、白癜风等。2014年又率先引进火针技术，用于治疗瘙痒性皮肤病、疼痛性皮肤病，扩展了火针治疗的范畴，并首发文章阐述火针治疗瘙痒性皮肤病的中医止痒机制，丰富了旴江医学皮肤科流派的外治内容。中药涂擦是皮肤科最常用的外治法，在几十年的临床实践中，龚教授发明了一种实用新型专利——皮肤科用涂药装置，使中药涂擦更具规范、更具操作的便捷性。近年来，龚教授还致力于探索针刺治疗皮肤病。针刺取穴采用近端与远端结合、皮损部位与四肢辨证选穴相结合的方法，尤其在针刺黄褐斑时面部围针与百会穴、三阴交配合进行探索，这些都是对旴江医学皮肤科重视外治法的一种传承和拓展。

（三）刘巧

刘巧，教授，主任医师，博士生导师，享受国务院政府特殊津贴专家，第五批和第六批全国老中医传承工作指导老师，江西省名中医，海南省人民政府有突出贡献优秀专家，海南省"515人才工程"第一层次人选。曾任海南省皮肤病医院院长、江西中医药大学第二附属医院副院长。国家中医药管理局重点学科和重点专科学科带头人，江西省银屑病重点研究室负责人，国家中医药管理局分别在海南和江西建有"刘巧全国名老中医药专家传承工作室"，并建有"刘巧劳模创新工作室"。获"全国五一劳动奖章""马海德奖""海南省首届医师奖"和"海南省五一劳动奖章"等荣誉称号。

刘巧教授1983年大学毕业后留校在江西中医药大学附属医院中医外科、皮肤科工作，深受旴江医学流派学术思想影响。曾在广东省中医院进修学习，师承国医大师禤国维教授，同时成为岭南皮肤科流派的主要发展者。1994年调往海南工作，在海南省中医院创建了海南省首个中医皮肤科，2002年参与组建海南省皮肤性病防治中心暨海南省皮肤病医院并担任副院长，后历任党委书记、院长、名誉院长，领导的海南省皮肤病医院曾连续三年获华南地区皮肤专科声誉排名第五名，基本解决了海南老百姓"患有皮肤病不出岛"问题。2017年重新回到江西中医药大学，在江西中医药大学第二附属医院建设了江西省中医（皮肤科）重点专科、江西省银屑病重点研究室、江西省中医优势专科（银屑病）。

刘巧教授创新学术思想，其代表性理论为"皮肤病的毒邪发病学说"和"皮肤美容的整体观"。刘巧教授提出皮肤病存在一种毒邪发病因素，认为毒邪蕴藏在普通食物、药物、动物、植物及自然界六气中，若体质不耐，禀赋不足，毒邪入侵，聚积于皮肤腠理则发病，在临床上从毒论治皮肤病获得较好疗效。在中医美容方面，他提出人体美容要建立系统调节机制，倡导"皮肤美容的整体观"，提出"精、气、神、色"在美容中的重要意义。

在临床上，刘巧教授擅长中西医结合治疗银屑病、痤疮、黄褐斑、脱发、白癜风、湿疹皮炎、荨麻疹等疾病。在治疗银屑病方面，刘巧教授主张分型论治，注重从毒论治银屑病，创新性建立了银屑病毒邪发病理论，以清热解毒、凉血解毒为治疗原则，提出了全程解毒法治疗银屑病的新论点。刘巧教授认为斑秃属"本虚标实"，以肝肾不足、气血两虚为本，风、湿、瘀、毒为标，并根据疾病发展中各个时期不同的临床特点将其分为活动期、稳定期、恢复期，分别采用不同的治疗法则。活动期的治疗重在平内风、息外风，清风毒同时健脾除湿，祛邪同时兼顾扶正；稳定期以活血化瘀、疏肝行气为主；恢复期以益气养血、滋补肝肾为主。治疗痤疮方面，除主张分型论治外，还重视经络部位辨证，重视"三因制宜"，在临床上治疗疾病时因时、因地、因人制宜，根据具体因素区别对待、具体分析，制定适宜的理法方药。

在科研工作中，刘巧教授主持及主要参与国家、省部级课题共20余项，参与国家重大专项2项，出版独著和主编著作15部，代表作有《中西医结合皮肤病治疗学》《刘巧（当代中医皮肤科临床家丛书）》《从毒论治皮肤病——毒邪发病学说理论与实践》，发表论文150余篇。获国家发明专利6项。《中西医美容与保健》一书获第三届全国优秀科普作品三等奖。其研发的清血毒胶囊、清热毒胶囊、清湿毒胶囊、枇杷清痤胶囊、祛斑胶囊、首乌养真胶囊制剂获国家发明专利证书，研发的艾大洗剂、苍肤洗剂、寒冰止痒散等9种医院制剂转化成果并经药监局批准生产应用。

在传承及人才培养上，刘巧教授在海南和江西带第五、第六批全国中医药传承工作师承学徒，同时带上海市皮肤病医院、上海中医药大学附属龙华医院、上海市中医院、上海市中医药大学附属曙光医院、海南省皮肤病医院、江西中医药大学附属医院、江西省皮肤病专科医院及赣州市皮肤病医院等学术继承人

10 余人。培养博士研究生 10 人，硕士研究生 22 人。

（四）邱桂荣

邱桂荣，主任中医师，博士生导师，全国第七批名老中医学术继承人指导老师，江西省名中医。曾任江西中医药大学附属医院皮肤科主任，江西省中医药管理局重点专科负责人，江西省高校"双一流学科"中医外科皮肤病方向学科带头人，江西省重点建设专科皮肤科负责人。获得中国农工民主党中央委员会授予的"抗震救灾优秀党员"称号及江西省教育厅授予的"师德先进个人"称号。

邱桂荣以旴江医学流派思想为基础，结合西医学研究，形成了自己独到的学术体系。

1. 强调整体辨证观

中医讲究整体观，通过经络将机体内外相联系。邱桂荣认为皮肤病不仅仅是皮毛之疾，它是脏腑、气血的生理、病理在皮肤上的反映。邱桂荣将五志与五脏的关系理论运用于银屑病、神经性皮炎、黄褐斑、痤疮、雄激素性脱发等皮肤病的诊治中，提出疏肝理气、健脾养血、解毒导滞等治疗法则。

2. 重视中焦为枢，注意顾护胃气

脾胃为后天之本，气血生化之源。邱桂荣对《黄帝内经》中"有胃气则生，无胃气则死；得强则生，失强则死"的理论有深刻的体会，临床十分重视患者的年龄和体质，尤其针对老年和幼儿患者的生理特点，在应用清热解毒的苦寒药物时，常酌情加入培补脾土、健脾渗湿、燥湿利湿之品，以顾护中焦，扶正祛邪。同时，邱桂荣认为脾胃虚弱是特应性皮炎的发病基础，培土润燥是稳定病情、控制复发的根本大法。

3. 重视内治，巧用外治

邱桂荣对皮肤病的治疗强调内治与外治的结合，辨证论治是诊疗基础，根据个体疾病的特点，综合选择八纲辨证、脏腑辨证、卫气营血辨证、经络辨证、六经辨证等辨证方法，同时外治也需遵循辨证施治原则。外治理论是以内治理论为基础，使外治药物通过局部透皮吸收直达病灶而发挥治疗作用。邱桂荣在临方调配外治中摸索了许多行之有效的散剂、酊剂、洗剂，均取得良好的疗效。外治法，除了外用药物之外，还有涂擦、封包、拔罐、刺络、放血、耳针、针灸等中医特色疗法。

4. 善用经方诊疗皮肤病

邱桂荣将伤寒论的六经辨证学说灵活应用到皮肤病的辨证治疗中，强调抓

住八纲是六经辨证的主旨，症状反应是经方辨证的关键，创立了以小柴胡汤、五苓散、桂枝汤为主方治疗荨麻疹的荨麻疹 1 号、荨麻疹 2 号，均取得良好临床效果。

5. 将卫气营血辨证应用于发疹性皮肤病

邱桂荣将温病的卫气营血辨证应用于发疹性皮肤病的施治中，对重症药疹、红皮病、脓疱型银屑病、系统性红斑狼疮等伴有发热的皮肤病常运用卫气营血辨证。她认为这类疾病往往皮损颜色鲜红、紫暗红，营血分证明显，善以犀角地黄汤、清瘟败毒散为基本方，再结合皮损特点进行辨证加减，如有疱疹、渗出者加用苦参、泽泻等祛湿之品，有瘙痒者加用防风、荆芥、蝉蜕等祛风止痒之品等。

（五）王万春

王万春，主任医师，二级教授，博士研究生导师，博士后指导老师，现任江西中医药大学附属医院副院长。中华中医药学会外科分会副主任委员，世界中医药学会联合会外科分会副会长，世界中医药学会联合会疮病分会副会长，中华中医药学会外科蛇伤专业委员会常务副主任委员，中国民族医药学会蛇伤分会副会长，中华中医药学会外科疮疡专业委员会副主任委员，中华中医药学会男科分会副主任委员，江西中医药学会外科分会主任委员，江西省研究型医院学会中医外科分会主任委员。曾获"全国模范教师""国务院政府特殊津贴专家""江西省卫生计生委有突出贡献中青年专家""江西省名中医""江西省医师奖"等荣誉称号。

擅长治疗：①皮肤疮疡疾病：皮肤慢性溃疡、压疮、脉管炎、糖尿病足、静脉炎、丹毒、毒蛇咬伤、乳腺炎、乳腺增生症、乳腺癌术后、脱发、痤疮、银屑病、白癜风、带状疱疹、荨麻疹、湿疹等。②男科疾病：前列腺炎、前列腺增生症、勃起功能障碍、早泄、男性不育症等。

王万春继承了江西省国医名师喻文球教授的学术思想，致力于探索中医"毒邪"的现代科学实质，临床上运用解毒排毒、断毒消肿法治疗蝮蛇咬伤，解毒祛腐、煨脓生肌法治疗难愈性皮肤慢性溃疡，解毒活血法治疗慢性前列腺炎，屡获良效，并长期从事中医药防治毒蛇咬伤、难愈性皮肤慢性溃疡、前列腺疾病基础研究，主持国家级与省部级课题 30 余项，发表论文 180 余篇，主编著作 30 余部，获江西省科技进步二等奖和三等奖各 1 项、中华中医药学会科技进步三等奖 1 项、江西省高校科技成果二等奖 1 项。多年来，专注"毒邪理论"研究，以提高临床疗效为目的，以科研成果转化推广为目标，综合提高了本学科社会影响力和竞争力，使之成为国内中医外科学高层次人才培养基地。

（六）李金娥

李金娥，教授，主任中医师，硕士研究生导师，江西省名中医，江西省中医药学术经验继承工作指导老师。曾任江西中医药大学中医外科教研室副主任，江西中医药学会外科分会副主任委员，江西省医疗鉴定专家库成员。荣获江西省科技进步三等奖1项，中华中医药学会科技成果奖1项。自1983年起一直在江西中医药大学附属医院从事中医外科、皮肤科的临床医疗、教学、科研工作。

1987年，李金娥参加上海中医药大学主办的全国中医外科助教进修班，跟随著名的中医外科专家顾伯华教授、陆德铭教授、马绍尧教授学习一年。

通过长期的临床医疗、教学、科研工作，李金娥教授的临床诊疗技术水平得到了显著提高，对中医外科、皮肤科的常见病、多发病以及疑难危重症的治疗积累了一定的临床经验。如对荨麻疹、湿疹、痤疮、银屑病、脱发等常见病、多发病，用中医辨病与辨证相结合的方法治疗，获得了较好的疗效。其认为中医的八纲辨证、阴阳辨证是中医外科、皮肤科临床诊疗疾病的基本法则，毒瘀互结是中医外科、皮肤科疑难重症疾病的发病机制之一。

皮肤病的治疗，必须树立局部与整体相结合的整体观，李金娥教授在治疗这些疾病中有自己独到的见解和方法。其认为肝郁内热、肝旺脾虚、湿热内蕴是青春期痤疮发病的根本原因，肺脾气虚、卫气不固是慢性荨麻疹发病的内在因素，清热解毒、凉血化瘀、养阴润燥是银屑病的主要治疗方法。发挥中医特色的优势，用汤药熏洗疗法外治皮肤病疗效显著，如自拟复方土槿皮汤、复方苦参汤、银菊解毒汤等外治方。同时配合中医特色疗法，如运用热敏灸方法治疗慢性荨麻疹、带状疱疹性神经痛，用火针疗法治疗慢性湿疹、结节性痒疹、皮肤淀粉样变，用中药封包、走罐疗法治疗银屑病，用梅花针方法治疗脱发，自制紫草油治疗红皮型及脓疱型银屑病，疗效显著。对皮肤科的疑难危重症，如系统性红斑狼疮，在临床治疗上也积累了丰富的经验。

李金娥教授自担任江西中医药大学附属医院硕士研究生导师以来，至今已培养16届硕士研究生，共计24人。

（七）谌莉媚

谌莉媚，全国第三批老中医药专家学术经验继承人，江西省名中医，江西省传统中医中药研究会"中医师承教育项目"指导老师，江西省名老中医药专家学术经验继承工作指导老师及继承人。参与国家重点专科和重点学科中医外科的建设工作。师从国医名师喻文球教授，常随行侍诊其左右，深得喻老的临床治要精髓，致力于继承和发扬喻文球教授学术思想和特点。

谌莉媚教授传承喻文球教授学术思想：脏腑失调是皮肤病发病的关键；法于阴阳，贵于辨证；辨病与辨证相结合；内治与外治相结合；皮肤病"治病求本"；皮肤病"标本缓急""正治反治"论治。曾在全国继续教育学习班、江西省继续教育学习班发表《喻文球论毒的正反作用》和《喻文球治疗银屑病经验介绍》等专题报告。谌莉媚教授学术思想强调治病必求其本，重视脾胃学说，认为毒瘀互结是外科疾病的发病基础。其首先将卫气营血理论和三焦辨证运用于毒蛇咬伤的辨证论治，率先提出宣上通下法治疗毒蛇咬伤并肾功能损害。另外，谌莉媚教授倡导调和气血、滋补肝肾法治疗白癜风，养血润肤、祛风除湿止痒法治疗妇人夏季皮炎、湿疹证属血虚夹湿者，解毒活血通络法治疗带状疱疹后遗神经痛，疗效甚佳。谌莉媚教授经过30多年的临床实践，自身不断地提高和积累，对湿疹、带状疱疹后遗神经痛、荨麻疹、脱发、白癜风、唇炎等难治性皮肤病有独到的见解。其不断创新，开展新疗法和特色疗法，如火针、走罐、刺络拔罐、中药封包、中药溻渍等。

谌莉媚教授长期坚持临床一线工作，带领治疗小组，进行日常病房工作，组织参与疑难病例讨论和诊疗以及急危重患者抢救，积极参加院内外会诊。主要负责"十五""十一五"毒蛇咬伤专病的建设工作，并作为专家组成员，担任全院病案质量控制管理工作。积极参加科研工作，主持和参与省级、国家级课题10余项，获江西省科技进步三等奖1项，中华中医药学会科学技术三等奖1项，主编和参编著作8部，在国家级和省级杂志发表论文30余篇。

（八）胡凤鸣

胡凤鸣，男，主任中医师，博士研究生导师，南昌市名中医，现任江西省皮肤病专科医院中西医结合科主任，获全省表现突出的医师个人称号。为江西省名老中医药专家学术经验继承工作指导老师，国家中医药工作示范单位、省级临床重点专科学术带头人，国家皮肤与免疫疾病临床医学研究中心银屑病规范化诊疗中心示范中心项目负责人，江西省中医药管理局中西医结合医疗模式试点建设项目及白癜风重点研究室负责人。兼任江西省中西医结合学会皮肤性病专业委员会主任委员，中华中医药学会皮肤科分会、中医美容分会常务委员等。

胡凤鸣主任从事皮肤病临床、教学、科研工作30余年，师承全国老中医药传承工作指导老师刘巧教授及首都国医名师、经方大师冯世纶教授。临床上善用六经辨证理论体系及中医外治法治疗白癜风、银屑病、痤疮等难治性皮肤病；学术上继承刘巧教授"从毒论治"皮肤病的思想，重视"毒邪"在皮肤病中的作用，善用"解毒"之法治疗皮肤病。此外，在皮肤病治疗过程中还特别注重固护脾胃功能，强调解毒攻邪毋忘脾胃、攻伐勿伤脾胃、托补要依赖脾胃、调护须培补脾胃；根据大部分皮肤病易反复发作，患者往往有情志不畅的特点，临床上善用柴胡类方进行调理，取得较好的疗效。

（九）张艳晖

张艳晖，副教授，副主任中医师，硕士研究生导师。现任江西省中西医结合医院皮肤科（国家中医优势专科，四弯风病江西省中医优势病种区域治疗中心）主任。兼任中国中药协会皮肤病药物研究专业委员会常务委员，江西省中医药学会外治专业委员会副主任委员。

张艳晖出生于中医世家，自曾祖父张佩宜（江西名中医"四大金刚"之一）、祖父张海峰教授（全国名老中医）、姑姑张小萍教授（首届全国名中医之一）已历四代，家学渊源。个人秉承家学"脾胃气化学说"辨治四弯风病（儿童特应性皮炎），并基于金元四大家张子和先师"邪在表以汗解之"理论而创新性地提出以"麻黄汤递增法"为主的纯中药脱敏疗法，同时结合中医外治疗法"给邪以出路"，治疗各类过敏性疾病。

附　旴江皮科流派传承谱

第一代： 喻文球。

第二代： 龚丽萍、刘巧、邱桂荣、王万春、李金娥、谌莉媚、胡凤鸣、张艳晖。

第三代： 黄东北、王丹（女）、黄港、吴允波、熊学平、严张仁、占萍、梁育、邹国明、程仕萍、沈丹丹、吴燕瑜、胡初向、蓝宏荣、丁雄飞、张全辉、徐诗玉、陈红霞、张岩、甘金林、许恩超、喻春兰、程亚慧、邹佳华、史海勇、焦磊、刘贤良、陈体高、陈罗娣、张明、龚坚、孙冷冰、胡丽霞、刘思敏、张文成、邱善裕、闵雪芬、童曦、王婧、徐晓蓉、何斌、王丹（男）、张灵金、王军雄、高珊珊、李轲、温艳、徐亚萍、方烨、连婉仪、陈丽、刘明强、林春生、毛文丽、易军、王婷、徐小港、邱礼国、何伟、陈平、陈思婷、王希、孙波、江鑫、张琴、吕曹华、吴志华、姜群群、段垚、叶谦益、庞俊慧、白旭鹤、冷舒盼、邵涛、刘小莲、王剑锋、熊蓉、苏少燕、黄莉、屈婷婷、涂昌、王金龙、潘云、吴建梅、曾衍胜、王鹏、鲍健伟、王进京。

第四代： 刘钦玲、陈沛泽、晏娟、郑明明、张琦、申淑娴、陈小敏、潘俊卿、殷宏伟、袁弦、朱慧、李晓健、梁松平、周丽琴、蔡莉、蒋韬。

第二章

流派学术体系及学术特色

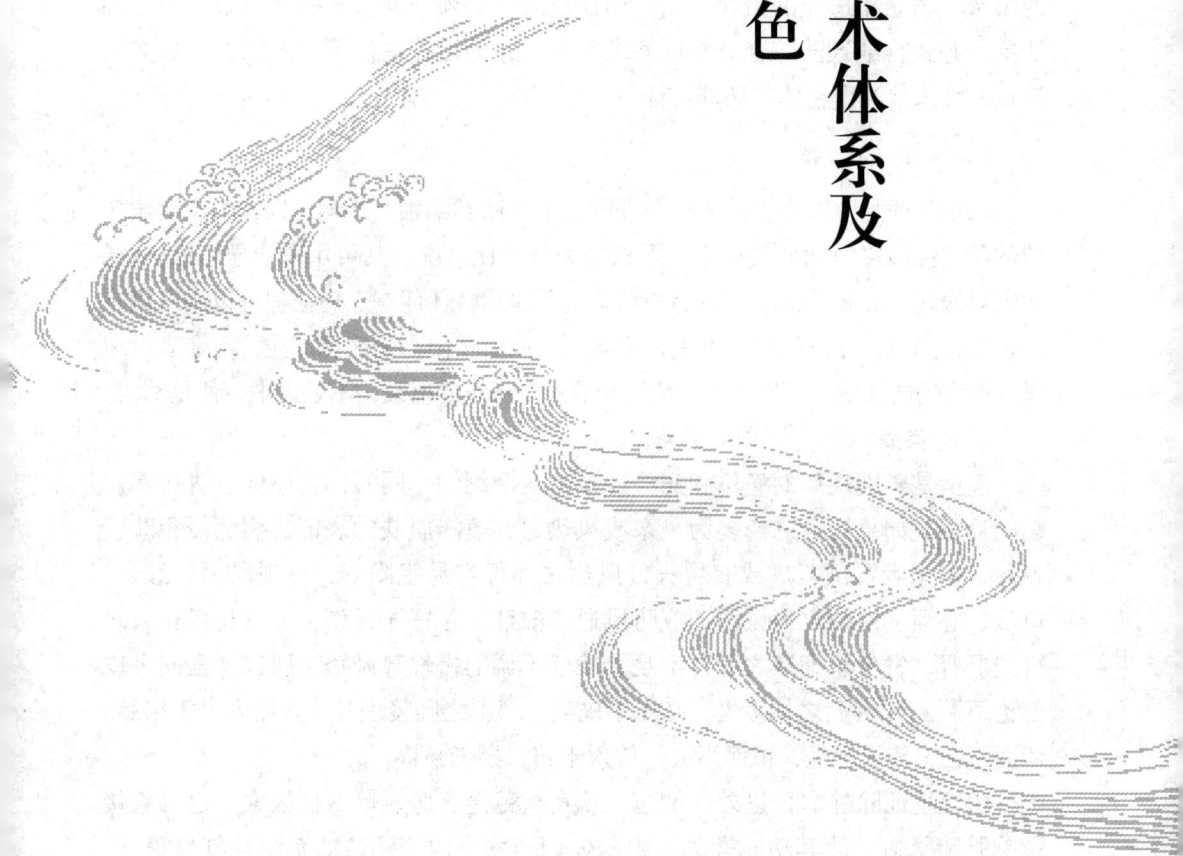

第一节 流派学术体系

旴江医学源远流长，从秦迄今上下两千年，名医辈出，学术繁荣，薪火相传，是中医药发展的沃土，对江西中医皮科的发展影响深远。

一、系统辨证思路

辨证施治是中医皮肤科的主要特色，"辨证"是根据四诊所收集的病情资料，应用八纲等各种辨证方法来判断、辨别皮肤病的证候；"施治"是根据辨证的结果，确立相适应的治疗方法。诊疗皮肤病必须准确诊察疾病所表现的各种征象，并进行细致的综合分析以探求其本质，为治疗提供可靠的依据。喻文球教授在临床上注重整体与局部辨证。

（一）八纲辨证

八纲辨证是中医皮肤性病学辨证的基本方法和纲领，八纲可以归纳说明病变的部位、性质以及病变过程中正邪双方力量对比情况，其可用来指导临床实践。八纲对病理、证候、诊断、治疗等都有重要作用，任何一个病证都可以用八纲辨病来分析归纳。如皮肤病的类别，不属阴，便属于阳；论病位深浅，不在表就在里；论疾病的性质，不属于寒，便属于热；论邪正的盛衰，不是正虚，便是邪实。

1. 辨表里

表里是辨别疾病的病位和病势轻重的两个纲领，同时，它还标志着病邪侵袭的途径。如急性荨麻疹多为风寒或风热之邪蕴滞肌肤的表证，病邪侵犯肤腠卫表。若患者胃阴素虚或有胃火，风热之邪很容易犯阳明，出现风团、红斑、口渴、心烦、便结之消风散证或防风通圣散证。若胃津耗伤，卫气伤耗，久之可损肝肾，发生里虚证之肝肾不足、冲任不调的慢性荨麻疹。所以《素问·皮部论篇》云："百病之始生也，必先于皮毛，邪中之则腠理开，开则入客于络脉，留而不去，传入于经，留而不去，传入于腑，禀于肠胃。"

然而里证除外邪传里外，情志、饮食、劳倦、房事等内伤因素，也可直接影响脏腑气血，使其功能紊乱，阴阳失调而发生内伤病，如系统性红斑狼疮、皮肌炎等开始即见里证。

2. 辨寒热

寒热是辨别疾病性质的两个纲领。寒证与热证反映了机体阴阳偏盛、偏衰的实质，即阴盛或阳虚表现为寒证，如血栓闭塞性脉管炎、硬皮病多是肾阳亏损，阴寒凝滞所致。阳盛或阴虚表现为热证，如红皮病患者多由热毒炽盛所致，银屑病后期鳞屑多、心烦、皮色潮红，多为阴血不足，肌肤失养所致。

此外，还应注意寒热错杂之证，如冻疮为寒凝经脉所致，但寒凝郁久可以化热或再感风热之邪，则可由原暗红肿胀、肌温降低之寒证，转化为寒热错杂证，症见暗红，肿胀，中心部位发热、溃疡。

3. 辨虚实

虚实是辨别人体正气强弱和病邪盛衰的两个纲领。虚，指正气虚，主要指精、气、血、津液等不足。实，指邪气亢盛有余。由于人体正气虚弱，导致机体抗邪能力减退，生理功能不足所表现的证候，称为虚。如某些荨麻疹，一遇吹风即发病，多为肺卫气虚；遇寒即发，多为阳气虚。某些瘙痒性皮肤病，下午及夜间更痒，多为阴血不足。

正气虚一因先天不足，二因后天亏损。虚证又大致可分为气虚、血虚、阴虚、阳虚四类。病程较短者，多伤及气血，可有气虚、血虚、气血两虚；病程较长或病情较重者，常已伤及阴阳，可有阴虚、阳虚，或阴阳两虚。严重者可致阴阳气血俱虚，如结缔组织病后期，即有可能发生此证。

实证是邪气亢盛有余，或机体内部有病理产物停留所表现的证候。如接触性皮炎，为风热邪毒亢盛，侵袭肌肤，与气血相搏所致；又如寒湿之邪与体内病理产物痰、瘀血结滞于小腿，可发生结节性红斑，表现出肿硬、疼痛之实证。一般来说，实证虽属邪气过盛所致，但正气犹能抵抗，未至亏损的程度，故实证往往表示邪正斗争处于激烈的阶段。

虚证与实证，虽有正气不足和邪气过盛的本质区别，但邪正虚实之间，又是相互联系、相互影响的。①虚实错杂：如慢性湿疹既有脾虚的一面，又有湿邪留恋的一面。②实证转虚：如银屑病早期见热毒证，红斑、鳞屑、皮肤灼热之血热实证；到后期邪热伤阴、劳累耗气伤阴而见症状加重之阴血亏虚证。③因虚致实：如因脾气虚，运化失职，湿热内生，外泛肌肤，湿热蕴滞肌肤出现渗出、糜烂、结痂之实证；又因湿困气机，出现腹胀、纳呆之气滞证。

4. 辨阴阳

阴阳是辨别疾病性质的总纲领。在八纲辨证中，可用阴阳来归纳表里、寒热、虚实六纲，即表、热、实证归属阳证范围，里、寒、虚证归属于阴证范围。

阳证反映了人体功能亢进，能量代谢增高的病理状态，如皮损见红斑、灼热、结痂、鳞屑、抓痕、风团、丘疹等；全身症状见烦躁、口干、便结、尿赤、剧痒等。阴证反映了人体功能不足、能量代谢低下的病理状态，如皮损见慢性渗出、经久不愈合的溃疡、皮肤色泽不变之结节、肤温降低等；全身症状见乏力、肢软便溏、尿清而多、瘙痒缠绵等。

临床运用八纲辨证时，阳证的概念主要是指实热证，阴证的概念主要是指虚寒证。此外，还有一些病证，根据它们的不同特点，也可分别归属于阴阳两类证候之中，如气病属阳、血病属阴、脏病属阴、腑病属阳等。这些都是就病变的特性和相对病变的关系而言，并不是说这些病变都是由阴阳本身的变化所引起的。阴阳本身的病变，即阴阳的相对平衡遭到破坏所引起的病变，是机体阴阳亏损而导致的阴不制阳、阳不制阴的证候。

（二）脏腑辨证

脏腑辨证是利用四诊的方法及八纲辨证的原则，结合脏腑经络的理论，进行辨证而判断病变的脏腑和所属证候。"脏居于内，象见于外"，皮肤与脏腑息息相关。

1. 心与小肠病辨证

心的生理功能是主血脉，其华在面，心藏神志，主火，开窍于舌，与小肠相表里。

凡火毒证候均与心主火有关，如红斑、灼热、血痂、脓疱、糜烂、皮肤剥脱等。心主神志，瘙痒性皮肤病与之有关。心主血脉，面色不华与之有关，紫癜、紫红斑是心火炽盛，迫血妄行之故。生殖器溃烂，有臭秽分泌物，与心火下注小肠有关。舌尖红、溃疡与心火相关。

2. 肝与胆病辨证

肝胆居于胁里，其功能是藏血，主疏泄，主筋，其华在爪，开窍于目。

肝胆病变，其皮损好发于肝胆之经络循行部位。肝气郁滞与脾湿共结，可发生带状疱疹，气滞则痛，故疼痛剧烈。肝胆湿热外发可出现丘疹、水疱。肝郁气滞血瘀可出现苔藓样变、色素沉着、肌肤甲错、皮肤干燥及鳞屑等。肝血不足可出现疣目，以及血虚头发失养而干枯脱落、指甲肥厚或病变无华；肝血不足还可致会阴干燥、瘙痒。

3. 脾胃病辨证

脾主运化，主统血，主肌肉及四肢，其华在唇，开窍于口，与胃相表里。脾与胃的病理特点主要是主运化的功能失调，致生化无源、水湿停蓄，而表现出气血不足，生痰聚湿诸证。

脾运化水谷失职，则湿热内生，外泛肌肤，出现渗出、糜烂、丘疹、水疱、结痂、溃疡等。脾虚生痰浊，发于肌肤则生结节、痰核。脾气不能统血，则可出现紫癜、红斑等。脾胃功能紊乱，则气血化生乏源，卫气不足，体质敏感，易于过敏；气血失养，可发生皮肤角化、萎缩等症。脾虚不主肌肉四肢，可出现肢软、乏力、肌肉肿胀等症；中气下陷，阴火上乘，则出现颜面红斑肿胀、双腿蹲下无力站起等症。脾开窍于口，脾胃湿浊外泛口周，可发生口周皮炎、唇炎、单纯疱疹等。若胃热亢盛，所化生气血必然兼夹热邪，外犯肌肤，与外感风热合病，出现皮肤红斑、灼热、丘疹、风团、口渴、瘙痒等症。

4. 肺与大肠病辨证

肺主气，司呼吸，主宣发肃降，通调水道，外合皮毛，与大肠相表里。

肺主一身之气，司理卫气，主皮毛。气血由脾胃化生，上输于肺，其中具有抗病能力的卫气由肺宣发，敷布于周身，起着抗御外邪和主皮毛健康的作用。如肺卫气虚或宣发敷布障碍，则易于过敏，易被外邪侵犯，发生过敏性皮炎、荨麻疹、湿疹等皮肤病。若肺不能有效地将气血朝百脉，输于皮毛，则皮毛枯槁、干燥、鳞屑或鱼鳞病变，同时可伴口干、鼻燥。肺开窍于鼻，肺之热邪出肺窍散布于鼻面部，可发生粉刺、痤疮、酒渣鼻等病变。肺的通调水道功能障碍，亦可出现皮肤渗出，糜烂，小便短赤、涩割疼痛。

5. 肾与膀胱病辨证

肾的生理功能是藏精，主水，纳气，生髓主骨，通于脑，其华在发，开窍于耳及二阴，与膀胱相表里。

肾为先天之本，先天性遗传性皮肤病与其关系密切。肾阴肾阳为元阴元阳，对于维护人体阴阳平衡有重要作用，这种平衡机制失调，则免疫监视机制障碍，机体自稳功能失调，发生自身免疫性皮肤病。这种阴阳失调、自稳障碍的病变具有"阴胜则阳病，阳胜则阴病"之"阴阳更胜之变"的病理特点，如系统性红斑狼疮、皮肌炎、硬皮病等。卫气根源于下焦，肾气是卫气之根，若肾气不足则卫气亦虚，易于过敏，产生慢性变态反应性皮肤病。肾之精血不足，则本色外露，发生色素沉着性皮肤病，如雀斑、皮肤黑变病等。毛发的病变与肾之精血亏虚与否也有直接关系，肾精亏损可发生白发、脱发等病变。肾藏精主水与泌尿生殖关系密切。性病淫毒易使肾水干枯，使火毒变生，蚀去阴茎，或溃腐成脓，症见龟头流脓及米泔水样物，或阴茎红斑、结硬、溃烂，如淋病、梅毒等。

值得注意的是，脏腑之间不是孤立的，而是相互联系和相互影响的，所以在许多疾病中，其脏腑病理变化，往往是数脏、数腑同病。如急性、泛发性、热性皮肤病，湿疹，皮炎，脓皮病，带状疱疹等，多由心肝火旺或肝脾湿热所致。慢性角化性、肥厚性、结节性皮肤病，慢性湿疹，结节性痒疹，慢性银屑病，多由脾虚及肝肾阴虚引起。瘙痒性皮肤病，如神经性皮炎、皮肤瘙痒症、扁平苔藓等多由心脾两虚、心肾不交所致。

脏腑辨证的证候类型一般分为虚证、实证、虚实夹杂证三种。其中以虚证为多，实证较为复杂，每因致病的原因不同而异，常见的有风、火、湿、热及七情、瘀血、痰等病因引起脏腑病变。虚实夹杂证则根据临床症状来辨证，如肺脾气虚，既有因气虚而产生的乏力、肢软等虚证症状，又有脾虚湿滞所致的腹胀、皮肤渗出之实证症状，及肺脾气虚，易于过敏所产生的风团、丘疹、瘙痒等实证症状。

总之，皮肤性病的脏腑辨证以八纲为总则，结合气血、津液辨证，病因辨证等，综合分析而进行诊断。

（三）卫气营血辨证

卫气营血辨证是温热性皮肤病辨证的主要方法，其辨证的意义有四个方面：辨别病变部位、区分病程阶段、说明病邪传变规律、确定立法治疗依据。卫气营血辨证在皮肤科的应用意义，一方面是代表疾病变化进展的深浅，另一方面是代表病理损害的程度。

1. 卫分证

卫分证是温热病邪侵入肌表，卫气功能失常所表现的证候，常见于外感热病初期的表证阶段，临床以发热、微恶风寒、苔薄白、脉浮数为特点。风热性荨麻疹、湿疹、过敏性皮炎等有这些全身症状为其前驱症，并有红斑、风团、丘疹等皮肤损害。

2. 气分证

气分证是温热病邪内传脏腑，正盛邪实，正邪剧争，阳热亢盛的里热证，多因卫分病不解，邪热内传，入于气分，或温热之邪直入气分所致，以壮热、不恶寒、反恶热、口渴、苔黄为主症。

邪在气分，虽有主症可凭，但因邪犯气分所在脏腑的部位有所不同，病邪的性质及轻重不一，而有各种局部症状，故不一定完全具备气分病主症。气分肺热，因肺主皮毛，邪热与正气交争于皮肤，症见皮肤红斑、灼热、肿胀，伴发热；气分胃热，则口渴欲饮、皮肤红斑累累；气分胆热，则心烦，发热，口苦，咽干，胁肋胀痛，水疱张力大、疱壁厚；肝脾热毒，则见皮肤红肿、溃烂，发热，全身不适，胁痛，纳呆。

3. 营分证

营分证是温热病邪内陷的深重阶段，多由于气分病不解，内传入营；也有由卫分病逆传，即肺卫受邪，既不外解，又不下行，直迫心包；或伏邪自营分发出；或邪热直入营分所致。营为血之前身，内通于心，故营分病以营阴受损，心神被扰的病变为其特征，临床上表现为身热夜甚，心烦不寐，斑疹隐现，可见大片红斑、大疱、水疱、皮肤剥脱及松弛，舌红绛无苔，脉细数。重症药物性皮炎、剥脱性皮炎、疱疹样脓疱病、大疱性皮肤病及系统性红斑狼疮等病常见热毒入于营血的症状。

4. 血分证

血分证是卫气营血病变的后期阶段，也是温热性皮肤病发展过程中较为深重的阶段。血分证是由营热发展而来，也有邪热从血分发出的。心主血、肝藏血，故邪热侵入血分，势必影响心、肝两脏。而热邪久羁，以致耗伤真阴，亡阴失水，病又伤及于肾。除具有营分证候且表现较重外，更以动血、耗血、伤阴、动风为其特征。主要症状有皮肤紫斑、皮肤出血斑、血疱、吐血、衄血、便血，甚则狂躁及昏迷不醒。重症药物性皮炎、紫癜、红皮病、系统性红斑狼疮脑损害等疾病有邪毒入于血分的症状。

（四）六经辨证

六经是《伤寒论》辨证论治的六个分证纲领。《伤寒论》是一部阐述多种外感疾病的专书，因此，六经辨证也是中医皮肤性病之外感性疾病的一种辨证论治的方法和准则。

六经辨证是根据人体抵抗力的强弱、病势的进退缓急等，将外感疾病演变过程中出现的证候进行分析，综合为太阳、阳明、少阳、太阴、少阴、厥阴六经病证，以此来归纳证候特点，包括病变部位、寒热趋向与邪正盛衰，而作为诊断、治疗的依据。

六经辨证在皮肤科应用的意义有四个方面，即辨疾病的部位、性质、发展趋势与传变及治疗法则等。

1. 太阳病证

太阳统摄营卫，肤表是营卫循行之处，营行脉中，卫行脉外，其中主要是卫气，卫气在营气的支援下，起着温分肉、充皮肤、肥腠理、司开合等卫外作用，所以风寒与风热之邪中于肤表之后引起营卫失调就形成太阳病。如风寒之邪犯表，腠理闭塞，卫气与邪气相搏，出现风团、丘疹、瘙痒等症，伴恶寒、身痛、脉浮紧等。若腠理不固，风寒之邪外袭，致风寒束表，营卫失调，则出现恶风、发热、汗出、脉浮缓，皮损有风团、丘疹，肤温较前者高，瘙痒较前者重。前者应用麻黄汤加减，后者应用桂枝汤加减。若太阳中风与伤寒难以区分，往往可用麻黄桂枝各半汤治疗。

2. 阳明病证

阳明病是阳气亢盛，热邪炽盛，正邪相争最激烈的时期。若热邪在阳明胃经，则出现皮肤红斑、灼热、风团、丘疹、水疱、溃烂，伴有恶热、口渴、心烦，宜应用白虎汤加减；若尚兼有恶风之症，可应用消风散加减。热邪在阳明大肠腑时，症见发热、口干、汗出、大便秘结，皮损见红斑、风团、丘疹、渗出、糜烂等，治当通腑泄热，应用承气汤类方；若合并恶风等症，可应用防风通圣散，解表通里，内外分消热毒之邪。

3. 少阳病证

少阳病证包括外邪侵犯肝胆与三焦，邪正交争于表里之间；肝胆之气郁结，郁而化火；三焦通调水道及运行营卫之枢机不畅，经气不利，变生湿热邪毒。症见心烦、胸胁苦满、纳呆、发热、口苦咽干，皮损有红斑、水疱、渗出、糜烂、结痂，伴有疼痛等。治宜疏泄肝胆，通利三焦，和解少阳。方选龙胆泻肝汤加减。

4. 太阴病证

病入太阴，脾阳受伤。在生理状态下，脾主运化，升清阳，代胃行其津液，在水谷精微的化生、转运及水液代谢等方面起关键作用。太阴病证，寒湿、湿热内盛，出现腹满而吐、纳呆、便溏等症，皮损有水疱、脓疱、渗出、糜烂、溃疡等。治当健运脾机，化湿清热。方选除湿胃苓汤或萆薢渗湿汤等。

5. 少阴病证

病入少阴，损及心肾，阳气衰弱，阴血不足，全身抗病能力明显下降。肾主一身之阳气，少阴证中以阳虚寒化证为主要证型。症见恶寒喜暖，脉沉细，肤温降低，手足遇冷发白青紫，皮肤萎缩、硬化，或皮损结核、肿块，皮色不变，经久不消散。此为阳虚寒凝，治宜温阳散寒，方选阳和汤加减。此外，系统性红斑狼疮等病后期见脾肾阳虚，寒水泛滥证，症见肢冷、水肿、尿少、腹痛、下利，拟温阳化气利水法治疗，方用真武汤加减。

6. 厥阴病证

厥阴包括肝和心包，肝和心包都藏相火，属阴中有阳，这阴中之阳，贵在敷布，生生不息。病犯厥阴，为正气衰弱，阴阳调节紊乱。当阴阳气不相贯通之时，便出现四肢厥逆症状。在厥阴病邪正交争、阴阳消长过程中，尚可见厥与热交替的厥热胜复证。有因蛔虫引起的荨麻疹及其他过敏性疾病，由虫厥所致风团、红斑、瘙痒，治宜散寒清热、安蛔解毒，方选乌梅丸加减。

不少变态反应性皮肤病，亦出现寒热错杂之厥阴证，发热、恶寒、红斑、风团、丘疹、水疱等交替出现，故拟疏风清热散寒、收敛厥阴阳气的平敏煎（柴胡、防风、乌梅、五味子）治疗。

（五）气血津液辨证

气血津液辨证是根据四诊所得的症状，联系气血津液和脏腑的生理功能特点，运用八纲辨证方法，找出气血津液的病理变化规律而进行辨证论治。气血津液是构成人体和维持人体生命活动的基本物质，在人体脏腑功能活动中起重要的作用。气血津液的产生及发挥其作用须依赖脏腑正常的功能活动，而脏腑功能的维持，须靠气的推动、血的濡养、津液的滋润来协助。当脏腑功能失常时，必然会引起气血、津液的病变，而气血津液的病变也必然导致脏腑功能的失常。两者在生理上相互依存、相互促进，在病理条件下则相互影响，故气血津液辨证与脏腑辨证相互结合，互为补充，对于皮肤科杂病的诊治尤为适用。

1. 气血辨证

气血辨证着重于辨阴阳、察虚实。若气血生成不足或消耗过多，则表现为气虚、血虚，或气血两虚；外感六淫、内伤七情、饮食所伤、劳逸过度等，均可导致气血运行敷布失常，气机出入升降障碍而产生气滞、血瘀等证。

（1）气虚：是脏腑功能不足的表现。五脏皆有气虚，但又以肺、脾、肾为主。如荨麻疹可由肺卫气虚、肺脾气虚、脾肾气虚等引起，而病变程度又有所不同，其中以脾肾气虚所致者最为顽固难治。湿疹可由脾气虚，运化失职，水湿外泛所致。脱发可由肾气虚引起。慢性脓疱疮亦可由脾气虚引起。

（2）气滞：气滞不通而有局部胀痛、胸闷、窜痛，可因叹息、嗳气，或矢气而减轻。皮肤症状有黄褐斑、水疱、皮损肥厚，及带状疱疹后遗神经痛等。

（3）血虚：面色白而无华或萎黄，唇色、爪甲淡白，头昏眼花，心悸失眠，手足发麻，月经失调等症可见。皮损可见风团细小，丘疹、水疱、丘团的发生在月经期或劳累后增多，皮肤色素减退而出现萎缩性白斑，或有头发变白、指甲白色斑点等损害。

（4）血瘀：局部肿胀或成癥积痞块，痛如针刺，拒按，痛处固定，皮色青紫，面色晦暗，肌肤甲错，皮损有鱼鳞样病变，紫癜，瘢痕疙瘩，皮下结节、硬节，或脱发、毛发枯槁等。

（5）血热：血热可由外感邪热，内传营血；或由脏腑蕴热化火，燔灼营血而成。主症有身热，夜晚热较盛，心烦，出血点，月经提前。皮损有皮肤灼热潮红、焮肿、紫癜、水疱、大疱、溃疡等。如大疱性多形红斑、重症药疹、红皮病型银屑病、红皮病、紫癜等多有血热症。

（6）血燥：可由血虚化燥，亦可由血热化燥，还可由于脾胃虚弱，化生乏源而致血燥，症见口干、咽燥、便干结。皮损表现为皮肤干燥、脱屑、鳞屑、皮损肥厚、皲裂等。

2. 津液辨证

津液的病证主要有津液不足与水液停滞两大类别。津液的生成、输布和排泄，是脏腑功能协调的结果。若脏腑功能失常，则津液的生成、输布和排泄也会发生障碍。津液与气血的关系极为密切，气可以化津，气旺则可生津且可调节津液的输布与排泄。津液是血液的组成部分，在生理条件下两者均有营养滋润的作用；在病理条件下，两者又互为影响。

（1）津液不足：咽干唇燥、皮肤干燥枯涩、心烦口渴、干咳声嘶、鼻干目涩、小便短赤、大便干硬，或伴低热、皮损鳞屑、毛发枯槁，如干燥综合征等。

（2）水液停滞：由脏腑功能失常所致，又因寒热气火等病邪的影响，致使水液的输布和排泄障碍，外泛肌肤而发为水肿或渗出糜烂、溃疡；遇气火煎熬而成痰，痰结于皮里膜外，可产生皮下结节，如寄生虫结节、脂膜炎、结节性红斑、皮下肿瘤等。

（六）体质辨证

体质是人体的固有特质，其特征取决于脏腑、禀赋、经络、气血等人体基础的强弱偏颇。因此，凡能影响这些人体基础的因素，均可影响个体体质。

1. 体质的影响因素

旴江名医黄宫绣认为，导致人体体质不同与体质变化的因素，主要可以分为内因和外因。内因包括先天禀赋、性别、年龄、饮食等，外因包括社会变化、环境差异等。

（1）先天因素：人禀先天所生，而先天禀赋又有强弱偏颇的分别，因此，体质的差异在很大程度上会受到先天禀赋的影响。黄宫绣认为："人禀天地之气而生，禀有厚薄，气有偏全。""其气厚者，得其阳气最多，其形必是坚强；其气薄者，得其阴气最多，其形体必自薄弱。"禀赋厚重者，体内阴阳二气多均衡存在，此类人体质强劲，身体最为盛壮；禀赋薄弱者，体内阴阳二气多有偏颇，偏阴、偏阳导致不同的体质，或为脏阳之体，或为脏阴之体，罹患不同的疾病；禀赋薄弱，兼有阴阳二气均不充盛者，体质更差，多伴有先天不足，常年体弱多病。

（2）年龄因素：年龄有不同，气血亦有盛衰，体质亦存在着变化。人生不同阶段的气血各有盛衰，体质亦千变万化，导致患病情况也不同，诊治亦随之变化。

（3）饮食因素：饮食偏颇能造成体内气血的偏盛，因此在很大程度上能影响一个人的体质。过食肥甘厚味，导致秉体亏虚，元气不振，命门之火不足，无以推动津液运行，则体内痰湿素盛。嗜酒之人体内少阴肾水强胜、命门火衰，而酒性行散，嗜酒则少阴真火借酒上游，以致命门火益衰，少阴水更胜。

2. 体质分类

黄宫绣根据先天禀赋的厚薄、阴阳二气的偏颇，将人群分为三类。第一类是禀赋厚重、体内阴阳二气均匀之人，这类人身体盛强，气血充足，称之为"正常人"。第二类是禀赋不厚、体内阴阳二气多有偏颇之人，这类人随着体内阴阳二气的偏盛，表现出不同的体质，偏于阴多者，称之为"脏阴"，偏于阳多称之为"脏阳"。第三类是禀赋不厚、体内阴阳二气都很亏虚之人，这类人先天多不足，体疏气薄，易于夭折，难以长寿，称之为"平脏"。

（1）脏阴体质：脏阴体质之人，火独不足，病多见水，在脏腑主要与命门、脾、胃、肺相关，其临床表现也必将以阴证为主，但所表现出来的阴证又分虚实。此类体质的病机是火衰水盛，火不能消阴翳，治当用辛用热，温阳补火而制水。因此，脏阴之人，在外易感受寒湿之邪，在内易为痰湿之患，其性多凝滞，多重浊，多阴寒。

脏阴体质之人，命门之火不足，无以制水，水胜责之于脾，脾喜燥恶湿，不耐水盛，则受水困，脾失健运则升降不行、运化失司；脾胃脏腑相连，经络相通，脾有损，胃亦受伤，胃为水困，则胃阳式微，食物不腐，故见嗳气不思食。脏阴体质之人，病变部位虽然以命门、脾、胃、肺为主脏，在临床上也多表现为这几脏的相关症状，但是，人体是一个整体，五脏相连，经络互表，主脏受损亦会牵连他脏，从而表现出一系列的症状。总体上来说，脏阴之人所表现出来的症状多表现为一派喜静懒动之象，以寒、静、弱、屈、俯等特点为主。

脏阴体质之人，其脉象多表现为脉势弱、脉形细短、脉的至数偏少、节律更慢，在临床上极具代表意义的脉象当为细脉、弱脉、小脉、短脉、微脉等。因此，其治法当为辛以散邪，温以除湿，热以补火。在用药时，多以大辛大热大燥之品温阳补火，燥湿除寒。

（2）脏阳体质：大凡脏阳之人，水独不足，病多见火，在脏腑主要与肾、肝、胆、心相关，其临床表现也必将以阳证、阴虚证为主，所表现出来的阳证之热象同样分虚实。此类体质的病机当为水亏火盛，水不能制阳光，治当用凉用寒，苦寒降泄而清火。脏阳之人，水亏火盛，内有燥热所生，同气相求，外界燥热之邪易感而入，进而加重体内燥热，因而不见寒湿等症。

脏阳体质之人，两肾之水亏，肾火得不到肾水滋养，水火不均，一胜一负，平衡不在，火盛则伐之于肝；肝为刚脏，具有体阴用阳的特性，在肝多表现为燥动之象，肝又主藏血，肝阳亢进，肝血必不能静藏，上累及心；心为君主之官，神明所备，心主血，又赖血所养，今肝阳上迫，血受肝热所扰而不宁，则心无血养，神志不主，故见心烦，燥热内生。

因此，脏阳体质的人，其主要的病位在肾、肝、胆、心等脏腑，主要的病机当为两肾水亏火盛。

脏阳之病的脉象具有其特色，大致可以归纳为以下几个特点：至数偏多、节律更快、脉势较强、脉形粗长。在临床上最具有代表性的脉象当为洪脉、数脉、长脉、大脉、实脉等。

脏阳体质的基本病机当为水亏火盛。黄宫绣认为，脏阳之病，其治不得猜估，当视体内元气之盛衰而定，总体治法不离辛凉散邪、甘寒制肝、苦寒清肾。在治疗时，当分清疾病是内至还是外成。病自内至，用药时当以甘寒凉润为主；病自外成，用药时当以辛凉苦寒泄之。

（3）平脏体质：平脏，则是水火二气平虚平见所导致的一种特质。平脏体质之人，其体内的阴阳二气均不强盛，肾水和命火皆衰弱，但是，两者维持在相当的水平，属于一种病态的平衡。水火二气在体内静谧潜藏，不受邪气干预，则为无病；若水火二气与邪气相感应，则邪气乘入相侮。如湿邪强盛，则必先侮脾，湿邪再进则上侮肺；燥邪强盛，则必先侮肝，燥邪再进则上侮心。因此，寒、暑、湿阴邪易于侵袭脾阴，风、火、燥邪易于侵袭肝阳，在脾则多痰湿、寒湿之患，在肝则多燥渴血热之症。

平脏体质之人的脉象，大约脾湿自必软滑，肝燥自必弦数。因此，在脉势、脉形、至数、节律上，平脏之脉并没有表现得很具有特征性，也没有极具代表性的脉象，具体的还是以临床的病症所见脉象为主。

平脏体质的基本病机为水亏火微，水火皆衰。其治疗不可偏颇，症见夹杂，当为细细调停。平脏病患虚热当用清润轻平药，其中又分微润之品和微清之品；平脏患虚寒当用辛温轻平药，其中又分辛温之品和辛平之品。

龚丽萍教授在临床上提倡诊治皮肤病要重视辨证与辨体相结合，将体质学说应用到皮肤病的临床诊疗中，在诊治慢性荨麻疹、黄褐斑、红斑狼疮、银屑病、痤疮、特应性皮炎等疾病时，结合年龄段和体质进行辨证。

二、寒温统一论

中医四大经典之中，伤寒与温病都占有重要地位，也是每位中医学子必读之作，然大部分学子只知寒温对立，不晓寒温统一。寒温的论述最早记载于《素问·热论篇》："今夫热病者，皆伤寒之类也……人之伤于寒也，则为病热……凡病伤寒而成温者，先夏至日者为病温，后夏至日者为病暑。"伤寒用六经辨证，温病用卫气营血、三焦辨证，以致长期因辨证论治的多样性而未能统一。然寒与温犹如阴与阳，既对立又统一，是可以在六经与六淫的基础上达到统一的。1957年，江西名老中医万友生先生在《江西中医药》杂志发表《寒温纵横论》一文，并先后出版了《寒温统一论》《热病学》等论著，倡导寒温统一。

寒温统一，能全面、客观地阐释六淫之邪的致病特点，以及外感病发生发展变化的规律性、特殊性与复杂性。寒温统一能消除伤寒邪从皮毛而入，温病邪从口鼻而入，伤寒自下而上、始于足太阳，温病自上而下、始于手太阴；伤寒发病后，按太阳、阳明、少阳、太阴、少阴、厥阴之顺序发展，温病发病后，依卫气营血、三焦之次第变化；伤寒病至三阴为里虚寒，温病病至下焦为肝肾阴虚等门户之见。

不论从学术理论还是从临床实际来说，寒温合一都是必要的，也是可行的，这是中医外感热病学发展的必然趋势。从中医外感热病的发展史看，伤寒与温病的学术理论是一脉相承的，伤寒详寒而略温，是温病学说的前驱；温病详温而略寒，是伤寒的补充和发展。二者共同构架了完整的中医外感热病辨证体系，它们之间相互补充，相得益彰，这是寒温统一有利的先决条件。伤寒、温病是外感热病两种不同的类型，同属于中医外感热病的范畴，二者共同研究以六淫及戾气为致病因素导致的外感热病，是中医学科不同的两个分支。

外邪侵袭途径都是从皮毛、口鼻而入，伤寒六经、温病卫气营血、三焦这三种辨证方法均是以脏腑经络、气血津液为生理病理基础，以八纲辨证为基本辨证纲领，其传变规律都是由表及里、由轻而重的发展和演变过程。六经辨证与卫气营血和三焦辨证方法不一，各有所长；三种辨证方法既有联系，又有区别；三种辨证纲领各自有其局限性。由于辨证方法过于繁琐杂乱，不易掌握其要领，有可能同一个外感患者会得出三种不同的中医诊断结果，因此非常有必要对这三种辨证方法重新进行整合，取长补短，创建一个系统的、全面的、规范的中医外感热病辨证体系。

喻文球教授在临证中发现发生于人体体表的外科疾病，基本上都能呈现出形态上的表证，以及由邪毒而引起的全身性的表证。太阳主表，统卫外之气，毒邪入经则太阳首当其冲。肌表是人体的卫外，所以外感邪毒侵犯肌表，不仅有红、肿、热、痛的有形表证，还有发热、恶寒等表证。太阳内属膀胱、小肠，膀胱为州都之官，气化出焉，外感邪毒不解，循经入腑，出现阻碍膀胱气化的蓄水证，寒热邪毒互结，阻滞膀胱气化，导致邪毒内蓄的里证发生。太阳外感邪毒化热可循经传入阳明，出现气热外蒸的阳明经证，或出现气热内结的阳明腑实证，而气热外蒸更可耗伤津液，形成或加重气热内结的阳明腑实证。大便秘结不通即邪毒内蓄，并内攻脏腑，发生严重的全身性感染。肺主气属卫，卫主卫外，卫分证是温热邪毒由口鼻而入，侵犯于肺，症见发热、微恶风寒、脉浮数等。肺合皮毛，皮肤、肌肉的感染，势必影响肺卫的功能，病虽不由口鼻而入，而是温热邪毒侵犯皮毛，皮毛合肺，故亦侵犯肺经。卫表邪毒不解侵入气分，形成气热外蒸或气热内结的里实热证，此与太阳经毒邪传阳明相同。卫分证可向气、营、血分传变，产生严重的全身性感染症状。

上述伤寒六经之太阳之表与卫气营血之卫分表证，这两种表证的病位实际上是一致的，只不过是病邪性质不同出现寒热证候差异而已。

总之，寒温统一，能使中医学有限的资源得以充分、有效、合理地利用，有利于辨证施治方法的系统化、规范化，也有利于外感病学的全面、系统发展。

三、伏气温病学说

伏气学说源于《素问·阴阳应象大论篇》之"冬伤于寒，春必病温"，然而就是这简单的八个字，给后世医家提供了更为广阔的理论依据，从其他不同角度、层面认识疾病的发生发展。至此，伏气学说从先秦开始逐步发展，经王叔和阐发而成为温病理论的重要方面。王叔和在《伤寒例》中指出："春气温和，夏气暑热，秋气清凉，冬气冰冽，此则四时正气之序也。冬时严寒，万类深藏，君子固密，则不伤于寒，触冒之者，乃名伤寒耳……不即病者，寒毒藏于肌肤，至春变为温病，至夏变为暑病。暑病者，热极重于温也。是以辛苦之人，春夏多温热病者，皆由冬时触寒而致，非时行之气也。"其后，伏气学说经过长期的临床实践和不断总结，直至清代，由于不同学术思想的激烈碰撞，医家对整个温病理论不断认识的同时，逐渐形成了较为完整的伏气学说理论。

盱江名医喻嘉言在《尚论后篇》中阐述："冬伤于寒，邪藏肌肤，感春月之温气而始发。""冬既伤于寒，冬又不藏精，至春月两邪同发。""冬伤于寒者，其邪伏藏于肌肤。肌肤者，乃阳明胃经之主。阳明经中久郁之热，一旦发出而外达于太阳。"此即其所倡的"三纲鼎立"学说，即"四时外感，以冬月伤寒为大纲，伤寒六经以太阳一经为大纲，太阳经以风伤卫、寒伤营、风寒两伤营卫为大纲"。

喻嘉言认为除了外感邪气所致的伏邪，还有内伤杂病产生的伏邪，如七情所伤、饮食失宜所引起的痰浊、瘀血、水饮、虫毒、郁气等一切伏而不即发的致病邪气。喻嘉言明确指出了外感所致伏邪的机制，即在冬季感受风寒，人体正气损伤，不能驱邪外出，使寒邪得以伏匿在体内，待来年春天发为温病。

旴江名医万密斋在《伤寒摘锦》中提到"冬时感寒，伏藏于经中，不即发者，谓之伏气"，说明伏邪不是立即发病的病邪。临床上一切伏而不即发的致病邪气均可称为伏邪。

喻文球教授基于银屑病遇外感易诱发、病程反复发作、发病部位固定等特点，提出银屑病属伏邪致病，属于素体血分有热，外感邪气后则易于化热。外感风寒湿热伏而不发，郁久化热，与血分之热搏结致病，可见肌肤红斑、鳞屑，掀去鳞屑可见点状出血等热象。伏邪之气，可伏于膜原、肌肤、少阴、骨髓，舍于营血，临床表现复杂多样。正气强弱决定其是否发病及病情的轻重，正如《素问·金匮真言论篇》所云："藏于精者，春不病温。"银屑病"冬重夏轻"的临床特点明显，大部分患者夏季病情缓解，冬季加重。因冬季邪气随气血敛藏于内，深达骨髓、五脏，不易透散；夏季气血流溢孙络、皮肤，邪居表浅，则易透散。清·柳宝诒《温热逢源》谓："伏气发温之病，惟冬伤于寒故病温，惟冬不藏精故受寒……其肾气未至大虚者，倘能鼓邪外达，则由少阴而达太阳，病势浅而轻。若肾虚不能托邪，则伏于脏而不得外出，病即深而重。"伏气温病因其正气不足，体质虚弱，遗邪留伏，或复感新邪，以致其病情易反复。故对于银屑病的复发，肾精不足为先决条件，余邪未清是关键病因，伏邪胶着从阴发于阳为主要病机，休止与复发交替为复发类型。在治疗中，不仅需扶助正气，令祛邪有力；亦需熟悉伏邪特性，多管齐下，逐步消除。

第二节 流派学术特色

一、从毒论治皮肤病

毒邪理论是中医学重要的病因病机理论之一，最早可追溯到先秦时期，《素问·生气通天论篇》曰"清静则肉腠闭拒，虽有大风苛毒，弗之能害"，即指人如果能按照阳气的四时、昼夜的消长规律合理安排起居，就能保持阳气的清净，发挥其正常的生理功能，邪气、邪毒则不易侵犯人体。《素问·刺法论篇》曰："余闻五疫之至，皆相染易，无问大小，病状相似，不施救疗，如何可得不相移易者？岐伯曰：不相染者，正气存内，邪不可干，避其毒气。"这里的"毒气"是指具有强烈传染性的致病性物质。"少阳在泉，寒毒不生……太阴在泉，燥毒不生"，指出风、寒、暑、湿、燥、火之邪亢盛则引起寒毒、热毒、湿毒、燥毒等。这些理论观点的提出奠定了中医学毒邪学说的基础。

南宋盱江医家陈自明，著有《外科精要》一书，对痈疽病因做了进一步探讨，将痈疽之源归为"毒"。清代盱江名医喻嘉言认为病久不解，可蕴结成毒。可见，不管外毒还是内毒，侵入人体，积聚于脏腑或皮肤腠理，久蕴不解，均可发为皮肤病。

现代医家基于古籍的认识及自身的临床经验总结，对皮肤病之毒邪致病进行探索，并形成了自己的认识。

（一）喻文球

喻文球教授对毒邪致病有自己独特的见解。他认为毒有内毒、外毒之分，脏腑功能紊乱可产生内生火毒，六淫与疫病之毒虽为外毒，但均可入里，化火内攻脏腑或客于营血。各种有毒物质仍属于外毒范畴，但其传变和毒力均比六淫外毒强得多。当然，脏腑功能失调也可内生阴毒、寒毒、湿毒。

首先，从毒的含义上，他认为毒为火之极。《时病论》曰："温热成毒，毒即火也。"《医林改错》中言"脏腑受毒火煎熬，随变生各脏逆证"，火毒入血攻心则烦躁不安、发狂、神昏谵语、发斑，火毒灼肺则气粗喘息，火毒伤肝则黄疸，火毒伤肾则尿赤、尿闭。《医宗金鉴》云："痈疽原由火毒生。"《华佗中藏经》曰："夫痈疽者，疮肿之作者，皆五脏六腑蓄毒不流。"凡是红肿热痛、溃腐流脓、滋水浸淫等症状都是毒邪引起。《内经》云："热胜则肉腐，肉腐则为脓。"这些说明了热即毒，毒即火。

其次，毒是损害机体，引起严重反应的物质，此类毒包括虫兽毒、食物毒、药物毒等。虫兽毒：如蛇毒、蜈蚣毒和蝎毒这类毒素。食物毒分为两类：一类由含有毒性作用的食物引起，如腐败的食物变质中毒、野菇中毒，或由于食物搭配不当引起中毒；另一类是某种特异体质的人对某些食物的过敏毒性反应，如对异体蛋白质过敏、蔬菜日光性皮炎等。药物毒指对药物过敏和误服剧毒药物中毒两种范畴。

最后，他认为毒还包括六淫邪毒与疫病之毒。六淫邪毒是在六种自然环境中蕴生的六种致病毒素，六淫致病有季节性，也有反季节性的特点，六淫均可化火，变生为火毒。疫病之毒指具有强烈传染力并可迅速损害机体的毒性物质，是天地之间的疫疬非常之气。

各类毒素可致人体组织脏器严重损害，甚至危及生命，但纠偏和纯化后也可有益于人体。内生火毒及六淫邪毒可在体内纠偏或纯化，而虫兽毒、药物毒多需在体外纠偏和纯化。另外，疫疠之毒及食物毒，目前尚无纯化的好方法。喻教授强调正确认识毒的正反两方面，在于解毒纠偏及化毒为宝，并正确运用有毒药治疗疑难杂症，也就是说，毒之有害机体、损害脏器的一面，也可以纯化为能量和动力，激发人体潜能，以治疗宿疾顽疾。

火毒具有攻心、伤肝、灼肺、伤肾、内扰营血等正作用，但是经过纠偏和纯化以后，则产生有益人体的反作用。心火过亢纠偏应用黄连解毒汤，纯化应用养肾阴之六味地黄汤，则心火不亢，阳潜于阴之中以温肾阳。肺火过亢纠偏用黄芩、桑白皮、麻杏石甘汤等，纯化用百合、北沙参、麦冬，则肺火潜于肺阴之中而生气司呼吸，通调水道，下输膀胱。肾火过亢即为相火偏盛，纠偏用黄柏、知母、泽泻、丹皮等，纯化用生地、熟地、山茱萸之类，则肾阴阳相合，化气利水，温煦，为一身阳之主也。胃火过亢则石膏、知母泻之，纯化用石斛、玉竹、麦冬，则脾胃运化健旺，脾升胃降，同为一身气机之枢纽。

蛇毒的神经毒可阻断神经与肌肉的接头，引起外周性呼吸衰竭，血循毒可损害心血管系统，产生心衰、肾衰、休克等危重症。蛇毒经纯化后，制成蛇毒抗栓酶，可溶解血栓，治疗中风或脉管炎，或制成抗结缔组织病、抗肿瘤等顽症的治疗制剂。新鲜的蛇毒、蜈蚣毒、蝎毒，经过加工、炮制、煎熬等纠偏和纯化以后，便产生质的变化，毒蛋白是高级营养物质，是兴奋剂、强壮剂，可以扶正补虚、改善虚弱、消除疲劳、壮阳兴痿、化瘀通络、息风镇痉、攻毒疗顽。

在外科疾病的治疗过程中，始终重视毒邪与正气的关系，不管是外感的邪毒还是内生之邪毒，其治疗原则都必须包括解毒和排毒。喻教授在治疗上主张解表通里法解毒排毒。解表药具有发汗解热、增强体表循环、抗菌抗毒、镇痛等作用。发汗解热可降低机体过高的体温并排出毒素，增强体表循环，可以改善体表小动脉痉挛，解除恶寒症状。

《内经》对于应用解表法治疗外科邪毒早有深刻的认识，"汗之则疮已"就是说通过发汗使侵入肌表、卫表的邪毒随汗出而解。因为外科的有形之表存在时间较长，并且肌表破损外邪还会不断入侵，所以外科表证虽然会改变，但其存在时间长，决定了在较长时间内都要应用解表法。

阳明或气分的气热内结，大便不通，邪毒内蓄，出现邪毒炽盛的里实热证。泻下法具有祛邪扶正的作用，现代研究表明，泻下法通过排出蓄积大便，达到排毒作用。邪毒侵入人体的中后期依赖网内系统和肝脏解毒，若大便不通则肝脏解毒功能受影响，因此通涤大便具有促进肝脏解毒的作用，泄泻作用可反射性诱导其他部位炎症的消除。总之，通里法可以起到疏通脏腑，排泄内蕴之热毒的作用，从而使邪去毒消，脏腑安和。

太阳寒毒不化，循经可侵入膀胱，使寒水毒邪凝结于内。又因"诸痛痒疮皆属于心"，心经火毒可移热于小肠，下注膀胱使膀胱积热，水液黏滞，小便短赤，使水热毒邪凝结于内。三焦亦为水之道路，三焦之湿热邪毒也可以注入膀胱。故采用不同的利尿方法，均可排出体内的邪毒，此与通便排毒的意义同等重要。

在临床上，喻文球教授常用方药如下。

1. 解表通便方

（1）神授卫生汤：用防风、羌活、白芷、金银花、连翘疏风散寒，泄热解表；用大黄通腑泄热。治疗痈疽发背，疔疮对口，一切丹瘤恶毒诸症。本方表里双解，但为表证偏重。

（2）内疏黄连饮：用连翘、薄荷清热解表，栀子、黄连、黄芩、大黄泻热通便。治疗痈疽阳毒在里，火热发狂及两便秘结等症。

（3）局方凉膈饮：用连翘、薄荷、竹叶清热解表，芒硝、大黄峻泻通便。治疗心火上盛，中焦燥实之口疮唇裂、痘疮黑陷等症。本方虽有解表之功，但以攻下热结为主。

2. 解表利尿方

（1）除湿胃苓汤：用防风、苍术祛风燥湿解表，五苓散化气利尿，治疗风寒水湿在肌表，循经入膀胱，气化不利，小便不利而皮肤滋水糜烂等症，又恐寒湿蕴久化热，使用栀子、滑石清热除湿，又虑湿困脾土，配以平胃散健脾燥湿，以加强膀胱气化。

（2）大连翘饮：用防风、牛蒡子、连翘、蝉蜕、荆芥、柴胡等疏风清热散表，滑石、木通、车前子等淡渗利尿排毒，再配凉血解毒之品，用于治疗新生儿赤游丹毒，或身体红斑、肿胀、身热烦躁等症。本方疏风解表，利尿排毒，表里双解。

3. 解表通便利尿方

防风通圣散：用防风、荆芥、麻黄、薄荷、连翘疏风散寒、清热解表，滑石、栀子清热利尿，大黄、芒硝泻热通便。本方把解表与通利两便相结合，其目的是要迅速地从三条通路把邪毒排出体外，使邪毒内外分消。

喻文球教授指出，皮肤科疾病的发生和发展过程中，自始至终存在着邪毒，不管应用什么样的治疗方法，清热解毒都是重要的治则。解表通里法也不例外，即把排毒与解毒结合起来。

（二）龚丽萍

龚丽萍教授临床上也非常重视毒邪致病，在继承前人经验的基础上创造性地提出透表和营解毒法治疗银屑病。龚教授根据多年的临床经验和研究基础，认为银屑病进行期患者往往具有表证症状，卫表郁遏，营卫不和，且依据患者多为冬春季节复发或加重的现象，提出"外邪束表，热毒蕴结"为本病进行期的重要病机，运用透表和营解毒法早期干预治疗银屑病进行期，使邪毒由营转气，或由里达表，透达气机。这是由于热毒深入营血，迫血妄行造成皮肤斑疹，虽然热毒已经深入营血，却仍然有透邪之机括。"疹为太阴风热，斑为阳明热毒"，发斑为邪气外露之象，为热毒外达之兆，提示热毒仍有从营血外达肌表而出的病势。透表和营解毒法可使病邪从肌表透出，即血分之热从肌表这一最短路径祛除，使病情尽快得到改善，阻止其进一步发展。根据上述病因病机，创立透表和营解毒中药基本方（由麻黄、当归、生地、白花蛇舌草、连翘、甘草等中药组成）。方中麻黄发散风邪，透发血分之热，当归、生地养血和营，白花蛇舌草、连翘清热解毒，甘草调和诸药。全方共奏透热解毒、祛风止痒、调和营血之功，在临床应用中能显著改善患者的临床症状，减少复发。

（三）刘巧

刘巧教授长期致力于毒邪发病学说理论与实践研究，其主编出版的《从毒论治皮肤病——毒邪发病学说理论与实践》一书，对毒邪发病学说有系统论述。刘巧教授基于其丰富的临床经验及对皮肤病病因病机的深刻认识，创新性地提出皮肤病"毒邪发病"学说，明确了皮肤病发病的"毒邪"及"毒邪发病"的概念，系统性提出了毒邪的含义。毒邪主要包括6层含义：①指与毒有关的致病因素，不管外感还是内生，都称为毒邪；②指致病性质强烈的外感邪气；③专指温病的病因；④致病微生物，如某些条件下的病毒、细菌、真菌等；⑤外邪侵入体内生成的新致病因素；⑥具有病因和病机的双重含义。刘巧教授提出毒邪分为外毒和内毒。外毒是从外感受的特殊致病因素，凡来源于身体之外的有害于身体健康的物质，均归于外毒范畴。如中医学中的外感六淫、疫疠之气、杂气等；西医学中的病原微生物，如细菌、病毒等，大气污染、农药、化肥对食品的污染，化学药品、化妆品的毒副作用，以及阳光暴晒、噪声、电磁波、超声波等。外毒主要有邪化为毒或邪蕴为毒的趋向特点。内毒指由内而生之毒，是人体受某种致病因素作用后在疾病发生发展过程中所形成的病理产物，是由脏腑功能和气血运行紊乱，机体内生理或病理产物不能及时排出体外，蕴积于体内而化生。内毒既是原有疾病的生理或病理产物，又是新的致病因素，不但能加重原有病情，又能产生新的病证。临床上常见五志过极化火成毒（热毒、火毒）、痰浊郁久而成痰毒、瘀血蕴蓄日久而成瘀毒、湿浊蕴积而成湿毒等。外毒和内毒在致病过程中常互为因果，相互影响，相互促进，互为依存，共同致病，使病情更加顽恶沉疴，缠绵难愈。

刘巧教授对毒邪发病理论进行了深入的研究、传承、挖掘和不断地创新与发展，认为包括银屑病在内的皮肤病，病位虽在身体之表，有形可见，但在临床治疗中大都顽固难愈，久治不效则相当棘手，究其原因，主要是发病原因复杂，某些病因不能概括于外感六淫、内伤七情、饮食不节之内，而另外存在"毒邪发病"的因素。因此，创新性地提出皮肤病"毒邪发病"学说，明确了皮肤病发病的"毒邪"及"毒邪发病"的概念。"毒邪"蕴藏在普通食物、药物、动物、植物及自然界的六气之中，这些"毒邪"作用于人体，大部分人不发病，只有部分人因体质不耐，禀赋不足，毒邪侵入人体，积聚皮肤腠理，而致气血凝聚，营卫失和，经络阻塞，脏腑失调，毒气深沉，外发肌肤而成皮肤病。

刘巧教授完整地提出了毒邪引起皮肤病的特征。毒邪引起皮肤病主要有以下 7 大特征：A. 发病前有内服某些药物或食物史，或有某种物质接触史，或有毒虫叮咬史，或有不洁性交史，具有接触性。B. 可潜伏一段时间而发病，具有特异性。C. 可局限也可泛发，往往来势较急，具有猛烈性。D. 常反复发作，顽固难愈，病期沉长，病位深疴，具有顽固性。E. 皮损以红斑、水疱、风团、糜烂等损害为特征，可伴瘙痒或疼痛或灼热，具有火热性。F. 部分具有传染性，如艾滋病、梅毒、淋病、麻风等。G. 毒邪极少单独致病，外来者，常依附六淫；内生者，常附着于痰浊、瘀血、积滞、水湿等病理产物，具有依附性。毒邪致病一般要具备以上 7 个特征中的 4 个以上。

刘巧教授基于银屑病发病特点及临床特征，发现银屑病具有猛烈性、顽固性、特异性、火热性、依附性等毒邪致病的 5 大特征，因此认识到银屑病在传统的外感六淫、七情、饮食等病因之外具有毒邪发病因素，其中血分郁热是银屑病发病之始，由热生毒是病情转化的关键，血热毒蕴是核心病机，毒邪贯穿银屑病发病始终。刘巧教授创新性建立了银屑病毒邪发病理论，以清热解毒、凉血解毒为治疗原则，提出了全程解毒治疗银屑病的新论点，形成了完善的银屑病内治方案，创制了清血毒胶囊、清热毒胶囊、清湿毒胶囊等一系列从毒治疗银屑病的方药，获批国家发明专利，并获得院内制剂批准文号，广泛应用于临床；基于毒邪发病理论，创制了苍肤洗剂、艾大洗剂、寒冰止痒散等外用院内制剂；建立了中药药浴、中药汽疗、走罐疗法、刺络拔罐、紫外线光疗等一系列特色鲜明、疗效显著、操作方便的从毒外治银屑病的规范化外治方案，并制作成视频推广应用。

另外，刘巧教授确定了毒邪致病的常见证型和治疗法则。毒邪导致皮肤病，主要有以下 4 个证型，即风毒证、热毒证、湿毒证、血毒证；其确立了解毒法、排毒法、抗毒法、以毒攻毒法、托毒法、败毒法、拔毒法、清毒法、宣（透）毒法等治疗原则。

（1）解毒法：是在中医基础理论指导下用具有解毒作用的中药解除机体毒邪的治法，所用药物包括祛邪解毒中药、解特殊毒的中药及引经解毒中药等。

祛邪解毒药：目的是使毒少依附，易于分解。热毒用黄连解毒汤，含黄芩、黄柏、黄连等，可清热泻火解毒，适用于痈疡疔毒；血毒用犀角地黄汤，含犀角、生地、丹皮等药，可凉血解毒，用治一切热入血分，皮肤红斑等病；风毒用荆防方加减；湿毒加辛散芳香化浊药；瘀毒加桃仁、红花或三棱、莪术等。

解特殊毒药：选用有针对性的解毒药物，如酒毒选用葛花；癌毒选用山慈菇、漏芦、石打穿等；蛇毒可用半边莲、半枝莲、白花蛇舌草等；梅毒可用土茯苓；鱼蟹之毒可用苏叶、生姜、橄榄；鱼蕈中毒可用甘草、泽泻、绿豆等。

引经解毒药：针对药物归经和升降之性选方、选药。上部：轻清上浮解毒，有银翘散、五味消毒饮、荆防方、凉血五花汤；中部：清肝泻火解毒，有龙胆泻肝汤；下部：清热利湿解毒，有二妙散、凉血五根汤。肺毒：金银花、连翘、野菊花、鱼腥草；肝毒：龙胆草、重楼、板蓝根、土茯苓、山慈菇；心毒：紫花地丁、黄连；脾胃毒：败酱草、蒲公英、白头翁、白花蛇舌草；肾毒：黄柏。

（2）排毒法：指开泄腠理（汗法）、宣通气血（吐法）、通导大便（下法）、疏利小便（利尿法）等使得毒邪排出体外的治法。此法多用于实证毒邪，是顺应病势向表、向外，顺应脏腑气机升降的功能，因势利导，促使毒邪经由与外界相通的皮肤汗腺、呼吸的口鼻、大肠、尿道等器官通道向外排泄。排毒法包括解表排毒法（发汗排毒法）、通里泻毒法、利尿泄毒法、涌吐排毒法以及表里双解排毒法（解表通便法、解表利尿法、解表通便利尿法）。

《温病条辨》云："凡逐邪者，随其所在，就近而逐之。"《医方考》载："风热在皮肤者，得之由汗而泄；风热之在巅顶者，得之由鼻而泄；风热之在肠胃者，得之由后而泄；风热之在决渎者，得之由溺而泄。"刘巧教授将排毒之法形象地比喻为"海、陆、空、拼刺刀"。

"海"就是利尿、利水渗湿，代表方：五苓散、五皮饮、萆薢渗湿汤。"空"就是解表发汗，如银翘散辛凉解表，用于麻疹及急性荨麻疹初期，表现为风热表证；升麻葛根汤解肌透疹，可用于麻疹透发不畅。"陆"就是泻下通大便，代表方剂有大小承气汤、麻仁丸、温脾汤、十枣汤。"拼刺刀"包括手术切开引流、局部用药透脓等。

（3）抗毒法：包括养阴抗毒、温阳抗毒、补气抗毒。

养阴抗毒："热毒"炽盛者，伍用养阴药，以减轻热毒对阴分的损伤，并利于"热毒"的消减。在治疗某些非感染性疾病时，运用清热解毒、益气养阴之剂。

温阳抗毒：如治疗硬皮病，常用肉桂、鹿角胶、麻黄等性温热之药，以温阳散寒；治疗雷诺病，多用附子、干姜、当归等药以求温经养血通脉。

补气抗毒：如治疗病毒性皮肤病和"艾滋病毒"，配伍黄芪、太子参等扶助正气之品，以增强机体抗毒的能力，并抑制毒邪的滋长，避免过早步入虚损之途等。

（4）以毒攻毒法：此法有广义和狭义之分。广义是指一切特殊和常规手段的治疗，针对"毒"的病机治疗暴烈、传染、迁延之毒邪致病者。狭义是指用猛烈之药，如毒药治疗猛烈之毒邪所致疾病。

（5）托毒法：是用补益气血和透脓托毒的药物扶助正气，托毒外出，以免毒邪扩散和内陷的治法。治疗上根据患者体质强弱和邪毒盛衰状况，分为补托和透托两种方法。通过药物的使用，补益正气，提高机体的抗毒能力，同时减轻毒邪对人体的损害，达到扶正托毒邪的目的。托毒法适用于外疡中期，即成脓期，此时热毒已腐肉成脓，由于一时疮口不能溃破，或机体正气虚弱无力托毒外出，均会导致脓毒滞留。补托法用于正虚毒盛，不能托毒外达，疮形平塌，根脚散漫不收，难溃难腐的虚证；透托法用于虽正气未衰而毒邪炽盛者，可用透脓的药物，促其早日脓出毒泄，肿消痛减，以免脓毒旁窜深溃。代表方剂：透脓散、托里消毒散、神功内托散等。

（6）败毒法：是针对平素正气充盛，毒邪亢盛而设的一种治法，在治毒法中应用也较为广泛。毒邪亢盛于内，正气强盛奋起抗邪而表现以实证为主，多选用大寒性猛药物以迅速消除毒邪，达到祛毒保体的目的。代表方剂：荆防败毒散、人参败毒散等。

（7）拔毒法：是针对局部毒素集结，火化成脓，毒不能外泻或排之不尽，或被毒物咬伤或异物（箭、刺等）刺伤并留在体内等情况，采用口吸、火罐或药物包敷吸拔出深部毒、脓或异物的治疗方法。排毒法与本法均为外治法，其目的都是让毒和脓排出体外，但前者是用器具破体后毒物自然排出，而后者是借药物之力或负压将毒物吸拔而出。

常用中药：蟾酥、马钱子、儿茶、硼砂、土贝母、升药、轻粉、砒石、铅丹、密陀僧、皂角刺、猫爪草、蓖麻子、拔毒草、断肠草等。

（8）清毒法：是指根据不同性质的毒邪，选用性质相反的药物中和体内毒素使之化解于无形的方法，本法的使用十分广泛，针对毒邪的不同又分为清热毒、清风毒、清湿毒等。

清热毒常用药物：菊花、金银花、连翘、蒲公英、地丁、鱼腥草、夏枯草、大黄、黄连、白头翁、穿心莲、大青叶、板蓝根、青黛、贯众、野菊花等。清风毒常用药物：蝉蜕、僵蚕、防风、寻骨风、松节、青风藤、乌梢蛇、白鲜皮、蜈蚣、蕲蛇、全蝎等。清湿毒常用药物：虎杖、金钱草、赤小豆、茵陈、苍术、苦参、土茯苓、地肤子、木瓜、桑枝等。

（9）宣（透）毒法：是引邪外出，使邪由表而解，或由里达表而解的一种治疗方法。本法具有宣透、透达、通透，使邪透发于外等作用，通过因势利导逐层托透毒邪，同时根据不同阶段的特性分而治之。如在温病中，在卫者疏散表邪，在气者透邪外解，在营者透热转气，在血者托邪外达。总之，在温病任何阶段，"轻清宣透"贯彻始终。

二、重视脾胃

土者生万物，脾胃为后天之本，是人体气血生化之源。《素问·灵兰秘典论篇》中指出"脾胃者，仓廪之官，五味出焉"，认识到脾胃的生理功能在人体生命活动中起着重要的作用。李杲提出"脾胃为气机升降运动的枢纽""内伤脾胃则百病由生"等理论观点，进一步阐述了脾胃的生理病理、诊疗养护等内容。盱江医学名家在临床上非常重视脾胃，对李杲的理论研究与临床治疗都十分推崇。李梴在《医学入门》中强调"保全脾胃可长生"，龚廷贤、谢星焕、喻嘉言等在各自的著作或医案中擅长运用"补中益气汤"等调脾养胃方剂。盱江医学名家洞悉脾胃生理病理机制，在疾病的认识、治疗及预防中都重视脾胃的功能和对脾胃的调理，主张以脾胃为本，重视中焦气血等的功能，提出"脾胃为五脏主""胃乃六腑之本，脾为五脏之源""四时皆以胃气为本""土有长养万物之能，脾有安和脏腑之德"等观点，共同论述了脾胃功能对五脏六腑运行的重要性。

在对脾胃生理功能的认识中，盱江名家也有各自的独到见解。李梴在《医学入门·脏腑》中概括"胃为水谷之海，脾为消化之器"，并从整体观的角度特别阐释了脾脏处在人体脏器居中的位置，发挥消磨水谷、运布精微的作用。喻嘉言在《医门法律》中从阴阳的角度，对比脾与胃的作用机制，他指出："脾之土，体阴而用则阳；胃之土，体阳而用则阴。"两者在人体消化过程中相辅相成，维持着人体气血的生化和传输。

旴江医学名家擅调脾胃之气。胃气强弱是临床判断疾病原因、性质及转归等问题的重要指标之一。旴江名家对胃气的描述较多，十分注重胃气的作用。龚廷贤在《古今医鉴》中提出"正乃胃气真气"的认识，认为胃气就是正气，他在《寿世保元》中作了进一步的解释，认为人体荣、卫二气需要依赖胃气消耗水谷才得以化生，才能保持护卫肌腠、抵御外邪的作用。旴江名家还认识到脾胃气弱与许多疾病密切相关，《古今医鉴》与《本草求真》中分别有"胃气弱则百病生，脾阴足则万邪息""脾气安和，百病不生；脾土缺陷，诸病从起"的论述，揭示了脾胃之气虚弱是机体发病的主要原因之一。在这样的病因学说基础上，旴江名医将调理脾胃作为临床治疗内、外、妇、儿疾病十分重要的治疗原则。龚廷贤父子在《古今医鉴》与《万病回春》中重复强调调理脾胃是治病王道，并强调调理脾胃也应当平调平补。

另外，要注重脾、胃二者的平衡关系，在治疗任何疾病时，都要树立"勿伤胃气"的观念，避免用燥烈峻猛之药，以防伤脾胃之气。陈自明在《外科精要》中提出"大凡疮疽，当调脾胃"的新观点，即通过调理脾胃之气，促进饮食吸收以生化气血，促进创口的愈合的治疗新思路，这种创新的治疗方法可以使伤口愈合的速度加快，缩短了患者的疼痛时长，为中医外科学的发展作出了重大贡献。

当今旴江皮科医师通过传承与学习认识到皮肤病在发病机制方面与脾胃密切相关，认识到病机之体虚染邪后转化为病理之实证，深刻认识《内经》中"脾主肌肉、四肢"的理论，认为皮肤科疾病的发生、发展与结局与脾胃关系密切，在治疗皮肤科疾病时，应正确使用健脾、养胃、化湿、化浊、消导、消瘀等调理脾胃的治疗方法。

三、重视外治，内治与外治相结合

外科的治疗方法分内治和外治两大类。内治之法基本与内科相同，但其中透脓、托毒等法，以及结合某些外科疾病应用某些比较独特的方药，则与内科有显著区别，为外科内治法之特点。而外治中的外用药物、手术疗法和其他疗法中的引流垫棉等法，则为外科独有。临证时，大部分外科疾病必须外治与内治并重，相辅相成，以增强疗效。不论内治法与外治法，在具体应用时，都要根据患者的正气强弱、致病因素和疾病的轻重、缓急、阶段的不同，辨别阴阳及经络部位，确定疾病的性质，然后确立内治与外治法则，运用不同方药，才能获得满意疗效。外科虽有外症，然其理与内科一样，治法则一，所谓"医理药性无二，而法则神奇变幻"。故欲为外科必通于内科之理。数十年来，喻文球教授遵循外之症实根于内的理论，他常讲："外科医生务必精内，疮疡病证其形于表根于内，治外而不治其内，舍本求末，何焉得瘳厥疾。"在临床中，往往从整体观点出发，治病求本。

然外科又不同于内科、妇科等，为了解除体表形症，必须配合使用外治法。正如前人所说"疡科之法，全在外治"。临床上要获全效，除有深厚的内科基础外，还必须精于外治法。外治须"按其位，循其名，核其形，就病治病。皮毛隔而毛窍通，不见脏腑，却直通脏腑"。可见外治在表，而作用于内，治在皮腠而内通脏腑，治在局部而调节整体。所以外证取内治，内证取外治，机制相同，仅方法不同而已，因此欲为外科者，必须内外治并重。

外治法是皮肤科治疗疾病的一个有力手段，对于皮炎湿疹类疾病，常采用中药药浴、湿敷及涂搽等外治法。火针技术现已在科室广泛使用治疗各类皮肤病，龚丽萍教授在临床上发现火针对于止痛、止痒具有非常明显的效果，并发表论文系统阐述了火针止痒的机制。罐疗与中药涂擦也是常用的外治法，对于斑块状银屑病常采用走罐疗法，对于热毒、火毒炽盛的皮肤病则采用刺络拔罐疗法，具有很好的清热毒、血毒之效。而对于一些瘙痒性皮肤病则采用肚脐闪罐疗法，具有祛风止痒的功效。

四、"治风先治血，血行风自灭"理论指导临床

"治风先治血，血行风自灭"是先贤治疗风邪之警言，后世医家遵循之法则。旴江医家尊崇经典著作，博采众家之长，师古而不泥古，辨证论治严密。旴江医家独树一帜而又各领风骚，对于"治风先治血，血行风自灭"经典理论的确定与发展具有不可替代的作用。目前学术界认为最早提出这一观点的是旴江医家陈自明，陈自明所著《妇人大全良方》卷之二《妇人贼风偏枯方论》曰："贼风偏枯者，是体偏虚受风，风客于半身也。人有劳伤血气，半身偏虚者，风乘虚入客于半体，名为偏风也。其风邪入深，真气去，邪气留，发为偏枯，此由血气衰损，为风所客，令血气不相周荣于肌，故令偏枯也。医风先医血，血行风自灭是也。治之先宜养血，然后驱风，无不愈者。"

黄宫绣之《本草求真》曰："血燥须用养血之剂，则风不除而血去矣。"陈自明之《妇人大全良方》中"贼风偏枯宜先养血"、谢星焕之《得心集医案》中"阴阳两竭抽搐先治血"等理论对于确立和发展"治风先治血，血行风自灭"的中医临床准则起到了关键作用。

"治风先治血，血行风自灭"所指之"风"，应包括"外风"与"内风"。所治之血，即指阴液或瘀血。皮肤病的病因病机中，风与血是相互依存、紧密联

系的关系，是皮肤病重要的病理因素之一。

"治风先治血"是治病之本，"血行风自灭"是治疗后的转归。而"治血"使血行的途径有三个方面：一是养血，血液充足则气血津液运行正常，肤有所养；二是清热凉血，急救阴津，使热退风息；三是行气活血，使气行血行，风息痒止，以此达到"血行风自灭"的目的。

（1）血虚生风证：年老体弱或久患慢性疾病之人，脾胃功能减退，气血生化乏源，而导致血虚生风，表现为皮肤干燥、脱屑，皮损肥厚、粗糙，瘙痒，伴有头晕、乏力、面色苍白、爪甲失华等症。常见于瘙痒病、慢性荨麻疹、玫瑰糠疹、脱发、乏脂性湿疹、神经性皮炎等；另外，血虚、阴液枯涸常兼夹为病，常见于其他皮肤病将愈之时，如银屑病消退期等，表现为一派伤津、伤液干涸之象，或皮肤变薄，皮纹减少或消失，舌淡，少苔，脉细数等。治以养血润燥或滋阴润燥之法，代表方剂有四物消风饮、当归饮子等。此为养阴血润燥则风自灭，即养血息风之治。

（2）血热生风证：人体感受火热邪气，或七情不遂，或五志化火而致血热内盛，火性炎热，耗津伤液，故热极则生风。常见于荨麻疹、银屑病进行期、红皮病型银屑病、湿疹、日光性皮炎、过敏性皮炎、过敏性紫癜、玫瑰糠疹、多形性红斑、药疹等。辨证要点是皮损基底部红肿焮赤，皮温升高，触之灼热，皮肤瘙痒，口干喜冷饮，大便干，小便赤，舌质红，苔黄，脉弦数。代表方有犀角地黄汤、清瘟败毒饮、化斑汤等。此为清热凉血则风自灭，即凉血息风之治。

（3）血瘀生风证：气血受伤最易导致局部血运壅滞，瘀阻于内，血瘀日久则生风，皮损表现为颜色暗红、粗糙、肥厚，甚至增生，伴有瘙痒、脱屑。常见于淤积性皮炎、色素紫癜样皮炎、皮肤淀粉样变、银屑病静止期、结节性痒疹等。舌质暗红，苔白或黄，脉弦涩。代表方有血府逐瘀汤、大黄䗪虫丸等。此为活血则风自灭，即活血息风之治。

第三章

流派用药经验

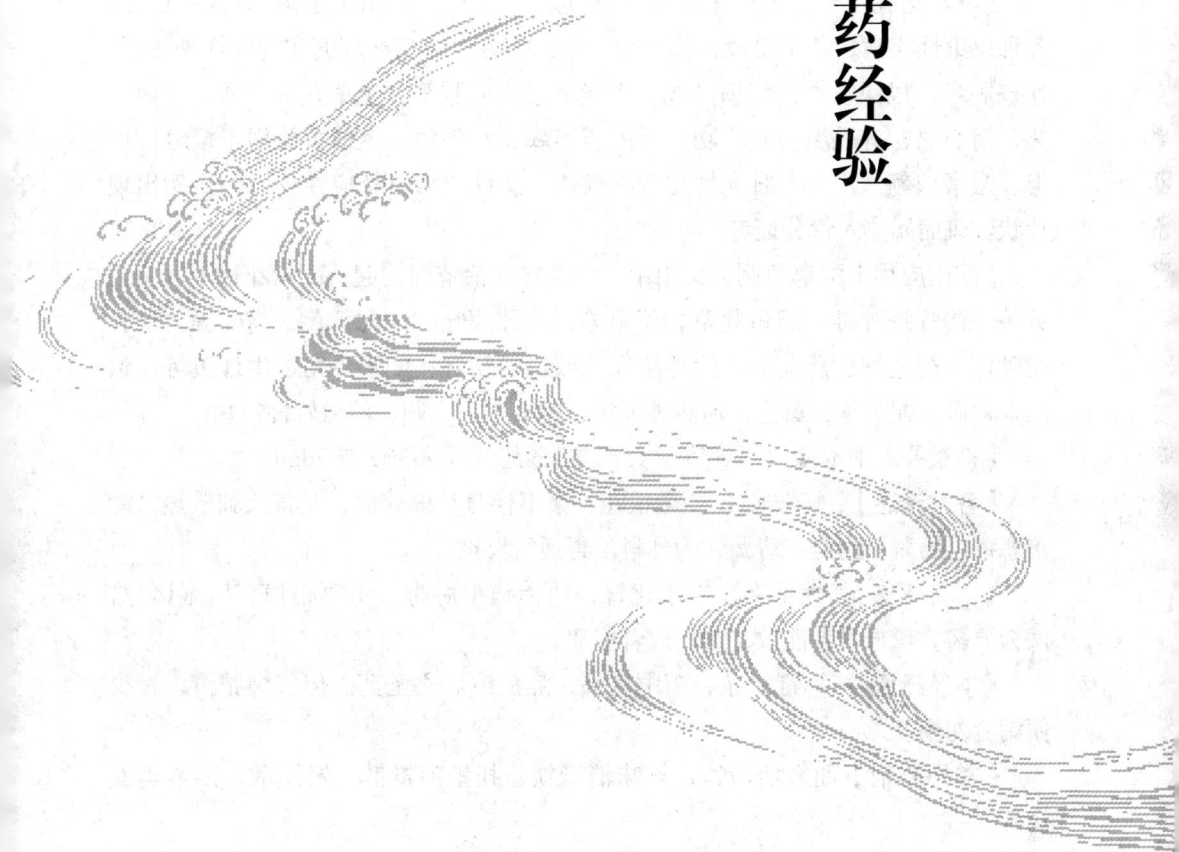

第一节　清热解毒类

金银花

【一般认识】金银花系一种清热解毒药，并可疏散风热，为治疗外痈、内痈的要药。西医学研究表明，金银花有抗菌、抗病毒、解热、抗炎、抗过敏、降血脂、降血糖及保肝利胆、抗氧化等作用。皮科临床取其清热解毒之功，可达消肿止痛之效，配野菊花常用于毛囊炎、疖、丹毒等疾患。同时，金银花有疏散风热的作用，可用于治疗玫瑰糠疹、脂溢性皮炎等。

【皮科应用】金银花具有"中药抗生素"之称，常用于细菌、病毒引起的各种感染性疾病之各个阶段，如水痘、单纯疱疹、风疹、疮痈初起，红肿热痛；疔疮肿毒，根深坚硬；痈疡已成，不能消散或溃脓等。金银花甘、寒，善散肺热、清心热，有透热转气之功，可配伍连翘、水牛角、生地黄等用于接触性皮炎、激素依赖性皮炎、日光性皮炎、药疹、急性湿疹、特应性皮炎等疾病出现片状红斑而属热入营分证者。

【配伍应用】配皂角刺、穿山甲、白芷等，治疮痈初起；配紫花地丁、蒲公英等，治疗疮肿毒；配鱼腥草、芦根等，治肺痈吐脓；配黄芪、当归等，治乳痈肿痛；配连翘、薄荷等，治外感风热或温病初起；配水牛角、生地黄等，治热入营血；配黄芩、黄连，治热毒痢疾；配玄参、当归，治血管性疾病。

【剂量要点】本品常用量为5~15g，热毒甚者可达30g或30g以上。

【各家论述】《本草求真》：金银花，诸书皆言补虚养血，又言入肺散热，能治恶疮、肠澼、痈疽、痔漏，为外科治毒通行要剂。

《本草正》：其性微寒，善于化毒，故治痈疽肿毒、疮癣杨梅、风湿诸毒，诚为要药。毒未成者能散，毒已成者能溃。

《本经逢原》：解毒去脓，泻中有补，痈疽溃后之圣药。但气虚脓清，食少便泻者勿用。

【常用方剂】仙方活命饮、五味消毒饮、托里消毒散、银翘散、四妙勇安汤等。

连翘

【一般认识】连翘系一种清热解毒药，同时具有消肿散结、疏散风热之效，素有"疮家圣药"之称。西医学研究表明，连翘有抑菌、抗病毒、免疫调节、抗炎、抗内毒素、解热镇痛及止吐作用。皮科临床取其清热解毒、消肿散结之功，与金银花相须为用，常用于毛囊炎、疖、痈等疾患。同时，连翘有疏散风热的作用，可用于治疗玫瑰糠疹、唇炎、脂溢性皮炎等。

【皮科应用】连翘苦寒，主入心经，既能清心火，又能消肿散结，"诸痛痒疮，皆属于心"，因此常用于细菌、病毒引起的各种感染性疾病之各个阶段，如水痘、麻疹、风疹，痈肿疮毒，红肿未溃；热毒结聚，疮疡肿硬；疮疡脓出，红肿溃烂等。本品长于清心火、散上焦风热，又能通小肠，既有透热达表之功，又能利湿通淋消肿，可配伍金银花、水牛角、生地黄、薏苡仁等用于接触性皮炎、激素依赖性皮炎、日光性皮炎、药疹、急性湿疹、特应性皮炎等疾病出现红斑、肿胀、渗出而属热入营分证者。

【配伍应用】配蒲公英、皂角刺、穿山甲等，治痈肿疮毒；配黄连、当归、赤芍等，治热毒结聚，疮疡肿硬；配金银花、牡丹皮、天花粉等，治疮疡脓出，红肿溃烂；配青皮、瓜蒌、川芎等，治乳痈肿痛；配玄参、黄芩、桔梗等，治瘰疬痰核；配栀子、升麻、薄荷等，治痄腮肿痛；配白茅根、车前子等，治小便淋沥涩痛。

【剂量要点】本品常用量为5~15g，临床有青翘、老翘及连翘心之分。青翘长于清热解毒，老翘长于透热达表、疏散风热，连翘心长于清心、泻火。

【各家论述】《神农本草经》（简称《本经》）：主寒热，鼠瘘，瘰疬，痈肿，恶疮，瘿瘤，结热，蛊毒。

《医学衷中参西录》：连翘，具升浮宣散之力，流通气血，治十二经血凝气聚，为疮家要药。能透肌解表，清热逐风，又为治风热要药。且性能托毒外出，又为发表疹瘾要药。

《珍珠囊》：连翘之用有三，泻心经客热，一也；去上焦诸热，二也；为疮家圣药，三也。

【常用方剂】加减消毒饮、连翘解毒汤、连翘消毒饮、连翘败毒饮、清营汤等。

蒲公英

【一般认识】蒲公英系一种清热解毒药，并有消痈散结、利湿通淋之效，兼能疏郁通乳，为治疗乳痈之要药。西医学研究表明，蒲公英有抑菌、抗病毒、抗炎、抗肿瘤、抗溃疡、抗氧化、保肝及调节胃肠运动功能等作用。皮科临床取其清热解毒、消痈散结之功，常配金银花、野菊花等治疗毛囊炎、疖、蜂窝织炎等疾患。

【皮科应用】蒲公英苦以泄降，甘以解毒，寒能清热兼散滞气，为清热解毒、消痈散结之佳品，常用于细菌、真菌等引起的各种感染性疾病之各个阶段，如体癣、股癣、单纯疱疹，内外热毒疮痈诸证。根据《本草纲目》（简称《纲目》）记载，蒲公英"乌须发，壮筋骨"，可用于治疗各种脱发；加之本品性苦、甘，能清热解毒、利湿通淋，故尤适用于湿热所致脱发，如脂溢性脱发、雄激素性脱发等。

【配伍应用】配金银花、野菊花等，治痈肿疔毒；配连翘、金银花等，治乳痈肿痛；配大黄、牡丹皮等，治肠痈腹痛；配鱼腥草、冬瓜仁、芦根等，治肺痈吐脓；配柴胡、黄芩等，治湿热黄疸；配黄芩、七叶一枝花等，治热毒壅聚，咽喉肿痛。

【剂量要点】本品常用量为 10~30g。因本品苦甘性寒，大量（大于 30g）或长期内服可伤及脾胃而致缓泻，故大剂量适合外用。

【各家论述】《本草正义》：蒲公英，其性清凉，治一切疔疮、痈疡、红肿热毒诸证，可服可敷，颇有应验，而治乳痈乳疖，红肿坚块，尤为捷效。

《新修本草》：味甘、平，无毒；主妇人乳痈肿。

《滇南本草》：诸疮肿毒，疥癞癣疮；祛风，消诸疮毒，散瘰疬结核；止小便血，治五淋癃闭，利膀胱。

《本草纲目》：乌须发，壮筋骨。

《本草求真》：蒲公英，能入阳明胃、厥阴肝，凉血解热，故乳痈、乳岩为首重焉。

【常用方剂】五味消毒饮、蒲公英汤等。

紫花地丁

【一般认识】紫花地丁系一种清热解毒药，并有凉血消肿之效，为治血热壅滞，红肿热痛及痈肿疮毒的常用药物。西医学研究表明，紫花地丁有抑菌、抗病毒及抗炎等作用。皮科临床取其清热解毒、凉血消肿之功，常配金银花、蒲公英等治疗毛囊炎、疖、痈等疾患。

【皮科应用】紫花地丁苦泄辛散，寒能清热，入心、肝血分，尤以治疗疔毒为其特长，常用于细菌、真菌、病毒等引起的各种感染性疾病之各个阶段，如鹅口疮、皮肤念珠菌病、手足口病、巨细胞病毒感染，痈肿疔疮初起或溃疡难愈等。本品兼解蛇毒，可用鲜品捣汁内服，药渣配雄黄调敷患处；亦可配鲜半边莲共捣烂，敷患处。

【配伍应用】配金银花、蒲公英等，治痈肿疔疮；配连翘、山栀子、半枝莲等，治疗疮初起，麻痒肿痛；配黄芪、当归等，治气血虚损，疮疡难愈；配红藤、白花蛇舌草、大黄等，治肠痈腹痛。

【剂量要点】本品常用量为15~30g。

【各家论述】《本草纲目》：主治一切痈疽发背，疔肿瘰疬，无名肿毒，恶疮。

《本草正义》：地丁，专为痈肿疔毒通用之药，濒湖《纲目》称其苦辛寒，治一切痈疽发背，疔肿瘰疬，无名肿毒，恶疮。

《本经逢原》：地丁，有紫花、白花两种，治疗肿恶疮，兼疗痈疽发背，无名肿毒。

【常用方剂】五味消毒饮、地丁饮、紫花地丁散等。

白花蛇舌草

【一般认识】白花蛇舌草系一种清热解毒药，并有利湿通淋、消痈散结之效，为治疗热毒诸症的常用药物。西医学研究表明，白花蛇舌草有抗炎、抗菌、抗肿瘤、抗白血病、增强免疫、抗衰老等作用。皮科取其清热解毒、消痈散结之功，常配金银花、蒲公英、野菊花等治疗毛囊炎、痤疮、头皮脓肿性穿掘性毛囊炎等。

【皮科应用】白花蛇舌草苦寒，兼有利湿通淋之功效，常用于细菌、病毒引起的各种感染性疾病之各个阶段，如淋病、带状疱疹、疱疹样湿疹，内外痈肿疮毒诸症。本品兼解蛇毒，可与半枝莲、紫花地丁、重楼等同用，水、米酒各半，煎服；亦可捣烂，用米酒调配，局部湿敷。另外，本品清热利湿解毒，兼能活血化瘀，切中银屑病病机，可配伍用于银屑病进展期、静止期及消退期各个阶段。

【配伍应用】配金银花、连翘、野菊花等，治痈肿疮毒；配红藤、败酱草、牡丹皮等，治肠痈腹痛；配黄芩、玄参、板蓝根等，治咽喉肿痛；配白茅根、车前草、石韦等，治膀胱湿热，小便淋沥涩痛。

【剂量要点】本品常用量为15~30g。

【各家论述】《泉州本草》：清热散瘀，消痈解毒。治痈疽疮疡，瘰疬。又能清肺火，泻肺热。治肺热喘促，嗽逆胸闷。

《常用中草药手册》：清热解毒，活血利尿。

《广西中草药》：清热解毒，活血利尿。治扁桃体炎，咽喉炎，阑尾炎，肝炎，痢疾，尿路感染，小儿疳积。

【常用中成药】喉舒宁片、复方柳菊片、乙肝宁颗粒等。

板蓝根

【一般认识】板蓝根系一种清热解毒药，并有凉血利咽之效，常用于外感风热之表证及温热病。西医学研究表明，板蓝根有抗病原微生物、抗内毒素、抗炎、解热及增强免疫、抗癌、抗氧化等作用。皮科取其清热解毒之功，可达凉血消斑之效，配紫草、茜草等常用于多形性红斑、丹毒、结节性红斑、过敏性紫癜等疾患。

【皮科应用】板蓝根苦寒，入心、胃经，善于清瘟解毒、凉血消斑，常用于细菌、病毒引起的各种感染性疾病之各个阶段，特别是病毒感染所致的各种皮肤病，如单纯疱疹、水痘、带状疱疹、手足口病、流行性腮腺炎、巨细胞病毒感染、扁平疣、尖锐湿疣、寻常疣，时行温病，温毒发斑诸证。本品又善解毒利咽，可促使黏膜再生、溃疡愈合，用于复发性口炎、白塞综合征等黏膜疾病。

【配伍应用】配水牛角、生地黄、连翘等，治热入营血，温毒发斑；配玄参、连翘、牛蒡子等，治大头瘟疫，咽喉不利；配龙胆草、黄柏、石膏等，治热毒内盛，头痛目赤、咽喉肿痛；配蒲公英、紫花地丁等，治痄腮肿痛、疮疖痈疡。

【剂量要点】本品常用量为 10~15g。

【各家论述】《日华子本草》：治天行热毒。

《分类草药性》：解诸毒恶疮，散毒去火，捣汁或服或涂。

《本草便读》：板蓝根即靛青根，其功用性味与靛青叶同，能入肝胃血分，不过清热、解毒、辟疫、杀虫四者而已。但叶主散，根主降，此又同中之异耳。

【常用方剂】普济消毒饮、清热解毒丸等。

菝葜

【一般认识】菝葜系一种清热解毒药，并有祛风湿、利小便、通关节、强筋骨之效，常用于热毒炽盛或湿热毒聚之证。西医学研究表明，菝葜有抗炎、抗菌、降血糖、抗癌等作用。皮科取其清热解毒之功，可达消肿止痛之效，配金银花、蒲公英、紫花地丁等常用于毛囊炎、丹毒、蜂窝织炎、淋巴结炎等疾患。

【皮科应用】菝葜为治疗热毒诸症的常用药物，常用于细菌、螺旋体等引起的各种感染性疾病之各个阶段，体内火毒热盛之疮疡肿痛；亦可研末，麻油调敷，治疗外伤、烫伤、烧伤；同时，本品兼利小便，用于治疗淋病、梅毒等疾患。另外，本品清热解毒，兼能祛风湿、利小便、通关节，切中银屑病病机，可配伍用于各型银屑病，特别是在银屑病早中期，关节病型银屑病尤为适用。

【配伍应用】配金银花、蒲公英、紫花地丁等，治疮疡疔毒，红肿热痛；配萹蓄、瞿麦、金银花等治淋病；配蒲公英、黄柏、苦参等，治梅毒；配牛膝、五加皮等，治风湿痹痛；配白花蛇舌草、石上柏等，治鼻咽癌、子宫癌、消化道癌等。

【剂量要点】本品常用量为10~15g；外用适量。

【各家论述】《品汇精要》：散肿毒。

《日华子本草》：治时疾瘟瘴。

《本草原始》：利小便。

《别录》：主腰背寒痛，风痹，益气血。

【常用方剂】菝葜散、菝葜汤、菝葜八味汤。

第二节　祛风类

荆芥

【一般认识】荆芥，气芳香，味辛，性微温，入肺、肝经，具有祛风解表、透疹消疮之功效，炒炭可用于止血，主产于江苏、江西等地，常用于感冒、头痛、麻疹不透、风疹瘙痒、疮疡初起。现代研究表明，荆芥主要含有挥发油类、单萜类、单萜苷类、黄酮酚酸类等成分，具有解热镇痛、抗炎、抗过敏、抗病原微生物、抑制平滑肌收缩等作用。

【皮科应用】荆芥祛风，寒热皆宜，但多用于风热，且可入血分，逐血中之风，此两点有别于其他祛风药。因此如荨麻疹、过敏性皮炎等属于风热袭表之证，以及玫瑰糠疹、过敏性紫癜等属于风热扰营之证者，均以荆芥为祛风要药。

【配伍应用】用本品配防风，增强了逐风作用，治疗瘙痒性皮肤病，如皮肤瘙痒症、风疹、荨麻疹、湿疹、神经性皮炎等；配蒺藜、浮萍、豨莶草等，治风湿外犯所致瘙痒；配蝉蜕、薄荷、牛蒡子，治麻疹初起，疹出不畅；配金银花、连翘等，治风热表证；配羌活、柴胡等，治疮疡初起而有表证；配苦参、白鲜皮、牡丹皮，治湿热毒蕴肌肤。

【剂量要点】水煎服，常用剂量为3~10g，不宜久煎；外用剂量一般为20~30g。本品味辛发散，长期服用伤津耗气，气虚者及身体虚弱者不宜长期服用；能使汗腺分泌旺盛，自汗、盗汗等症不宜单味药大量服用；脂溢性皮炎患者忌用。

【各家论述】《神农本草经》：味辛，温。主寒热，鼠瘘，瘰疬，生疮，结聚气破散之，下瘀血，除湿痹。

《本草纲目》：散风热，清头目，利咽喉，清疮肿，治项强，目中黑花及生疮，明翳，吐血，衄血，下血，血痢，崩中，痔漏。入足厥阴经气分，其功长于祛风邪，散瘀血，破结气，消疮毒。盖厥阴乃风木也，主血，而相火寄之，故风病、血病、疮病为要药。其治风诸家皆赞之。

《本草汇言》：荆芥，轻所之剂，散风清血之药也，凡一切风毒证，已出未出，欲散不散之际，以荆芥之生用，可以清之。凡一切失血之症，已止未止，欲行不行之势，以荆芥之炒黑，可以止之。大抵辛香中以散风，苦温可以清血，为血中风药也。

《本草蒙筌》：味苦，气温。气味俱薄，浮而升，阳也。无毒。须取花实成穗，能清头目上行。发表汗解利诸邪，通血脉传送五脏。下瘀血除湿痹，破结聚散疮瘕。捣和醋，敷风肿疔疮；研调酒，理中风强进。仍治产后血晕，杵末搀入童便。

《本草经疏》：阴虚火炎面赤，因而头痛者慎勿误入。

【常用方剂】如银翘散、当归饮子、荆防败毒散、消风散、荆芥四物汤。

喻文球教授认为"痒自风而来""止痒必先疏风"，常用"加减消风散"治疗荨麻疹、湿疹，该方集合疏风（荆芥、防风、蜈蚣、全蝎）、清热（生石膏、知母、生地、丹皮、鱼腥草）、除湿（苍术、白鲜皮、木通）、养血（当归、胡麻仁）四法，疗效显著。

防风

【一般认识】防风，味辛、甘，性微温，归膀胱、肺、脾、肝经，具有祛风解表、胜湿止痛、解痉止痒之功效，炒防风可止泻，防风炭可止血，主治外感风寒、头痛身痛、风湿痹痛、骨节酸痛、腹痛泄泻、肠风下血、破伤风、风疹瘙痒、疮疡初起。现代研究表明，防风含有辛醛、己醛、壬醛等挥发油，还含香豆素类、甘露醇、苦味苷、酚类、多糖类及有机酸等化学物质，具有解热、镇痛、镇静、抗炎、抗过敏作用，并对金黄色葡萄球菌、甲乙型溶血性链球菌、肺炎双球菌及真菌等有抑制作用。其中防风多糖能明显抑制肿瘤生长，提高机体免疫力；正丁醇萃取物可抑制凝血因子、血小板和毛细血管的功能，有明显的抗凝作用。

【皮科应用】防风味辛而升浮，具有发散透达之性，其效以祛风解表见长。《用药法象》谓其"去肺实，散头目中滞气，除上焦风邪"，且因其甘缓、不峻不燥之性，首次提出防风为"风药中润剂"，常用于治疗瘙痒性皮肤病。喻文球教授根据"痒自风来""无风不作痒"，活用祛风药以消风止痒，并在其经验方除湿止痒汤、加减消风散中充分体现，方中针对"风"证的"祛风法"，既有药力稍轻之荆芥、防风以达邪外出，又有药力稍高之蜈蚣、全蝎以搜风通络。

【配伍应用】本品配荆芥，二者皆有抑制组胺释放、抗乙酰胆碱等作用，荆芥发汗效能稍强，而防风较荆芥温，能入气分，升散走表，祛风胜湿，二者配伍，起相须之效，加强疏风止痒的功效；配白芍、当归，常用于治疗血虚风燥所致的瘙痒；配刺蒺藜，具有较强的抗过敏作用；配黄芪、白术，治表虚自汗证，临床常用于治疗表虚卫外不固所致的过敏性皮肤病；配羌活、川芎，治风寒湿痹循经上犯的头痛；配墨旱莲、女贞子、豨莶草等，既补肝肾又祛风，治白癜风、斑秃等。

【剂量要点】内服：煎汤，5~10g；或入丸、散。外用：适量，煎水熏洗。一般生用，止泻炒用，止血炒炭用。本品性微温，阴血亏虚及热盛动风者不宜使用。

【各家论述】《神农本草经》：防风，本经上品，甘温，无毒。主大风，头眩痛，恶风，风邪，目盲无所见，风行周身，骨节疼痹，烦满。久服轻身。

《本草经疏》：防风治风通用，升发而能散，故主大风头眩痛，恶风风邪，周身骨节疼痹，胁痛、胁风头面去来，四肢挛急，下乳，金疮因伤于风内痉。

《本草汇言》：防风，散风寒湿痹之药也，故主诸风周身不遂，骨节酸痛，四肢挛急，痿躄痫痉等证。

《本草正义》：防风通治一切风邪。

《药类法象》：治风通用。泻肺实，散头目中滞气，除上焦风邪。

《名医别录》：胁痛胁风，头面去来，四肢挛急，字乳，金疮内痉。

《日华子本草》：治三十六般风，男子一切劳劣，补中益神，风赤眼，止泪及瘫缓，通利五脏关脉，五劳七伤，羸损盗汗，心烦体重，能安神定思，匀气脉。

《本草蒙筌》：尽治一身之痛，而为风药中之润剂也。治风通用，散湿亦宜。身去身半以上风邪，梢去身半以下风疾。收滞气面颊，尤泻肺实有余；驱眩晕头颅，更开目盲无见，故云除上焦风邪要药。

《医学启源》：疗风通用，泻肺实，散头目中滞气，除上焦风邪之仙药也。

《兰室秘藏》：能散结，去上部风邪，若疮在膈以上，虽无手太阳经证，亦当用之。

《本草经集注》：杀附子毒。

《本草求原》：解乌头、芫花、野菌诸热药毒。

【常用方剂】玉屏风散、当归饮子、消风散、防风荆芥散、荆防败毒散、除湿胃苓汤、防风通圣散、防风苍术汤等。

羌活

【一般认识】羌活，味辛、苦，性温，归膀胱、肾经，具有散表寒、祛风湿、利关节、止痛的功效，主治外感风寒、风寒湿痹、项强筋急、骨节酸疼、风水浮肿、疮疡肿毒等。西医学研究表明，羌活的化学成分主要为挥发油、糖类、有机酸、香豆素、氨基酸及甾醇等，具有解热、镇痛、抗炎、抗过敏、抗心律失常、改善急性心肌缺血和增加心肌营养性血流量的作用，且其挥发油成分达到一定浓度时能起到抗菌等作用，如挥发油浓度为 0.2% 时，能对铜绿假单胞菌、福氏痢疾杆菌及伤寒杆菌等产生抑制作用。

【皮科应用】羌活祛风兼能逐湿，为风药之燥剂，同时亦是太阳经引经药，因此风寒湿邪外郁肌肤引起的荨麻疹与其他瘙痒疾病如湿疹、疥疮、癣等，以及发际疮、斑秃等皮损分布于项背太阳经循行部位者，均以羌活为祛风要药。

风药其性升浮走窜，在治疗斑秃以及银屑病、白癜风等皮损在头面部的皮肤病时，加用风药如羌活、蝉蜕、白芷、菊花、桑叶等不仅能引营卫气血畅行于上部经脉，又能引药上行，直达病所。

【配伍应用】本品配防风，增其祛风逐湿之力，治风寒湿邪外郁肌肤引起的皮肤病，如湿疹、荨麻疹等；配当归，祛风养血，治风中经络所致的肩颈酸麻胀痛等；配苍术，理风湿甚捷，治湿邪上犯清窍之头痛、鼻渊等；配麻黄，开腠理祛风寒；配川芎，治风寒湿痹循经上犯之头痛。

【剂量要点】煎汤，3~10g；或入丸、散。本品辛香温燥之性较烈，故阴血亏虚者慎用，阴虚头痛者慎用。用量过多，易致呕吐，脾胃虚弱者不宜服。血虚痹痛忌服。

【各家论述】《药性论》：治贼风、失音不语，多痒血癞，手足不遂，口面歪邪，遍身顽痹。

《本草纲目》：羌活、独活，皆能逐风胜湿，透关利节，但气有刚劣不同尔。

《雷公炮制药性解》：羌活气清属阳，善行气分，舒而不敛，升而能沉，雄而善散，可发表邪，故入手太阳小肠、足太阳膀胱以理游风，其功用与独活虽若不同，实互相表里。

《本草汇言》：羌活功能条达肢体，通畅血脉，攻彻邪气，发散风寒、风湿。故疡证以之能排脓托毒，发溃生肌；目证以之治羞明隐涩，肿痛难开；风证以之治痿、痉、癫痫，麻痹厥逆。盖其体轻而不重，气清而不浊，味辛而能散，性行而不止，故上行于头，下行于足，遍达肢体，以清气分之邪也。

《本草崇原》：气味苦甘辛，无毒。主风寒所击，金疮止痛，奔豚，痫痉，女人疝瘕。久服轻身耐老。

《日华子本草》：治一切风并气，筋骨拳挛，四肢羸劣，头旋、眼目赤疼及伏梁水气，五劳七伤，虚损冷气，骨节酸疼，通利五脏。

《品汇精要》：主遍身百节疼痛，肌表八风贼邪，除新旧风湿，排腐肉疽疮。

《本草备要》：泻肝气，搜肝风，治风湿相搏，本经（太阳）头痛，督脉为病，脊强而厥，刚痉柔痉，中风不语，头旋目赤。

《唐本草》：疗风宜用独活，兼水宜用羌活。

《医学启源》：羌活，治肢节疼痛，手足太阳本经风药也。加川芎治足太阳、少阴头痛，透关利节，又治风湿。

《主治秘诀》：其用有五：手足太阳引经，一也；风湿相兼，二也；去肢节痛，三也；除痈疽败血，四也；治风湿头痛，五也。

《本经逢原》：羌活乃却乱反正之主帅……风能胜湿，故羌活能治水湿，与芎䓖同用，治太阳、厥阴头痛，发汗散表，透关利节，非时感冒之仙药也。昔人治劳力感寒，于补中益气汤中用之，深得补中寓泻之意。

【常用方剂】荆防败毒散、羌活胜湿汤、九味羌活汤、大秦艽汤、当归拈痛汤等。

独活

【一般认识】独活是一味祛风湿药，具有祛风除湿、通痹止痛、解表的功效。本品常用于风寒湿痹，腰膝疼痛，少阴伏风头痛，风寒夹湿头痛，皮肤瘙痒。西医学研究显示，独活主要含蛇床子素、香柑内酯、花椒毒素、二氢欧山芹醇、当归酸酯等成分，在抗炎、镇痛、镇静、抗肿瘤等方面均有疗效。

【皮科应用】喻文球教授在临床中灵活运用独活寄生汤，内外兼治，而使众多大疡、顽疾起死回生。

（1）银屑病风湿痹阻型：皮损呈红斑，丘疹，上覆银白色鳞屑，刮后见点状出血，有时可见脓疱，关节肿胀疼痛，屈伸不利，多见于手指、足趾末节关节，舌淡，苔薄白腻，脉弦滑或濡。治宜活血通络，祛风除湿，方选独活寄生汤加减。常用药物有独活、桑寄生、秦艽、防风、桂枝、威灵仙、当归、川芎、牛膝、赤芍、鸡血藤、土茯苓、生甘草。

（2）附骨疽患者，左大腿疼痛，彻夜难眠，并见高热，烦躁不安，小便黄，大便结。经西医以抗生素治疗半月之久，却诸症未除，后延喻教授会诊，他先以萆薢化毒汤清热解毒、化湿消肿，继以独活寄生汤养血通络、益肝补肾，外用桑寄生、艾叶、当归、赤芍、牡丹皮、千年健诸药炒热，用酒温熨患肢，不出数日，诸症悉除，即能下地行走。

【配伍应用】配伍附子、酒，治疗风毒脚弱痹满上气；配伍木瓜、牛膝，治疗脚气肿胀痛；配伍酒、大豆，治疗中风不语。

【剂量要点】本品入汤剂常用剂量为3~15g。

【各家论述】《名医别录》：主治诸贼风，百节痛风无久新者。

《汤液本草》：治足少阴伏风，而不治太阳，故两足寒湿，浑不能动止，非此不能治。

《本草经疏》：主风寒所击金疮之痛、风寒客肾经之奔豚、风邪之痫痓、寒湿中肾之女子疝瘕、诸贼风、百节痛风。

《本草汇言》：散脚气，化奔豚，疗疝瘕，消痈肿，治贼风百节攻痛，定少阴寒郁头疼。

《本经》：主风寒所击，金疮止痛，奔豚，痫痓，女子疝瘕。

《药性论》：治中诸风湿冷，奔喘逆气，皮肌苦痒，手足挛痛，劳损，主风毒齿痛。

【常用方剂】独活酒、独活寄生汤、独活苍术汤、独活汤、独活细辛汤等。

蝉蜕

【一般认识】蝉蜕是一味辛凉解表药，具有疏散风热、利咽开音、透疹、明目退翳、息风止痉的功效。本品常用于风热感冒，温病初起，咽痛音哑，麻疹不透，风疹瘙痒，目赤翳障，急慢惊风，破伤风，小儿夜啼不安。西医学研究显示，蝉蜕主要含甲壳质、壳聚糖、蛋白质、组胺、氨基酸及微量元素等成分，具有解热、抗惊厥、镇静作用。

【皮科应用】

（1）慢性荨麻疹：蝉蜕、刺蒺藜、蜂蜜适量，制成丸剂，有效病例服药2~3天后即见症状改善，皮损逐渐消退；服药5~7天症状和皮损可完全消失或基本消失；继续服药15~20天，可巩固疗效，防止复发。

（2）小儿湿疹：蝉蜕、辛夷花适量，研末，乳汁冲服，一日两次，连服2~3天，即可见效。

（3）痤疮：以蝉蜕为君药，配伍疏风清热之药取得疗效。《本草纲目》云："治皮肤风热，痘疹作痒……疔肿毒疮，当用蝉蜕。"

【配伍应用】

（1）与薄荷、牛蒡子、金银花、连翘等同用，可用于风热火毒上攻之咽喉红肿疼痛、声音嘶哑等症。

（2）与荆芥、防风、苦参等同用，可用于风湿浸淫肌肤血脉，皮肤瘙痒等症。

（3）与天麻、僵蚕、全蝎、天南星等同用，可用于破伤风之牙关紧闭、手足抽搐、角弓反张等症。

【剂量要点】煎服 3~6g，或单味研末冲服。

【各家论述】《本草纲目》：蝉，主疗皆一切风热证，古人用身，后人用蜕。大抵治脏腑经络，当用蝉身；治皮肤疮疡风热，当用蝉蜕。

《药性论》：治小儿浑身壮热惊痫，兼能止渴。

《本草衍义》：治目昏翳。又水煎壳汁，治小儿出疮疹不快。

【常用方剂】消风散、桂龙消玉汤、蝉花散、蝉蜕饮等。

全蝎

【一般认识】全蝎是一味息风止痉药，具有息风镇痉、通络止痛、攻毒散结的功效。本品常用于肝风内动，痉挛抽搐，小儿惊风，中风口㖞，半身不遂，破伤风，风湿顽痹，偏正头痛，疮疡，瘰疬。西医学研究显示，全蝎主要含蝎毒，即一种类似蛇毒神经毒的蛋白质，还含有三甲胺、甜菜碱、牛磺酸等成分，以及钠、钾、钙、镁等微量元素，具有抗癫痫、抗惊厥、镇痛、抗凝血、抗血栓、抗肿瘤等作用。

【皮科应用】

（1）血热瘀滞型的银屑病，选用茯苓解毒汤，方中全蝎、蜈蚣、白鲜皮息风止痒通络，全方具有清热解毒、活血化瘀、祛风止痒之功，常用于瘀热引起的皮肤病。

（2）风热、风湿导致的热盛血燥型荨麻疹、湿疹、银屑病、玫瑰糠疹等，选用加减消风散，方中全蝎、蜈蚣息风止痒通络，全方具有疏风止痒、清热养血之功，常用于风湿、风热浸淫血脉，郁于肌肤腠理而致的皮肤病。

（3）风湿热邪浸淫肌肤所致的湿疹、脂溢性皮炎、自身敏感性皮炎等，选用除湿止痒汤，方中全蝎、蜈蚣息风止痒通络，增强全方清热祛湿止痒之功。

（4）风寒表虚，营卫不和型慢性荨麻疹、皮肤划痕症、慢性湿疹、银屑病、玫瑰糠疹等，选用桂龙消玉汤，方中全蝎、蜈蚣祛风通络止痒，全方以整体调节营卫为主，补脾肺之气为辅，佐以活血祛风、利湿排毒，重视营卫二气、肺脾与肌肤皮毛、外风与瘀血痰湿、心神等关系，通过整体调节患者免疫能力，达到治疗目的。

【配伍应用】

（1）治小儿急惊风，高热、神昏、抽搐，常与羚羊角、钩藤、天麻等清热、息风止痉之品配伍。

（2）治小儿慢惊风，抽搐，常与党参、白术、天麻等益气健脾药同用。

（3）若治破伤风，痉挛抽搐、角弓反张，可与蜈蚣、钩藤、天南星等配伍。

（4）治风寒湿痹日久不愈，筋脉拘挛，甚则关节变形之顽痹，常配伍川乌、蕲蛇、没药等祛风通络、活血舒筋之品。

（5）治疗诸疮肿毒，可用全蝎、栀子，麻油煎黑去渣，入黄蜡为膏，外敷。

（6）治颌下肿硬，可焙焦，黄酒下；治瘰疬、瘿瘤，配马钱子、半夏、五灵脂等。

【剂量要点】煎服，3~6g；外用适量。

【各家论述】《本草纲目》：小儿惊痫风搐，薄荷包炙研服；胎惊天吊，入朱砂、麝香，或丸服；慢惊，同白术、麻黄末服；脐风，同麝服。

《本草求真》：全蝎（专入肝），味辛而甘，气温有毒，色青属木，故专入肝祛风。

《开宝本草》：疗诸风瘾疹，及中风半身不遂，口眼㖞斜，语涩，手足抽掣。

《本草会编》：破伤风宜以全蝎、防风为主。

《本草正》：开风痰。

《本草衍义》：蝎，大人、小儿通用，治小儿惊风，不可阙也。

【常用方剂】牵正散、全蝎散、镇心丸、灵砂丹、青金丸。

蜈蚣

【一般认识】蜈蚣系一种息风止痉药，具有息风镇痉、攻毒散结、通络止痛的功效，常用于肝风内动证。此外，本品解毒散结力强，为外科常用药。西医学研究表明，其有抗肿瘤、抗菌、镇痛、抗惊厥、降血压及调节免疫功能等作用。

【皮科应用】喻文球教授认为，蜈蚣具有良好的解毒散结、通络止痛作用。用蜈蚣者，是取其灵动行窜之性，可入络搜剔窜透，使络脉通达，以起沉疴，如银屑病、慢性湿疹、慢性荨麻疹、带状疱疹后遗神经痛、黄褐斑等经久不愈的皮肤病。蜈蚣常配伍全蝎，二者性走窜，有小毒而"转善解毒"，配伍僵蚕"能入皮肤经络，发散诸邪热气也"，外敷治疗带状疱疹后遗神经痛余毒未尽，郁而发热者。现代药理研究证实，蜈蚣中的蜈蚣多肽具有较好的镇痛抗炎作用。此外，蜈蚣还具有抗菌作用，在一些感染性皮肤病中亦可使用。

【配伍应用】本品常与全蝎相须为用，治各种原因之惊风，痉挛抽搐。治小儿急惊风，常与胆南星、天竺葵、全蝎等清热化痰、息风止痉药同用。治破伤风，角弓反张，常与天南星、防风等祛风止痉药同用。治风湿顽痹，顽固性偏正头痛及风中经络，口眼㖞斜，本品通络止痛之效良，常与祛风湿、通经络之防风、独活、威灵仙等配伍。治恶疮肿毒，常与雄黄、猪胆汁同用制膏，外敷。治瘰疬溃烂，常与茶叶共为细末，外敷，或与玄参、浙贝母、金银花等同用。治毒蛇咬伤，本品焙黄，研细末，开水送服，或与黄连、大黄、生甘草等同用。

【剂量要点】煎汤，2~5g；研末，0.5~1g；或入丸、散。外用：适量，研末撒、油浸或研末调敷。本品有毒，用量不宜过大。孕妇忌用。

【各家论述】《本经》：主啖诸蛇虫鱼毒，温疟，去三虫。

《抱朴子》：末，以治蛇疮。

《别录》：疗心腹寒热结聚，堕胎，去恶血。

《日华子本草》：治颓癣，蛇毒。

《本草纲目》：治小儿惊厥风搐，脐风口噤，丹毒，秃疮，瘰疬，便毒，痔漏，蛇伤。

【常用方剂】止痉散。

白芷

【一般认识】白芷系一种解表药，具有散寒解表、祛风止痛、燥湿止带、宣通鼻窍、消肿排脓的功效，常用于治疗风寒或风湿表证。西医学研究表明，白芷可抑制酪氨酸酶的活性，阻止黑色素的生成，达到美白的效果，也可以治疗雀斑，同时其含有的主要化学成分还有解热镇痛、解痉、抗菌、抗光敏、抗肿瘤和保肝的作用。

【皮科应用】喻文球教授认为，白芷具有良好的祛风止痒作用，可用于治疗皮肤风湿瘙痒。外用可治疗多种皮肤病，如瘾疹、湿疹、白癜风、面部色斑、狐臭等。对于过敏性疾病，如瘾疹，风寒或风湿引起瘙痒，白芷常与荆芥、防风配伍使用，可起到良好的祛风散寒止痒之效。

喻文球教授还常配伍补骨脂、白芷、蛇床子等制成酊剂外涂治疗白癜风。现代药理研究证实，白芷醇提物含有的光敏性香豆素类物质可以用来治疗白癜风等皮肤问题，对皮肤衰老和氧化也有较好的抑制作用。

【配伍应用】用本品配防风、羌活、川芎，以达祛风散寒、除湿止痛之功；配苍术、草乌、川芎，治风寒湿痹，关节疼痛，屈伸不利；配白术、山药、白扁豆，治寒湿下注，白带过多；配金银花、当归、穿山甲，治疮疡肿毒初起。

【剂量要点】煎汤，3~10g；或入丸、散。外用：适量，研末撒或调敷。阴虚血热者忌服。

【各家论述】《本经》：主女人漏下赤白，血闭阴肿，寒热，风头（头风）侵目泪出，长肌肤，润泽。

《别录》：疗风邪久渴（久渴或疑作久泻），呕吐，两胁满，风痛头眩，目痒。

《滇南本草》：祛皮肤游走之风，止胃冷腹痛寒痛，周身寒，湿疼痛。

【常用方剂】如九味羌活汤。

威灵仙

【一般认识】威灵仙系一种祛风湿药，具有祛风除湿、通络止痛的功效，常用于治疗风湿痹证。西医学研究表明，威灵仙具有镇痛，抗疟，降血糖，利胆，增强食管蠕动，软化鱼骨刺，松弛咽、食管及肠平滑肌等作用。

【皮科应用】喻文球教授认为，威灵仙具有良好的祛风除湿止痛作用，对于风、寒邪气痹阻的皮肤病，如阴囊湿疹、结节性红斑的皮损疗效明显。如结节性红斑湿热阻络证，治疗以清热利湿、活血通络为主，配三妙散可起到较好作用。现代药理研究证实，威灵仙具有抗炎镇痛、保护软骨、抗癌、抗菌抑菌等多种作用。

【配伍应用】用本品配牛膝，治疗肾虚所致的下肢关节疼痛、腰痛等；配桑寄生，治疗血虚风湿痹痛，肢节不利，周身窜痛；配蝉蜕，治疗四肢拘挛。

【剂量要点】常用量为6~9g，煎汤，消骨鲠可用至30g，或入丸、散剂。

【各家论述】《海上集验方》：威灵仙，去众风，通十二经脉，疏宣五脏冷脓宿水变病，微利不渴。人服此，四肢轻健，手足温暖，并得清凉。

《纲目》：威灵仙，气温，味微辛咸。辛泄气，咸泄水，故风湿痰饮之病，气壮者服之有捷效，其性大抵疏利，久服恐损真气，气弱者亦不可服之。

《本草经疏》：威灵仙，主诸风，而为风药之宜导善走者也。腹内冷滞，多由于寒湿，心膈痰水，乃饮停于上、中二焦也，风能胜湿。湿病喜燥，故主之也。膀胱宿脓恶水，靡不由湿所成，腰膝冷疼，亦缘湿流下部侵筋致之，祛风除湿，病随去矣。其曰久积癥瘕、痃癖、气块及折伤。则病于血分者多，气分者少，而又未必皆由于湿，施之恐亦无当，取节焉可也。

【常用方剂】如全虫方、能消丸。

木贼草

【一般认识】木贼草系一种发散风热药，常用于外感风热之证。西医学研究发现，木贼草的木贼醇提取物具有明显持久的降压作用，其有效成分脂肪酸及其酯具有镇痛、镇静、消炎、止血、抗菌等作用。皮科临床取其疏风散热之功，常用于治疗扁平疣、寻常疣、尖锐湿疣等疾患。

【皮科应用】木贼草具有疏散风热之功效，通过透热祛散毒邪，可用于多种外感风热所致皮肤病，但目前临床多用于各类病毒疣的治疗。

【配伍应用】配苍术，治目昏多泪；配生姜、葱白，治风寒湿邪；配川芎、金银花，治胎动不安；配木香、败酱草、鱼腥草、大青叶，治扁平疣。

【剂量要点】煎汤，6~15g；或入丸、散。外用：研末撒。

【各家论述】《本草纲目》：木贼，与麻黄同形同性，故亦能发汗解肌，升散火郁风湿，治眼目诸血疾也。

《本草经疏》：木贼草，首主目疾，及退翳膜，益肝胆而明目也。其主积块、疗肠风、止痢，及妇人月水不断、崩中赤白、痔疾出血者，皆入血益肝胆之功，肝藏血故也。

《本经逢原》：木贼专主眼目风热，暴翳，止泪，取发散肝肺风邪也。

《嘉祐本草》：主目疾，退翳膜。又消积块，益肝胆，明目，疗肠风，止痢及妇人月水不断。

《本草纲目》：解肌，止泪，止血，去风湿，疝痛，大肠脱肛。

《本草正义》：发汗，解肌。治伤寒、疟疾。去风湿，散火邪。

【常用方剂】退翳丸、羊肝明目丸、夜明散、消翳复明膏。

第三节　理血类

生地

【一般认识】生地系一种清热凉血药，并可养阴生津，常用于治疗热入营血，热病伤阴，津伤口渴及内热消渴等病证。西医学研究表明，生地含梓醇、二氢梓醇等成分，具有降压、镇静、抗炎、抗过敏、强心、利尿、抗氧化、调节免疫、保护神经中枢等作用。生地甘寒质润，能清热养阴、生津润燥，大凡阴津亏损，虚而有热者，宜加用之。因其滋润寒凉，最滑大肠，故对老人津液枯绝，大肠燥结不润者，皆当用之。

【皮科应用】生地入血分，为清热凉血要药，可用于治疗热入营血，温毒发斑，临床上常用于治疗血热型银屑病、紫癜。本品性味甘寒，对于急性热病血热之证或热盛伤阴之证有很好的疗效。治疗热入血分所致的发热、烦躁，甚或昏狂谵妄、斑疹紫黑，常与赤芍、牡丹皮等药同用；治疗温热病热入营血，身热口干，舌绛，甚则热盛发斑，常与水牛角等药配伍。

【配伍应用】配牡丹皮，治疗阴虚血热引起的吐血、鼻衄，以及热病后期，邪热未去，阴液已伤引起的夜热早凉；配熟地黄，治疗血虚兼血热所致的崩漏，肝肾精血亏虚所致的腰膝酸软、遗精，以及阴虚精亏所致的消渴和便秘等；配玄参，治疗热入血分引起的吐血、鼻衄、发热，以及神志不清、语无伦次、声高有力，还有热病阴伤引起的心烦口渴，虚火上炎引起的咽喉肿痛，和阴虚内热引起的消渴；配乌梅，治疗阴虚内热引起的消渴，及暑热伤阴引起的口渴多饮、心烦发热；配墨旱莲，治疗肺痨咳血及血热妄行引起的出血证。

【剂量要点】煎服，10~15g。鲜品用量加倍，或以鲜品捣汁入药。

【各家论述】《神农本草经》：主折跌绝筋，伤中，逐血痹，填骨髓，长肌肉，作汤除寒热积聚，除痹。生者尤良。

《本经逢原》：干地黄，内专凉血滋阴，外润皮肤荣泽，病人虚而有热者宜加用之。戴元礼曰，阴微阳盛，相火炽强，来乘阴位，日渐煎熬，阴虚火旺之症，宜生地黄以滋阴退阳。浙产者，专于凉血润燥，病人元气本亏，因热邪闭结，而舌干焦黑，大小便秘，不胜攻下者，用此于清热药中，通其秘结最佳，以其有润燥之功，而无滋腻之患也。

【常用方剂】清营汤、青蒿鳖甲汤、导赤散、清胃散等。

丹皮

【一般认识】丹皮系一种清热凉血药，并可活血祛瘀、散瘀消痈，常用于治疗热入营血，温毒发斑，痈肿疮毒及跌打损伤等病证。西医学研究表明，牡丹皮含牡丹酚、牡丹酚苷、挥发油等成分，具有镇静、解热、镇痛、扩张血管、抗炎、抗菌、抗凝等作用。丹皮辛行苦泄，善行血中之滞也，故有瘀血留著作痛者宜之，对血热瘀滞之证最为适宜；又能退无汗之骨蒸，最泄诸血之火伏，适用于夜热早凉、无汗骨蒸等虚热证。此外，酒炒丹皮可用于血滞经闭、痛经癥瘕、跌打损伤等；牡丹皮炭可用于月经量多、吐血、衄血。

【皮科应用】丹皮性味苦辛微寒，专清血分之热，为凉血热之要药，对于一些急性血热引起的皮肤病具有很好的疗效。丹皮具有活血、散瘀、消痈的功效，可用于治疗热壅血瘀所致疮痈，常与大黄、白芷等药同用；治疗温病热入营血，迫血妄行所致发斑，常与水牛角、生地黄、赤芍等药同用；治疗温毒发斑，常与栀子、大黄、黄芩等药同用。

【配伍应用】配赤芍，治疗温病热邪侵入营分、血分所导致的皮肤出现斑点、斑块、吐血，鼻衄，以及妇女血热、血瘀、血虚导致的闭经、月经不调等；配丹参，治疗瘀血与虚热相合并的病证，以及血热瘀滞导致的月经不调、闭经、痛经、产后少腹疼痛等。

【剂量要点】煎服，6~12g。清热凉血宜生用，活血祛瘀宜酒炙用，炒炭能止血。

【各家论述】《神农本草经》：主寒热，中风瘛疭、痉、惊痫邪气，除坚癥瘀血留舍肠胃，安五脏，疗痈疮。

《名医别录》：下水，止烦渴，散颈下核，痈肿。

《本草纲目》：滋阴降火，解斑毒，利咽喉，通小便血滞。

【常用方剂】大黄牡丹汤、桂枝茯苓丸、青蒿鳖甲汤等。

赤芍

【一般认识】赤芍系一种清热凉血药，并可散瘀止痛、清肝泻火，常用于治疗热入营血，温毒发斑，以及目赤肿痛、肝郁胁痛、痈肿疮疡等病证。西医学研究表明，赤芍含芍药苷、芍药内酯苷等成分，具有扩张冠状动脉、抑制血小板聚集、镇静、抗炎止痛等作用。此外，炒赤芍药性缓和，活血止痛而不寒中，可用于瘀滞疼痛；酒赤芍则以活血散瘀见长，清热凉血作用甚弱，多用于闭经或痛经。

【皮科应用】赤芍苦寒入肝经血分，善清肝泻火，泄血分郁热而有凉血止血之功。赤芍在皮科多用于治疗血热、血瘀之证，配伍清热凉血药，可以治疗皮肤疮疡；配伍理血行气药，可以活血散瘀，治疗血瘀型银屑病或带状疱疹、酒渣鼻等有血瘀者。治疗温毒发斑，常与水牛角、牡丹皮、生地黄等药同用；治疗热毒壅盛，痈肿疮疡，常与金银花、天花粉、乳香等药同用。

【配伍应用】配白芍，治疗血虚兼有气滞血瘀引起的月经不调、闭经、痛经，以及肝脏气机不畅，血液瘀滞所引起的胸部前方和两侧疼痛、腹痛等；配川芎，治疗各种瘀血证，如瘀血引起的闭经、痛经、月经不调，以及跌打损伤，也可用于因风湿邪气导致的痹证、痈肿疮毒等。

【剂量要点】煎服 6~12g。清热凉血宜生用，活血散瘀宜酒炙用。

【各家论述】《神农本草经》：主邪气腹痛，除血痹，破坚积、寒热、疝瘕，止痛，利小便。

《本草求真》：赤芍与白芍主治略同，但白则有敛阴益营之力，赤则止有散邪行血之意；白则能于土中泻木，赤则能于血中活滞。故凡腹痛坚积，血瘕瘕痹，经闭目赤，因于积热而成者，用此则能凉血逐瘀，与白芍主补无泻，大相远耳。

【常用方剂】仙方活命饮、桃红四物汤、血府逐瘀汤、补阳还五汤等。

紫草

【一般认识】紫草系一种清热凉血药，并可活血透疹，常用于血热毒盛，麻疹不透，以及疮疡、湿疹、水火烫伤等病证。西医学研究表明，紫草含紫草素、紫草烷等成分，具有抗皮肤真菌、抗炎、抗肿瘤、解热等作用。紫草性寒而滑，有轻泻作用，故脾胃虚弱，大便溏泄者忌服。

【皮科应用】紫草入肝经血分，甘寒能清热解毒，咸寒能清热凉血，并能活血消肿，有凉血活血、解毒透疹之功，因此常用于治疗毒热入血而致的血热发斑，如紫癜、丹毒、多形红斑等。紫草治疗温毒发斑，血热毒盛，斑疹紫黑者，常与赤芍、蝉蜕、甘草等药同用；治疗麻疹不透，疹色紫暗，兼咽喉肿痛，可与牛蒡子、山豆根、连翘等药同用；治疗麻疹气虚，疹出不畅，可与黄芪、升麻、荆芥等同用；治疗疮疡久溃不敛，可与当归、白芷、血竭等药同用；治疗痈肿疮疡，可与银花、连翘、蒲公英等药同用；治疗湿疹，可与黄连、黄柏、漏芦等药同用。熬膏或植物油浸泡涂擦，对水火烫伤、斑疹等具有很好的疗效，可配伍大黄、地榆、虎杖等同用。

【配伍应用】配土茯苓，治疗湿热瘀毒蕴结引起的疮疡肿毒、恶疮，还可治疗肝经湿热瘀毒诸证；配当归，治疗痈疮肿毒及跌打损伤肿痛等；配地黄，治疗热病引起的心烦、燥热、口渴，以及邪热进入血分引起的发疹、发斑，还可治疗血热引起的吐血、鼻衄。

【剂量要点】煎服 5~10g。本品可入散剂。外用适量，用油浸或熬膏涂敷患处。

【各家论述】《神农本草经》：主心腹邪气，五疸，补中益气，利九窍，通水道。

《本草纲目》：紫草，其功长于凉血活血，利大小肠。故痘疹欲出未出，血热毒盛，大便闭涩者用之，已出而紫黑便闭者亦可用。若已出而红活，及内陷大便利者，切宜忌之。

【常用方剂】紫草解肌汤、紫草膏、生肌玉红膏等。

川芎

【一般认识】川芎系一种活血化瘀药，并可行气、祛风止痛，常用于头痛、风湿痹痛，以及血瘀气滞引起的胸痹心痛、月经不调、癥瘕腹痛等病证。西医学研究表明，川芎含生物碱、阿魏酸、挥发油等成分，具有抗脑缺血、降血压、加速骨折局部血肿吸收、镇静、抑制支气管平滑肌收缩、增强免疫功能、抗炎等作用。此外，川芎还可祛风止痒，治疗风疹、湿疹等引起的皮肤瘙痒。

【皮科应用】川芎辛香行散，温通血脉，既能活血祛瘀，又能行气通滞，为"血中气药"，可用于治疗血瘀等引起的皮肤病。川芎还具有祛风止痒的作用，治疗风疹、湿疹等引起的皮肤瘙痒，常与防风、荆芥、蝉蜕等药同用。需要注意的是，川芎辛温升散，阴虚火旺、气虚下陷者慎服。

【配伍应用】配白芍，治疗血虚或阴虚有热所致的月经不调、痛经、经闭等；配柴胡，治疗肝郁气滞所致的胁肋疼痛、月经不调等；配丹参，治疗心脉瘀阻所致的胸痹疼痛；配独活，治疗风寒湿邪阻滞于经络、筋骨关节间，使气血停滞所导致的痹痛；配乌药，治疗气滞血瘀所致的月经不调、痛经、闭经等。

【剂量要点】内服：煎汤，3~10g；研末，每次1~1.5g；或入丸、散。外用：研末撒，或煎汤漱口。

【各家论述】《神农本草经》：主中风入脑头痛，寒痹，筋脉缓急，金疮，妇人血闭无子。

《本草汇言》：芎䓖上行头目，下调经水，中开郁结，血中气药……尝为当归所使，非第治血有功，而治气亦神验……味辛性阳，气善走窜而无阴凝黏滞之态，虽入血分，又能去一切风，调一切气。

《本草新编》：川芎……血闭者能通，外感者能散，疗头风其神，止金疮疼痛。此药可君可臣，又可为佐使，但不可单……倘单用一味以补血则血动，反有散失之忧。若单用一味以止痛则痛止，转有暴亡之虑。

【常用方剂】柴胡疏肝散、通窍活血汤、川芎散、川芎茶调散等。

乳香

【一般认识】乳香系一种活血化瘀药，并可行气止痛、消肿生肌，常用于疮疡肿痛、瘰疬痰核、跌打损伤，以及血瘀气滞引起的胸痹心痛、痛经经闭、筋脉拘挛等病证。乳香含有结合乳香酸、乳香树脂烃等成分，具有镇痛、消炎、加速炎症渗出排泄、促进伤口愈合等作用。乳香香烈走窜，可升可降，通达内外，擅透窍以理气，为宣通脏腑、流通经络之要药，故心、胃、胁、腹及肢体关节诸疼痛皆能治疗；又擅治女子行经腹痛，产后瘀血作痛，月事不以时下。其通气活血之力，又擅治风寒湿痹，周身麻木，四肢不遂及一切疮疡肿痛，或疮硬不痛。

【皮科应用】乳香味苦通泄入血，既能散瘀止痛，又能活血消痈，祛腐生肌，为外伤科要药，皮科用其治疗具有疼痛的疾病。治疗疮疡肿毒初起，红肿热痛，常与没药、金银花、白芷、穿山甲等同用；治疮疡溃破，久不收口，常与没药研末外用以生肌敛疮。乳香外用因生肌不利于排脓，故治疗疮肿痈疡时，未溃可服、溃后勿服、无脓可敷、脓多勿敷。

【配伍应用】配当归，治疗气滞血瘀引起的心腹疼痛、癥瘕积聚等；配儿茶，治疗疮疡久溃不敛；配姜黄、威灵仙，治疗风湿痹痛，筋脉拘挛；配血竭、红花，治疗跌打损伤，瘀血肿痛。

【剂量要点】内服：煎服，3~10g，宜炒去油用。外用：适量，生用或炒用，研末外敷。

【各家论述】《名医别录》：疗风水毒肿，去恶气……疗风瘾疹痒毒。

《本草纲目》：消痈疽诸毒，托里护心，活血定痛，治妇人难产，折伤……乳香香窜，能入心经，活血定痛，故为痈疽疮疡、心腹痛要药……产科诸方多用之，亦取其活血之功耳。

《本草汇言》：乳香，活血祛风、舒筋止痛之药也……又跌仆斗打，折伤筋骨，又产后气血攻刺，心腹疼痛，恒用此，咸取其香辛走散，散血排脓，通气化滞为专功也。

【常用方剂】活络效灵丹、乳香散等。

没药

【一般认识】没药系一种活血止痛药，可散血祛瘀，散结消肿止痛，善破宿血、推陈出新、生肌长肉，为皮肤科治疮疡之要药。

【皮科应用】没药味辛，辛散善行，既入血分，又入气分，皮科常取其活血止痛、消肿生肌之功，用于治疗跌打损伤、湿疹疮疡、痈疽瘰疬。研面外用可提毒化腐生肌。《疡医大全》中之海浮散：没药、乳香各等份去油，撒疮口上外用，对于皮肤疮疡之毒未尽者可提脓外出，对毒已尽者则有生肌收口之效。

【配伍应用】配乳香，治疗瘀滞疼痛；配延胡索，用于瘀阻气滞引起的胃脘疼痛；配乳香、穿山甲、木鳖子，用于气滞血瘀引起的胸腹疼痛。

【剂量要点】打碎生用，内服多炒用。煎服，3~10g，外用适量，研末外敷。

【各家论述】《本草纲目》：散血消肿，定痛生肌。乳香活血，没药散血，皆能止痛消肿生肌，故两药每每相兼而用。

《医学衷中参西录》：乳香、没药，二药并用，为宣通脏腑、流通经络之要药，故凡心、胃、胁、腹、肢体关节诸疼痛皆能治之。又善治女子行经腹疼，产后瘀血作痛，月事不能时下。其通气活血之力，又善治风寒湿痹，周身麻木，四肢不遂及一切疮疡肿疼，或其疮硬不疼。外用为粉以敷疮端，能解毒消肿，生肌止痛。虽为开通之药，不至耗伤气血，诚良药也。

【常用方剂】没药散、海浮散、手拈散。

牛膝

【一般认识】牛膝系一种活血调经药，可活血通经，补肝肾，强筋骨，利水通淋，引火下行，常用于各种跌打伤痛、口舌生疮、齿痛、吐血、衄血。西医学研究表明，牛膝有兴奋子宫平滑肌、增强免疫、抑制肿瘤转移、降脂、降血糖等作用。

【皮科应用】牛膝除上述活血、清热作用外，还具有补益的功效，用来治疗皮肤病再合适不过。《滇南本草》说牛膝有"散结核，攻瘰疬，退痈疽、疥癞、血风、牛皮癣、脓窠"的功效。

【配伍应用】配丹参，用于瘀血阻滞之经行腹痛，或夹有瘀块；配威灵仙，用于风寒湿痹证；配山茱萸，用于肝肾亏虚或风湿久痹之腰酸；配生地，用于肾阴亏虚，虚火上炎之牙龈肿痛；配车前子，用于湿热下结膀胱之小便淋沥涩痛。

【剂量要点】常用量为6~15g，水煎服。

【各家论述】《神农本草经》：味苦、酸。主寒湿痿痹，四肢拘挛，膝痛不可屈伸，逐血气伤，伤热火烂，堕胎。久服轻身耐老。

《本草经集注》：味苦、酸，平，无毒。主治寒湿痿痹，四肢拘挛，膝痛不可屈伸，逐血气，伤热火烂，堕胎。

《雷公炮制药性解》：味苦、酸，性平，无毒，入肾经。补精气，利腰膝，填骨髓，除脑漏，祛寒湿，破血结，通月经，坠胎孕，理膀胱气化迟难，阴中作痛欲死。去芦，酒浸一宿用。

《玉楸药解》：味苦、酸，气平，入足太阳膀胱、足厥阴肝经。利水开淋，破血通经。

【常用方剂】镇肝熄风汤、牛膝汤、牛膝散。

鸡血藤

【一般认识】鸡血藤系一种活血调经药，可活血补血，调经止痛，舒筋活络，常用于月经不调、风湿痹证。西医学研究表明，鸡血藤有增加冠脉流量、扩血管、抗血小板聚集和抗血栓形成的作用。

【皮科应用】鸡血藤具有舒筋活络之功，皮科常用于风湿痹痛、手足麻木、肢体瘫痪等疾患。此外，还有镇痛止痒之功，可缓解皮肤瘙痒，以及湿疹、荨麻疹等皮肤症状。研究表明，鸡血藤可促进伤口愈合，加速皮肤创口的愈合过程。

【配伍应用】配当归，用于血瘀或血虚所致之月经不调、痛经、经闭；配川牛膝，用于风湿痹痛。

【剂量要点】常用量为6~15g，煎服。

【各家论述】《本草纲目拾遗》：其藤最活血，暖腰膝，已风瘫。

《饮片新参》：去瘀血，生新血，流利经脉。治暑痧，风血痹症。

《中药大辞典》：活血、舒筋，治腰膝酸痛，麻木瘫痪，月经不调。

【常用方剂】鸡血藤汤。

桃仁

【一般认识】桃仁系一种活血调经药，可治皮肤凝聚之血、皮肤血热瘙痒，兼可润肠通便，止咳平喘，用于肺痈肠痈、咳嗽气喘、肠燥便秘。西医学研究表明，桃仁具有一定的抗血栓形成、抗炎、抗过敏、抗肿瘤、促进初产妇子宫收缩及止血作用。

【皮科应用】桃仁有行血破瘀、润燥滑肠之功，皮肤科取其质润多油，有养血润肤之效，常用于老年性血虚风燥引起的皮肤干燥瘙痒。《金匮要略》之桂枝茯苓丸：桃仁、赤芍、桂枝、茯苓、牡丹皮各等份，研细末炼蜜丸，每服3~10g，可活血化瘀消肿块，皮科常用于治疗皮肤血管炎、结节性静脉炎、硬皮病、皮肤肿块等。

【配伍应用】配大黄，常用于血瘀所致的小腹胀满疼痛；配牡丹皮，用于瘀热所致之月经不调；配红花，用于产后腹痛、跌打损伤；配红花、当归、赤芍，用于血热风燥引起的瘙痒；配板蓝根、何首乌，用于扁平疣、寻常疣；与柴胡、红花、香附、当归、益母草相配，用于气滞血瘀型黧黑斑。

【剂量要点】桃仁煎汁内服，每日5~10g。桃仁过量服用可引起皮肤过敏，临床表现为皮肤刺痛，出现红疹。

【各家论述】《本草纲目》：桃仁行血，宜连皮、尖生用。润燥活血，宜汤浸去皮、尖炒黄用。或麦麸同炒，或烧存性，各随本方。

《本经》：瘀血血闭，癥瘕邪气，杀小虫。

《别录》：止咳逆上气，消心下坚硬，除卒暴击血，通月水，止心腹痛。

【常用方剂】膈下逐瘀汤、活血散瘀汤、桃仁红花汤、桃红四物汤、桃核承气汤。

红花

【一般认识】红花系一种活血调经药，具有活血通经、祛瘀止痛、散肿消斑之功，能通男子血脉、通妇人经水，主治瘀血痛证、癥瘕、跌打损伤、疮痈肿毒。

【皮科应用】红花，亦名草红花、红蓝花，性味辛温，入心、肝经，皮肤科临床常用红花治疗气滞血瘀，经络阻隔凝聚肌肤血脉引起的皮肤病。此外，《云南中草药》记载，红花酒外擦可促进皮肤血液循环，预防压疮。现代研究发现，红花通过活血化瘀，还可有润泽肌肤的功效，可软化皮肤角质层，用于鸡眼、胼胝（即老茧）等症。《疡医大全》用鲜红花、地骨皮杵成膏，敷鸡眼，未割者可消，已割者促进结痂、痂落。

【配伍应用】配赤芍、紫草、牛膝，可治结节性红斑、硬红斑；配苏木、桃仁、赤芍，可治结节性静脉炎、血管炎等；配桂枝、黄芪、丹参、茯苓，可治硬皮病；配三棱、莪术，可治血瘀型银屑病、皮肤肿块、细胞浸润及肉芽肿等病；配桃仁、丹参、乳香、没药，可治跌打损伤所致的疼痛。

【剂量要点】煎服，3~10g，外用适量；孕妇忌用，有出血倾向者慎用。

【各家论述】《新修本草》：治口噤不语，血结，产后诸疾。

《本草汇言》：红花，破血、行血、和血、调血之药也。

《长沙药解》：味辛，入足厥阴肝经。专行血瘀，最止腹痛。

【常用方剂】复原活血汤、血府逐瘀汤、红花散、桃红四物汤、红蓝花酒。

鬼箭羽

【一般认识】鬼箭羽为卫矛科植物卫矛的带翅嫩枝或枝翅，以干有直羽如持箭矛自卫之状，故又名卫矛。其味苦、辛，性寒，归肝经，有破血通经、除痹止痛、解毒杀虫之功。本品主治癥瘕结聚，心腹疼痛，痛经，经闭，瘀血崩漏，产后瘀滞腹痛，恶露不下，历节痹痛，跌打损伤，虫积腹痛，疮肿风疹，毒蛇咬伤等。

【皮科应用】鬼箭羽有破瘀行血、活血通经之功，临床常用于治疗免疫病之血管炎。对于免疫病之系统性血管炎，血管痉挛，瘀血栓塞，鬼箭羽与生地、丹皮、虎杖等同用，可起到凉血化瘀的作用，用以改善周围小血管的血流瘀滞状态，促进血液流通。

【配伍应用】治疮肿，可配蒲公英、地丁草、金银花等药，以增强解毒之力；治疹毒瘙痒，可配白蒺藜、地肤子、蛇床子等，共奏祛风解毒止痒之功；治毒蛇咬伤，可配半边莲、重楼、徐长卿等药，以增强解毒之力。

【剂量要点】临床常用剂量：9~15g；大剂量：30g。水煎服，或研末入丸、散吞服，或浸酒内服，还可外敷。

【各家论述】《本经》：主女子崩中下血，腹满汗出，除邪，杀鬼毒蛊疰。

《别录》：主中恶腹痛，去白虫，消皮肤风毒肿，令阴中解。

《药性论》：破陈血，落胎。主中恶腰腹痛。

《唐本草》：疗妇人血气。

【常用方剂】鬼箭羽散、单行鬼箭汤、当归饮、当归散、一字散。

艾叶

【一般认识】艾叶系一种温经止血药，还可散寒止痛，常用于虚寒性的出血病症。西医学研究表明，艾叶含有丰富的挥发油，对致病金黄色葡萄球菌及某些皮肤真菌有抑制作用；此外，尚有增进食欲、镇咳、祛痰、平喘、镇静、抗休克等作用。皮科临床取其散寒止痛之功效，常用于治疗带状疱疹、寒冷性荨麻疹、冻疮、紫癜等疾病。艾叶炭止血之效甚佳，常用于过敏性紫癜等出血性皮肤病的治疗。

【皮科应用】艾叶温经止血，可配当归、阿胶等药应用于虚寒性的出血病症，如脾肾阳虚所致的过敏性紫癜、白塞综合征。对于血热妄行所致的过敏性紫癜、色素性紫癜性皮肤病、结节性红斑等，也可用鲜艾叶配合凉血止血的鲜生地、侧柏叶、鲜荷叶等药同用。艾叶辛温散寒，对虚寒性腹痛等症有散寒止痛的作用，还可配合吴茱萸、当归、香附等药用于急性荨麻疹、带状疱疹、带状疱疹后遗神经痛的治疗。此外，艾叶炭止血效果优于艾叶，对过敏性紫癜等出血性皮肤病疗效更佳；艾叶捣制成绒，为针灸临床常用之品，具有温煦气血的作用，配合热敏灸、艾灸，广泛用于皮肤病的治疗。

【配伍应用】配当归、阿胶，治虚寒性的出血病症；配鲜生地、侧柏叶、鲜荷叶，治血热妄行病症；配茴香、川楝子，治妊娠心气痛；醋煎艾叶涂之，治癣；配茯神、乌梅，治盗汗不止；艾叶炭配枯矾、黄柏，治湿疹；配生地黄、阿胶，治伤寒衄血及吐血。

【剂量要点】煎汤，3~9g；或入丸、散，或捣汁。外用：捣绒作炷或制成艾条熏灸，捣敷、煎水熏洗或炒热温熨。

【各家论述】《药性论》：止崩血，安胎止腹痛。止赤白痢及五藏痔泻血。长服止冷痢。又心腹恶气，取叶捣汁饮。

《唐本草》：主下血，衄血，脓血痢，水煮及丸散任用。

《食疗本草》：金疮，崩中，霍乱，止胎漏。

《日华子本草》：止霍乱转筋，治心痛，鼻洪，并带下。

《本草正》：辟风寒涅，瘴疟。

《本草再新》：调经开郁，理气行血。治产后惊风，小儿脐疮。

【常用方剂】艾叶丸、艾叶散、艾附丸等。

第四节　除湿类

黄连

【一般认识】黄连，为毛茛科黄连属植物黄连、三角叶黄连或云连的干燥根茎。本品具有清热燥湿、泻火解毒的功效，主治湿热痞满、湿热泻痢、血热吐衄、痈肿疔疮、目赤牙痛、消渴，外治湿疹、耳道流脓。现代药理学研究表明，黄连含有生物碱类、木脂素类和挥发油类等多种化学成分，其中最主要的成分是黄连素，又称小檗碱。黄连具有抗肿瘤、降血糖、抗炎、神经保护和抗纤维化的作用，还有广泛的抗菌作用，其中，对痢疾杆菌、伤寒杆菌、副伤寒杆菌、铜绿假单胞菌、幽门螺杆菌以及葡萄球菌、脑膜炎双球菌等抑制作用强。另外，本品还有降胆固醇、抗心律失常、抗溃疡、保护胃黏膜、抑制肠运动等作用。

【皮科应用】

（1）皮科用治急性皮炎、急性湿疹、粉刺等。配黄芩、栀子治湿热引起的痈、疖、急性湿疹、急性皮炎及颜面红斑类疾病等，又可清心火，治口舌生疮、咽喉肿痛等。

（2）治疗泛发性神经性皮炎、皮肤瘙痒症等，配阿胶、白芍、首乌藤可清热养血安神。

（3）治疗粉刺。枇杷清肺饮加减方：枇杷叶、桑白皮各15g，黄连、黄芩、黄柏、党参、益母草、甘草各9g，水煎服。黄连可作为黄色色素用于化妆品，还可制成皮肤用化妆品，对感染性粉刺和色素斑有一定疗效。

【配伍应用】黄连用量较大时其功效以清热泻火为主，用量较小时常配伍干姜、人参，以辛开苦降，散结消痞。黄连治利并不局限于热利，与干姜、附子、半夏等辛温药配伍，可辛开苦降，调畅气机，与人参、阿胶配伍，可苦寒坚阴，用于寒热虚实夹杂的下利。黄连与黄芩、白头翁等清热药物配伍可清热坚阴，与阿胶配伍更适合于出血兼具虚损的病证。

【剂量要点】煎服，2~10g。

【各家论述】《本经》：主热气目痛，眦伤泣出，明目，肠澼腹痛下痢，妇人阴中肿痛。

《本草经集注》：解巴豆毒。

《别录》：主五脏冷热，久下泄澼脓血，止消渴，大惊，除水利骨，调胃厚肠，益胆，疗口疮。

《药性论》：杀小儿疳虫，点赤眼昏痛，镇肝去热毒。

【常用方剂】半夏泻心汤、黄连解毒汤、黄连阿胶汤。

黄柏

【一般认识】黄柏，为芸香科黄檗属植物黄皮树的干燥树皮。本品具有清热燥湿、泻火解毒、除骨蒸的功效，主治湿热带下，热淋涩痛，湿热泻痢，黄疸，湿热脚气，痿证，骨蒸劳热，盗汗，遗精，疮疡肿毒，湿疹瘙痒。现代药理研究显示，黄柏的化学成分主要包括生物碱类、酚酸类、苯丙素类等，具有抗炎、抗菌、抗癌、降血糖、保护肝脏和肾脏等多种药理作用。

【皮科应用】黄柏在皮肤科的应用较为广泛，有抗过敏、抗氧化和抗菌、抗感染作用，主要用于湿疹、过敏性皮炎、皮肤溃疡和皮肤癣等，可以抑制免疫反应，减轻炎症损伤。运用黄柏尚无明确配伍禁忌及副作用，但黄柏苦寒易伤胃气，慎大量长期服用，脾虚泄泻、胃弱食少者禁服。

（1）本品为疡科要药之一，凡由湿热火毒所致之肿疡、溃疡痈疮、疮疹等症，均可选用。

（2）治湿疮，可与荆芥、苦参等同用，煎服，并以之同滑石、甘草为末撒敷，或煎汁洗患处。

（3）治下肢湿疹及白带、阴痒、阴茎生疮，配车前子、苦参、白果等。

（4）治荨麻疹，配荆芥、苦参、防风等。治面疱、粉刺等。

（5）常与黄连、枇杷叶、栀子、赤芍、生甘草等药物配伍，内服治疗粉刺。治酒渣鼻。

【配伍应用】

（1）与白头翁、黄连、秦皮同用，治疗湿热泻痢，如白头翁汤。

（2）与栀子同用，可治湿热黄疸尿赤，如栀子柏皮汤。

（3）与山药、芡实、车前子等同用，治疗湿热下注之带下黄浊臭秽、阴痒，如易黄汤。

（4）与萆薢、茯苓、车前子等药同用，治疗湿热下注膀胱，小便短赤热痛，如萆薢分清饮。

（5）与苍术、牛膝配伍，可治疗湿热下注所致脚气肿痛、痿软无力，如三妙丸。

（6）与知母相须为用，并配伍山药、生地黄等药，治疗阴虚火旺所致骨蒸潮热、遗精盗汗等，如知柏地黄丸。

（7）治疗疮疡肿毒，内服外用均可。内服以本品配黄芩、黄连、栀子，如黄连解毒汤；外用配大黄、黄连为末，醋调外搽。与苦参、白鲜皮等配伍，治疗湿疹瘙痒，亦可配煅石膏等份为末，外撒或油调搽患处。

【剂量要点】煎服，3~10g。外用：适量。

【各家论述】《本草衍义补遗》：柏皮，走手厥阴，而有泻火补阴之功。配细辛，治口疮有奇功。

《汤液本草》：黄柏，足少阴剂，肾苦燥，故肾停湿也，栀子、黄芩入肺，黄连入心，黄柏入肾，燥湿所归，各从其类也。

【常用方剂】黄连解毒汤、知柏地黄丸、二妙散。

苍术

【一般认识】苍术，为菊科苍术属植物茅苍术或北苍术的干燥根茎。本品具有燥湿健脾、祛风散寒的功效，主治湿阻中焦证、风湿痹证、风寒夹湿表证，以及夜盲症、眼目昏涩。苍术醇有促进胃肠运动的作用，对胃平滑肌也有微弱收缩作用。苍术挥发油对中枢神经系统，小剂量发挥镇静作用，同时使脊髓反射亢进；大剂量则呈抑制作用。苍术煎剂有降血糖作用，还具有排钠、排钾作用；其维生素A样物质可治疗夜盲及角膜软化症。

【皮科应用】苍术可燥湿健脾，祛风散寒。水煎入姜汁内服，清热燥湿，治疗脂溢性皮炎、手足汗疱疹、急慢性湿疹、下肢溃疡。配白术、党参、茯苓、陈皮等，治疗慢性湿疹及一切慢性肥厚性角化性皮肤病，如银屑病、神经性皮炎、扁平苔藓等。与厚朴、陈皮、滑石、猪苓、泽泻、枳壳、炒黄柏等配伍，治疗带状疱疹、慢性及亚急性湿疹、神经性皮炎、皮肤瘙痒症、银屑病和其他疱疹性及渗出性皮肤病等。

【配伍应用】

（1）苍术配白术：苍术、白术均能健脾燥湿。但苍术芳香苦温，性燥烈，能升阳散郁，祛风燥湿，升散之力优于白术，而健脾补气补血之力则不如白术。苍术偏于运脾，主治湿盛的实证；白术偏于健脾，主治脾虚。治疗脾胃不健，湿郁脾胃，食欲不振，消化不良，呕恶，脘腹胀闷，泄泻。

（2）苍术配石膏：苍术温燥，外散风寒，内化湿浊；石膏性寒，清泻暑热。两药合用，一温一寒，刚柔相济，用以燥湿清热，不伤脏腑之正气，乃太阴、阳明同治之意。治疗暑温，湿温，壮热烦渴，身重，溺短。

（3）苍术配玄参：以玄参之润制苍术之燥，以苍术之燥制玄参之腻，则健脾滋肾，养阴逐湿，两擅其长。

【剂量要点】煎服，5~10g。

【各家论述】《药品化义》：苍术，味辛主散，性温而燥，燥可祛湿，专入脾胃，主治风寒湿痹，山岚瘴气，皮肤水肿，皆辛烈逐邪之功也。

《本草正》：苍术，其性温散，故能发汗宽中，调胃进食，去心腹胀疼，霍乱呕吐，解诸郁结，逐山岚寒疫，散风眩头疼，消痰癖气块，水肿胀满。其性燥湿，故治冷痢冷泄滑泻，肠风，寒湿诸疮。

《医学启源》：苍术，主治与白术同，若除上湿发汗，功最大，若补中焦除湿，力少。

《主治秘要》：其用与白术同，但比之白术，气重而体沉。及胫足湿肿，加白术泔浸刮去皮用。

【常用方剂】平胃散、越鞠丸、完带汤。

豨莶草

【一般认识】豨莶草为唇形科植物丽江糙苏带根的全草。本品具有祛风化痰、通络止痉、除湿解毒的功效，主治中风痰壅，半身不遂，口眼㖞斜，瘫痪麻木，痿痹不仁，风湿骨痛，痰咳气喘，麻风，白癜风，白带。豨莶草的提取物具有抗炎镇痛、抗脑缺血损伤、保护心血管、抗肿瘤、防治溃疡性结肠炎等作用，近几年来对豨莶草提取物及其化学成分的药理作用的热点研究主要集中在抗炎镇痛、抗脑缺血损伤、保护心血管等方面。

【皮科应用】豨莶草具有祛风除湿、清热解毒之功，主治湿疹、银屑病、黄疸、前列腺炎、疟疾、毒虫叮咬、恶疮、皮肤感染等。豨莶草能够清热解毒止痒，用于治疗湿疹、皮肤瘙痒，可以搭配两面针、徐长卿等药物煎煮后清洗患处；止痒可以搭配地肤子、白鲜皮等；对于疮痈肿毒，红肿热痛的，可以搭配蒲公英、野菊花等。新鲜的豨莶草捣烂外敷，还可以治疗毒虫叮咬、恶疮、皮肤破伤感染等。

【配伍应用】

（1）豨莶草配臭梧桐：豨莶草性寒，功能祛风湿、通经络、降血压；臭梧桐性凉，功能祛风、除湿、活络、降血压。两药相合，共奏祛风湿、通经络之效，治疗风湿痹痛、筋脉拘麻，风湿痹痛肢麻又兼高血压者用之最宜。

（2）豨莶草配威灵仙：两药皆有祛风湿、止痹痛的作用。豨莶草善走窜开泄，长于通经活络；威灵仙辛散而通，长于祛风除湿。二者相须为用，功效更著，适用于风寒湿痹所致的筋骨疼痛、四肢麻木等。

（3）豨莶草配当归：豨莶草祛风湿，强筋骨，化湿热，解毒；当归补血活血，舒筋活络。两药相配，祛风与活血并施，解毒与养血兼顾，共奏养血活血、祛风除痹、清热解毒之功，适用于风寒湿痹，郁久化热，关节肿痛发热、屈伸不利等。

【剂量要点】入汤剂，5~12g。

【各家论述】《唐本草》：主金疮，止痛，断血，生肉，除诸恶疮，消浮肿，捣封之。汤渍、散敷并良。

《本草拾遗》：主久疟，痰饮，生捣绞汁服，得吐出痰；亦碎敷蜘蛛咬，虫蚕咬，蠼螋溺疮。

《本草图经》：治肝肾风气，四肢麻痹，骨间疼，腰膝无力者，亦能行大肠气。服之补虚，安五脏，生毛发。兼主风湿疮，肌肉顽痹；妇人久冷，尤宜服用之。

《滇南本草》：治诸风、风湿症，内无六经形症，外见半身不遂，口眼歪斜，痰气壅盛，手足麻木，痿痹不仁，筋骨疼痛，湿气流痰，瘫痪痿软，风湿痰火，赤白癜风，须眉脱落等症。

《本草经疏》：祛风除湿，兼活血之要药。

【常用方剂】平肝化痰汤，豨莶丸，豨桐丸。

蚕沙

【一般认识】蚕沙，为蚕蛾科昆虫家蚕蛾幼虫的干燥粪便。夏季收集，除去杂质，晒干。本品具有祛风除湿、和胃化浊、活血通经的功效，主要用于治疗风湿痹痛、肢体不遂、风疹瘙痒、吐泻转筋、闭经、崩漏等。现代研究发现，蚕沙含叶绿素、植醇等。此外，蚕沙还含生物碱成分及铜、铁、锌等微量元素，具有抗炎、促生长、抗肿瘤、光敏及保肝作用，还有促进造血和抗辐射作用。

【皮科应用】蚕沙辛散，外而达表，内而除湿。《名医别录》载其治"瘾疹"，对营卫偏虚，风湿浸淫，郁于腠理，变生湿热，干及营血，外发皮毛的瘾疹具有良效。如《太平圣惠方》记载"治风瘙瘾疹遍身痒成疮，用蚕沙一升，水二斗，温热洗之"。《广西药用动物》用本品配雄黄共研细末，用香油调敷患处治疗带状疱疹。又如《中医皮肤病学简编》之蚕沙饮，与重楼、白鲜皮、地肤子等药同用，以祛风止痒，清热凉血，治疗虚热型荨麻疹。

【配伍应用】本品与防己配伍能祛风湿，清热通络止痛，适用于热痹，关节红肿热痛；配伍黄连、吴茱萸可清疏并行，使湿与热俱去而诸症可愈，适用于肠中湿热，脘腹胀痛，泄泻，痢疾，小腿转筋等；配伍山楂，两药合用，湿浊积滞并消，分清别浊，浊化而正清，适用于子痫、蛋白尿、顽固性荨麻疹、湿疹属于胃肠有湿浊积滞者；蚕沙配薏苡仁，既能祛湿浊以止吐泻，又能舒筋脉以治挛急，适用于霍乱吐泻、转筋腹痛等。

【剂量要点】入汤剂，10~15g，纱布包煎。也可入丸剂、散剂。外用适量，煎水洗或研细末调敷患处。

【各家论述】《别录》：主肠鸣，热中消渴，风痹，瘾疹。

《本草拾遗》：去风缓诸节不随，皮肤顽痹，腹内宿冷，冷血，瘀血，腰脚疼冷……主偏风筋骨瘫缓，手足不随，及腰脚软，皮肤顽痹。

《纲目》：蚕性燥，燥能祛风胜湿，故蚕沙主疗风湿之病。有人病风痹，用此熨法得效。

【常用方剂】宣痹汤、蚕矢汤等。

木瓜

【一般认识】木瓜，为蔷薇科木瓜属植物邹皮木瓜的果实。本品是一种理气药，具有行气止痛、健脾消食、调中导滞等功效，主治胸胁胀满、脘腹疼痛、呕吐泄泻、里急后重、黄疸。现代药理学研究表明，木瓜主要含有挥发油、生物碱、菊糖等，具有调节胃肠运动、松弛支气管平滑肌、利胆、抗溃疡、抗菌、镇痛等作用。

【皮科应用】木瓜味酸，性温，入肝、脾经。生用时，其能疏散调和，理气止痛，尤其善于消食化积、开胃健脾，对于因脾胃湿困所引发的皮肤病症具有显著的疗效。木瓜中所含的多酚、多糖、黄酮、皂苷等物质是其抗氧化的主要活性成分，这种抗氧化能力有助于清除体内的自由基，保护细胞免受氧化损伤，从而维持皮肤健康。其次，木瓜中的木瓜酚具有抗菌消炎的作用，它所含的有效成分能够抑制多种细菌和真菌的生长，减轻皮肤感染的症状，对于治疗皮肤炎症性疾病（痤疮等）有一定的辅助效果。

【配伍应用】本品配伍吴茱萸、小茴香、紫苏，治疗寒湿侵犯人体引起的疼痛，因吐、泄而导致的小腿肌肉抽筋；配伍吴茱萸、槟榔、紫苏，用于感受风湿，脚气肿痛不可忍受者；配伍五加皮，治疗风湿病引起的关节疼痛，主要用于腰膝、下肢疼痛较重者。

【剂量要点】入汤剂，5~10g，或入丸、散。外用：煎水熏洗。

【各家论述】《纲目》：木瓜所主霍乱吐利转筋、脚气，皆脾胃病，非肝病也。肝虽主筋，而转筋则由湿热、寒湿之邪袭伤脾胃所致，故筋转必起于足腓，腓及宗筋，皆属阳明。木瓜治转筋，非益筋也，理脾而伐肝也，土病则金衰而木盛，故用酸温以收脾肺之耗散，而借其走筋以平肝邪，乃土中泻木以助金也，木平则土得令而金受荫矣。

《本草正》：木瓜，用此者用其酸敛，酸能走筋，敛能固脱，得木味之正，故尤专入肝益筋走血。疗腰膝无力、脚气，引经所不可缺，气滞能和，气脱能固。以能平胃，故除呕逆、霍乱转筋，降痰，去湿，行水。以其酸收，故可敛肺禁痢，止烦满，止渴。

《得配本草》：血为热迫，转筋而痛，气为湿滞，筋缓而软，木瓜凉血收脱，故可并治。

【常用方剂】神应养真丹、鸡鸣散、蚕矢汤、木瓜丸等。

龙胆草

【一般认识】龙胆为龙胆科植物条叶龙胆、龙胆、三花龙胆或滇龙胆的干燥根及根茎，习称"龙胆草"。其味苦性寒，具有泻肝胆火、清热燥湿的功效，主治湿热黄疸，小便淋痛，阴肿阴痒，湿热带下，肝胆实火之头胀头痛，目赤肿痛，耳聋耳肿，胁痛口苦，热病惊风抽搐等症。现代药理研究表明，其根具有保肝利胆、健胃、利尿、抗炎、抗过敏、抗菌、抗病原体等作用。

【皮科应用】龙胆草苦寒，清热燥湿之中，尤善清下焦湿热，常用于治疗湿热下注而阴肿阴痒、湿疹瘙痒、带下黄臭等。其具有燥湿止痒的作用，能够帮助改善湿邪引起的皮肤病渗出、瘙痒等症状。龙胆草还可以煎汤外洗。此外，龙胆碱对豚鼠的组胺性休克及大鼠的蛋清性过敏性休克有显著保护作用，还能明显降低大鼠毛细血管的渗透性。

【配伍应用】用本品配泽泻、木通、车前子等，治疗湿热下注所导致的湿疹瘙痒、阴肿阴痒；配伍柴胡、黄芩、栀子等，治疗肝火头痛、目赤肿痛、耳鸣耳聋、胁痛口苦等病症；配伍茵陈，可治疗肝胆湿热熏蒸，胆汁外溢的湿热黄疸。

【剂量要点】水煎服，常用剂量为3~9g；或入丸、散剂。外用：煎水洗，或研末调涂。本品苦寒，脾胃虚寒者忌用，阴虚津伤者慎用。

【各家论述】《神农本草经》：味苦，涩。主骨间寒热，惊痫邪气，续绝伤，定五脏，杀蛊毒。久服益智，不忘，轻身，耐老。

《本草经集注》：味苦，寒、大寒，无毒。主治骨间寒热，惊痫，邪气，续绝伤，定五脏，杀蛊毒。除胃中伏热，时气温热，热泄下痢，去肠中小虫，益肝胆气，止惊悸。久服益智，不忘，轻身，耐老。

《雷公炮制药性解》：味苦涩，性寒，无毒，入肝、胆、肾、膀胱四经。退肝经之邪热，除下焦之湿肿，明目定惊，治疳止痢，能杀疳虫。

《玉楸药解》：味苦，大寒，入足厥阴肝、足少阳胆经。清肝退热，凉胆泻火。龙胆草除肝胆郁热，治眼肿赤痛，弩肉高起，疗臁疽发黄，膀胱热涩，除咽喉肿痛诸证。

【常用方剂】龙胆泻肝汤、当归龙荟丸、苦参丸等。

白鲜皮

【一般认识】白鲜皮，为芸香科植物白鲜的干燥根皮，其味咸、苦，性寒，具有清热燥湿、祛风解毒、止痒等功效，主治湿热疮毒，黄水淋漓，湿疹，风疹，疥癣疮癞，风湿热痹，黄疸尿赤等。现代药理学研究显示，其主要含有生物碱、柠檬苦素类、黄酮等化学活性成分，具有抗肿瘤、抑菌、抗炎、杀虫、抗过敏、止血、抗氧化等作用。

【皮科应用】白鲜皮具有清热燥湿、泻火解毒、祛风止痒之功，可以用于湿热疮毒，肌肤溃烂、黄水淋漓等症。配伍苦参、防风、地肤子等药，可治疗湿疹风疹、疥癣疮癞等；配伍防风、白蒺藜、乌梢蛇，可治疗慢性湿疹、荨麻疹。白鲜皮中的白鲜碱能够直接或间接地影响真菌细胞遗传物质的正常合成，从而抑制真菌生长，对毛癣菌、黄癣菌、小芽孢癣菌等多种致病性真菌有不同程度的抑制作用，还有抗炎、解热、抗过敏作用。

【配伍应用】本品与苍术、苦参、连翘配伍，可治湿热引起的黄疸、湿疹疥癣、皮肤瘙痒；配伍白蔹，清热解毒、祛湿止痒、敛疮生肌，主治湿热疮疡，痈疮肿毒，皮肤瘙痒，烧烫伤等；配伍茵陈、栀子等，治疗湿热蕴蒸之黄疸、尿黄；配伍苍术、薏苡仁、黄柏，治疗风湿热痹，关节红肿疼痛。

【剂量要点】水煎服，常用剂量为 5~10g，外用适量，煎汤洗或研末调涂。脾胃虚寒者慎用。

【各家论述】《本草从新》：行水道，通关节，利九窍，为诸黄风痹之要药，兼治风疮疥癣，女子阴中肿痛。

《药笼小品》：除风湿，通关利窍，为诸黄风痹之要药。

《玉楸药解》：白鲜皮清金利水，治咳嗽上气，黄疸溺癃，疥癣鼠瘘。

《医学入门》：白鲜皮味苦咸寒，风瘫湿痹屈伸难，治诸疥癣清头目，咳逆淋疸尤能安。

《药性论》：治一切热毒风、恶风、风疮，疥癣赤烂，眉发脱脆，皮肌急，壮热恶寒。主解热黄、酒黄、急黄、谷黄、劳黄等。

《本草原始》：治一切疥癞、恶风、疥癣、杨梅、诸疮热毒。

【常用方剂】白鲜皮汤、双白祛风汤、白鲜皮散等。

苦参

【一般认识】苦参，为豆科槐属植物苦参的干燥根。本品味苦，性寒，归心、肝、胃、大肠、膀胱经。苦参具有清热燥湿、杀虫止痒、利尿的功效，主治热痢，便血，黄疸尿闭，赤白带下，阴肿阴痒，湿疮，皮肤瘙痒，疥癣麻风；外治滴虫性阴道炎。现代药理学研究显示，苦参中的主要化学成分为生物碱、黄酮、皂苷等，具有抗溃疡、抗过敏、平喘、抗肿瘤、抗病毒、抗菌和抗滴虫的作用，对心血管系统、免疫系统疾病均有不同程度的治疗或改善作用。

【皮科应用】苦参既能清热燥湿，又能杀虫止痒，为皮科要药，内服、外用均可。用于周身风痒、疥疮顽癣，常合赤芍、地黄、白鲜皮等同用；用于麻风，常与大风子等同用；治疗滴虫性阴道炎，多煎水灌洗或作栓剂外用。苦参中的苦参碱具有抗炎作用，其治疗急性、亚急性湿疹用药安全，并且无抗组胺药物的嗜睡及皮质激素的不良反应。此外，苦参碱还具有抗过敏、抗感染、保肝及免疫调节作用，是一种双向免疫调节剂，即在其低浓度时可刺激淋巴细胞增殖，而高浓度时则抑制，但以免疫抑制作用为主。例如皮肤角朊细胞异常增殖和分化是银屑病的主要病理特征，而苦参碱有抗炎和调节免疫的作用，并且可以抑制角朊细胞的增殖，能够有效控制银屑病症状，缩短病程，降低不良反应。

【配伍应用】本品单用煎水外洗，可治疗湿疹，或与黄柏、蛇床子煎水外洗；配伍防风、蝉蜕、荆芥等，治疗风疹瘙痒；配伍黄柏、蛇床子、地肤子等，治疗疥癣瘙痒；配伍地榆、生地黄等，治疗便血、痔漏；配伍木香，可治疗湿热蕴结肠道，腹痛泄泻或下痢脓血；配伍石韦、车前子、栀子等，治疗小便不利、灼热涩痛。

【剂量要点】入汤剂，常用剂量为3~10g，也可入丸、散剂。外用：煎水熏洗，或研末敷，或浸酒外擦。

【各家论述】《神农本草经》：味苦寒。主心腹结气，癥瘕积聚，黄疸，溺有余沥，逐水，除痈肿，补中，明目，止泪。一名水槐，一名苦识。生山谷及田野。

《新修本草》：味苦，寒，无毒。主心腹结气，癥瘕，积聚，黄胆，溺有余沥，逐水，除痈肿，补中，明目，止泪。养肝胆气，安五脏，定志，益精，利九窍，除伏热，肠，止渴，醒酒，小便黄赤，疗恶疮，下部蠹疮，平胃气，令人嗜食轻身。

《药鉴》：气寒，味苦，无毒。沉也，阴之阴也。主治痈肿，杀疥虫，消热毒。破癥瘕，散结滞。

《神农本草经百种录》：苦参以味为治，苦入心，寒除火，故苦参专治心经之火，与黄连功用相近。但黄连似去心脏之火为最多，苦参似去心腑小肠之火为多，则以黄连之气味清，而苦参之气味浊也。

【常用方剂】香参丸、消风散、苦参散等。

第五节 理气类

柴胡

【一般认识】柴胡，为伞形科柴胡属植物柴胡或狭叶柴胡的干燥根。本品可疏肝解郁、升举阳气、疏散退热，主治表证发热，少阳证，肝郁气滞，气虚下陷，脏器脱垂，还可退热截疟。现代药理研究表明，本品主要含有皂苷类、甾醇类、挥发油和多糖等，柴胡及其有效成分柴胡皂苷有抗炎作用，另外，柴胡还具有镇静、镇痛、保肝、利胆、抗溃疡、抗病原微生物、抗肿瘤、抗癫痫、抗辐射及调节免疫功能等作用。

【皮科应用】柴胡可解郁散火、疏气通血，起到"郁而发之"之效，配伍防风、甘草、茯苓、白鲜皮、白术、苦参、五味子、当归等中药，用以治疗慢性荨麻疹、特应性皮炎等皮肤瘙痒性疾病；柴胡归肝、胆经，可引清热祛湿、活血止痛类中药入肝、胆经而治疗带状疱疹；此药可疏肝解郁、解毒散热，可用于受情志因素影响的疾病，如玫瑰痤疮、过敏性皮炎等；柴胡中的柴胡皂苷可以促进皮肤细胞的新陈代谢，增加皮肤细胞的活性，用于治疗皮肤粗糙、暗沉、色斑等症状。

【配伍应用】本品与黄芩配伍可治伤寒邪在少阳之寒热往来、口苦咽干；配伍香附、川芎、白芍可治肝失疏泄，气机郁阻之胸胁或少腹胀痛；配伍当归、白芍、白术、茯苓等可治肝郁血虚，脾失健运之月经不调、乳房胀痛、胸胁作痛。

【剂量要点】入汤剂，常用量为3~10g，也可入丸剂、散剂。疏散退热宜生用，用量稍大；疏肝解郁宜醋炙，用量宜少。阴虚阳亢、肝风内动、阴虚火旺及气机上逆者忌用或慎用。

【各家论述】《神农本草经》：味苦，平。主心腹，去肠胃中结气，饮食积聚，寒热邪气，推陈致新。久服轻身，明目，益精。

《名医别录》：微寒，无毒。主除伤寒，心下烦热，诸痰热结实，胸中邪逆，五脏间游气，大肠停积水胀及湿痹拘挛。

《本草纲目》：治阳气下陷，平肝、胆、三焦、包络相火，及头痛眩晕，目昏赤痛障翳，耳聋鸣，诸疟，及肥气寒热，妇人热入血室，经水不调，小儿痘疹余热，五疳羸热。

《长沙药解》：味苦，微寒，入足少阳胆经。清胆经之郁火，泻心家之烦热，行经于表里阴阳之间，奏效于寒热往来之会，上头目而止眩晕，下胸胁而消硬满，口苦咽干最效，眼红耳热甚灵。降胆胃之逆，升肝脾之陷，胃口痞痛之良剂，血室郁热之神丹。

【常用方剂】柴胡疏肝散、逍遥散、小柴胡汤、补中益气汤等。

木香

【一般认识】木香是一种理气药，具有行气止痛、健脾消食、调中导滞等功效，主治胸胁胀满、脘腹疼痛、呕吐泄泻、里急后重、黄疸。现代药理学研究表明，木香主要含有挥发油、生物碱等，具有调节胃肠运动、松弛支气管平滑肌、利胆、抗溃疡、抗菌、镇痛等作用。

【皮科应用】木香辛香温通，苦燥而降，可升可降，主入脾、胃经与大肠经，兼入三焦经与胆经。生用专于行散，能理气调中而止痛，多用于消食、开胃、健脾，对于脾虚湿滞导致的皮肤病有很好的治疗效果。木香辛行温通，对皮肤疾病证属气机阻滞，瘀血不通者，配伍本品可行气止痛，以达到"气行则血行"，增强散瘀止痛之力的效果。

【配伍应用】本品配伍檀香、藿香等，治气滞不匀，胸膈痞闷；配伍香附、乌药、青皮等，治肝气郁结，腹胁胀满；配伍人参、白术、砂仁等，治呕吐泄泻。

【剂量要点】入汤剂，常用量为3~6g，宜后下。还可研末服用，用量为0.5~0.9g。生木香行气作用较强，煨木香行气作用较和缓，多用于治疗腹泻、腹痛。阴虚火旺者慎用。

【各家论述】《神农本草经》：味辛，主邪气，辟毒疫温鬼，强志，主淋露。久服不梦寤魇寐。

《玉楸药解》：味辛，微温，入足太阴脾、足阳明胃经。止呕吐泄利，平积聚癥瘕，安胎保妊，消胀止痛。

《雷公炮制药性解》：味苦辛，性微温，无毒，入心、肺、肝、脾、胃、膀胱六经。主心腹一切气疾，癖癥块，九种心疼，止泻痢，除霍乱，健脾胃，消食积，定呕逆，下痰壅，辟邪气瘟疫，杀疰蛊清物。宜生磨用，火炒令人胀，形如枯骨，苦口沾牙者良。

【常用方剂】木香槟榔丸、归脾汤、香砂六君子汤等。

玫瑰花

【一般认识】玫瑰花是一种理气药，具有行气解郁、疏肝利胆、芳香避秽、活血破血、止痛醒神等功效。现代药理研究显示，玫瑰花具有改善心血管功能、抗菌、抗病毒、解毒、利胆、抗肿瘤、抗氧化等作用。

【皮科应用】玫瑰花具有行气活血、祛风消炎、润肤等作用，常用于治疗盘状红斑性狼疮、玫瑰糠疹、多形性红斑、湿疹、脂溢性皮炎等。精神情志因素在银屑病发生与发展过程中具有重要作用，在治疗用药上多注重运用疏肝解郁安神的花类药，如玫瑰花。取其疏肝活血行气之功治疗银屑病，常与凌霄花相须为用。另外，玫瑰花味清香，可疏肝醒脾，既可解抑郁、安情志，又可畅中焦，使气血生化有源，扶助正气，从而减少疾病复发。玫瑰花具有抗氧化作用，外用玫瑰花水洗脸，皮肤开裂、干燥情况会得到改善。

【配伍应用】本品配伍香附、佛手、砂仁等，治肝胃不和之胸胁、脘腹胀痛；配伍当归、川芎、白芍等，治跌打损伤，瘀肿疼痛；配伍白芍、当归、川芎等，治肝郁气滞之月经不调、经期乳房胀痛。

【剂量要点】入汤剂，常用量为3~6g。阴虚有火者勿用。

【各家论述】《本草正义》：玫瑰花，香气最浓，清而不浊，和而不猛，柔肝醒胃，流气活血，宣通窒滞而绝无辛温刚燥之弊，断推气分药之中、最有捷效而最为驯良者，芳香诸品，殆无其匹。

《本草纲目拾遗》：和血，行血，理气。治风痹。

《本草再新》：舒肝胆之郁气，健脾降火。治腹中冷痛，胃脘积寒，兼能破血。

《食物本草》：主利肺脾，益肝胆，辟邪恶之气，食之芳香甘美，令人神爽。

【常用方剂】玫芦消痤膏、凉血五花汤等。

香附

【一般认识】香附是一种理气药，味辛、微苦、微甘，性平，归肝、三焦经，可疏肝解郁、理气宽中、调经止痛，主治肝郁气滞胁痛、腹痛、月经不调、痛经、乳房胀痛、气滞腹痛等。现代药理研究表明，香附具有增加胆汁流量、促进胆汁分泌、保护肝细胞、抑制胃肠运动、解热、镇痛、抗菌、抗炎、抗肿瘤等作用。

【皮科应用】香附能疏肝理气活血，还能抗焦虑，故临床上常用于治疗女性青春期后痤疮、玫瑰痤疮等疾病；香附还具有清热解毒、抗炎的作用，可以改善皮肤问题，对于湿疹及一切病毒性皮肤病，如单纯疱疹等有一定的治疗作用；香附辛散苦降，甘缓性平，长于疏肝理气，并有良好的止痛作用，可用于治疗带状疱疹、黄褐斑等疾病。

【配伍应用】本品配伍柴胡、川芎、枳壳等，治肝气郁结之胁肋胀痛；配伍川芎、苍术、栀子等，治六郁之胸膈痞满、呕吐吞酸；配伍砂仁、甘草，治脘腹胀痛、胸膈噎塞、噫气吞酸。

【剂量要点】入汤剂，常用量为6~10g，调经可大剂量用至30g以上。可入丸、散剂。行气止痛多制用，止血宜用香附炭，醋制后能增强疏肝止痛作用。

【各家论述】《本草纲目》：利三焦、解六郁。气病之总司，女科之主帅。

《本草求真》：香附，专属开郁散气，与木香行气，貌同实异，木香气味苦劣，故通气甚捷，此则苦而不甚，故解郁居多，且性和于木香，故可加减出入，以为行气通剂，否则宜此而不宜彼耳。

《玉楸药解》：味苦，气平，入足太阴脾、足厥阴肝经。开郁止痛，治肝家诸证。

《本草经集注》：味甘，微寒，无毒，主除胸中热，充皮毛。久服利人，益气，长须眉。

《雷公炮制药性解》：味辛、甘，性温，无毒，入肺、肝、脾、胃四经。疏气开郁，消风除痒，便醋制用。

【常用方剂】柴胡疏肝散、良附丸、越鞠丸等。

川楝子

【一般认识】川楝子是一味理气药，具有疏肝泄热、行气止痛、杀虫的功效，用于肝郁化火，胸胁、脘腹胀痛，疝气疼痛，虫积腹痛等病症。西医学研究表明，其具有镇痛、抗炎、驱虫、抗菌、抗病毒、抗肿瘤等作用。

【皮科应用】川楝子具有杀虫、疗癣、止痛的功效，可以用于治疗疥癣、头癣、阴部瘙痒、体癣、手足癣等皮肤瘙痒病症。此外，川楝子还可以煎水外洗，辅助治疗各种皮肤病，如湿疹等。其苦寒的性质有一定的燥湿作用，能够帮助改善湿邪引起的皮肤病症状。同时，川楝子还具有一定的止痛作用，可以缓解皮肤病带来的疼痛感。

【配伍应用】用本品配当归、紫草，治疗面部毛囊虫皮炎、痤疮类病症；配明矾、蜂房等药，治疗手足癣、甲沟炎等病症；配苦楝子、小茴香，治疗肾消膏淋，病在下焦；配金铃子、延胡索，治疗热厥心痛，或发或止，久不愈者。

【剂量要点】水煎服或研末调涂，常用剂量为3~9g。本品有小毒，过量服用可能会引起恶心、呕吐、腹泻、头晕等中毒反应。

【各家论述】《神农本草经》：主温疾、伤寒大热烦狂，杀三虫疥疡，利小便水道。

《药性论》：主人中大热，狂，失心躁闷，作汤浴。

《本草纲目》：治诸疝、虫、痔。

《本草求原》：治淋病茎痛引胁，遗精，积聚，诸逆冲上，溲下血，头痛，牙龈出血，杀虫。

【常用方剂】金铃子散、导气汤。

乌药

【一般认识】乌药为樟科山胡椒属植物，具有顺气开郁、温肾散寒、止痛的功效，用于气逆胸腹胀痛、宿食不消、反胃吐食、寒疝、脚气、小便频数等病症。西医学研究表明，其具有兴奋大脑皮质、抑菌、抑制和兴奋平滑肌、凝血止血等作用。

【皮科应用】乌药具有清热、解毒、止血的功效，可以用于治疗痱子、疥疮、疱疹等皮肤疾病。其有效的抗炎止痒作用，可以缓解皮肤瘙痒、湿疹等症状，为患者带来舒适感。此外，乌药还可以增强免疫力，提高身体的免疫功能，从而有助于预防和治疗皮肤病。乌药中的活性成分具有抗氧化作用，可以保护人体免受自由基的侵害，进一步维护皮肤健康。

【配伍应用】用本品配青皮、香附、陈皮、砂仁、枳实，治疗胸闷、气逆、腹胀等病症；配沉香，治疗肝郁脾虚引起的胸闷、腹胀、气短、乏力、呕吐等症状；配当归，治疗寒凝气滞血瘀引起的痛经、产后腹痛以及寒疝等病症。

【剂量要点】煎汤，常用剂量为5~10g，或入丸、散，外用研末调敷。

【各家论述】《本草衍义》：乌药，和来气少，走泄多，但不甚刚猛，与沉香同磨作汤，治胸腹冷气，甚稳当。

《本草纲目》：乌药，辛温香窜，能散诸气，故《惠民和剂局方》治七情郁结，上气喘急用四磨汤者，降中兼升，滞中带补也。

《本草经疏》：乌药，辛温散气，病属气虚者忌之。世人多以香附同用，治女人一切气病，不知气有虚有实，有寒有热，冷气、暴气用之固宜，气虚、气热用之，能无贻害耶。

【常用方剂】天台乌药散、暖肝煎、四磨汤。

枳实

【一般认识】枳实主要入脾经和胃经，具有破气、散结、化痰、消积之功效，常用于胸腹胀满、胸痹、痞痛、痰癖、脱肛。西医学研究表明，其具有收缩子宫、兴奋胃肠、升压、抗血栓、抗变态反应等作用。

【皮科应用】根据《本草经》的记载，枳实被用于治疗皮肤瘙痒。现代研究也表明，枳实含有大量的挥发油，具有芳香透达、行气开郁的作用，对于多种皮肤病都有治疗效果。例如，枳实被用于治疗慢性顽固性湿疹、神经性皮炎和部分银屑病，都取得了很好的疗效。此外，枳实还可以与其他药材配伍使用，如与白术合用，可以增强其补气健脾、燥湿利水的功效，对于脾虚气滞夹积夹湿造成的便秘和皮肤病都有很好的治疗效果。

【配伍应用】用本品配枳壳，治疗三焦气机壅实之证；配陈皮，可以燥湿祛痰、行气健脾，一升一降，行气和中；配厚朴，治疗痰饮不化，气机不利等证；配槟榔，对食积胃脘，气滞不通及气滞导致的便秘颇为相宜；配紫菀，可以宣通痰滞；配白术，可以消补兼施。

【剂量要点】内服：水煎，常用剂量为3~10g；或入丸、散。外用：适量，研末调涂，或炒热熨。

【各家论述】《本草衍义》：枳实、枳壳，一物也。小则其性酷而速，大则其性和而缓。故张仲景治伤寒仓卒之病，承气汤中用枳实，此其意也，皆取其疏通、决泄、破结实主下。他方但导败风壅之气，可常服者，故用枳壳，其意如此。

《用药心法》：枳实，洁古用去脾经积血，故能去心下痞，脾无积血，则心下不痞。

《汤液本草》：枳实，益气则佐之以人参、干姜、白术；破气则佐之以大黄、牵牛、芒硝；此《本经》所以言益气而复言消痞也。非白术不能去湿，非枳实不能除痞。壳主高而实主下，高者主气，下者主血，主气者在胸膈，主血者在心腹。

【常用方剂】枳术丸、枳实薤白桂枝汤、枳实导滞丸。

合欢皮

【一般认识】合欢皮味淡，微涩，稍刺舌，具有解郁、和血、宁心、消痈肿之效，常用于心神不安、忧郁失眠、痈肿、瘰疬、筋骨折伤。西医学研究表明，其具有抗生育、抗过敏、抗肿瘤等作用。

【皮科应用】合欢皮在皮肤病方面的应用并不常见，它主要被用于治疗心神不安、忧郁、失眠、痈肿、瘰疬、筋骨折伤等病症。这些治疗作用主要是通过其含有的黄酮类、皂苷类等化学成分来实现的。当皮肤病与心神不安、忧郁、失眠等症状相关时，合欢皮的解郁、宁心作用可能有助于改善这些症状，从而间接促进皮肤病的康复。

【配伍应用】用本品配麝香、乳香，治疗跌打仆伤损筋骨；配芥菜子，治疗跌打仆伤损骨折；捣为末，和铛下墨，生油调涂，治疗蜘蛛咬疮。

【剂量要点】合欢皮的常用剂量为3~9g，过量使用或不当使用可能会导致恶心、呕吐、腹泻等症状。

【各家论述】《本草衍义补遗》：合欢，补阴有捷功，长肌肉，续筋骨，概可见矣，而外科家未曾录用何也？

《本草汇言》：合欢皮，甘温平补，有开达五神、消除五志之妙应也……味甘气平，主和缓心气，心气和缓，则神明自畅而欢乐无忧。如俗语云，萱草忘忧，合欢蠲忿，正二药之谓欤。又大氏方，主消痈疽、续筋骨者，皆取其能补心脾、生血脉之功耳。

《本草求真》：合欢，气缓力微，用之非止钱许可以奏效，故必重用久服，方有补益怡悦心志之效矣，若使急病而求治即欢悦，其能之乎？

【常用方剂】生肌保肤膏。

第六节　补益类

黄芪

【一般认识】黄芪，为豆科植物蒙古黄芪或膜荚黄芪的干燥根。本品味甘，性微温，归脾、肺经，具有补气升阳、固表止汗、利水消肿、生津养血、行滞通痹、托毒排脓、敛疮生肌的功效。西医学研究显示，本品有增强机体免疫功能、延缓衰老、抗氧化、促进造血功能、扩展外周血管、改善微循环、降血压、调节糖代谢、抗病毒、抗癌、保肝等多种药理作用。

【皮科应用】黄芪具有良好的健脾补中、升阳举陷、益卫固表、利尿、托毒生肌之功效，被称为"疮家圣药"，临床用于肺脾气虚，中气下陷，卫阳不固，气血不足的荨麻疹、湿疹、天疱疮、过敏性紫癜、神经性皮炎等多种皮肤病及外科疮疡。喻文球教授认为，黄芪有强壮作用，能增强机体抵抗力；具有抗疲劳、抗缺氧、抗辐射、耐低温和耐高温作用；能促进 RNA 和蛋白质合成；可增强非特异性免疫反应，促进抗体形成；有抗氧化作用。皮肤科取其健脾升阳固表之功，广泛用于脾虚气陷，卫阳不固之荨麻疹、带状疱疹、黧黑斑、粉刺、扁平疣、银屑病、白癜风、斑秃、皮肤瘙痒、狐臭，以及痈疽不溃或溃久不敛等，尤其在荨麻疹、白癜风、斑秃等病中加以升阳的黄芪，能增强疗效。

【配伍应用】用本品配人参、穿山甲、白芷等，治痈疽气血亏损，脓成难溃者，如托里透脓散；配人参、当归、肉桂等，治气血不足，疮疡溃后，脓水清稀、疮口难敛者，如十全大补汤；配白术、附子，治肺脾气虚、阳虚之荨麻疹、湿疹、天疱疮；配升麻，用于清阳不升的痤疮、过敏性紫癜等；配防风、桂枝，治疗卫阳不固，表虚之荨麻疹、皮肌炎、硬皮病、结节性红斑。

【剂量要点】黄芪煎汁内服时，常用量为 10~30g，大剂量可用至 30~60g。或入丸剂、散剂、膏剂。补气升阳宜蜜炙用，其他宜生用。

【各家论述】《本经》：主痈疽久败疮，排脓止痛，大风癞疾，五痔，鼠瘘，补虚，小儿百病。

《日华子本草》：黄芪助气壮筋骨，长肉补血，破癥癖，治瘰疬，瘿赘，肠风，血崩，带下……产前后一切病，月候不匀，消渴，痰嗽。

《本草汇言》：黄芪，补肺健脾，实卫敛汗，驱风运毒之药也。

《景岳全书·本草正》：黄芪，生者微凉，可治痈疽；蜜炙性温，能补虚损。

【常用方剂】补中益气汤、玉屏风散、当归补血汤、补阳还五汤、防己黄芪汤等。

党参

【一般认识】党参，是桔梗科植物党参、素花党参或川党参的干燥根。本品味甘，性平，归脾、肺经，具有健脾益肺、养血生津的功效。西医学研究显示，本品有增强机体适应能力、增强免疫功能、延缓衰老、抗溃疡、镇静、镇痛、促进睡眠、改善学习记忆功能、升高红细胞和血红蛋白、抗菌、抗炎、辅助抗肿瘤等多种药理作用。

【皮科应用】党参具有良好的健脾益肺、养血生津之功效，被称为"天下第一补品"，临床用于脾胃虚弱、肺脾气虚、气血两虚、津血不足的荨麻疹、带状疱疹、天疱疮、过敏性紫癜、脱发、白癜风、皮肌炎、鱼鳞病等多种皮肤病。喻文球教授认为，党参甘补而平，不燥不腻，既能补气，又能补血，调节内分泌，故常用于气血不足之荨麻疹、带状疱疹、鱼鳞病、红斑狼疮等。

【配伍应用】配黄芪、白术等，用于中气不足之体虚倦怠、食少便溏等；配黄芪、五味子等，用于肺气亏虚之咳嗽气促、语声低弱等，能补益肺气；配麦冬、五味子等，或与当归、熟地黄等补血药同用，用于气津两伤之气短、口渴，以及气血双亏之面色萎黄、头晕心悸等，有益气生津和益气生血之效。此外，对气虚外感及正虚邪实之证，亦可随证配用解表药或攻里药，以扶正祛邪，如与紫苏、生姜等同用，以益气解表，扶正祛邪。治气血两虚，热结里实证，可与当归、大黄、芒硝等同用，以攻补兼施。

【剂量要点】党参煎汁内服时，常用量为9~30g。生津、养血宜生用，补脾、益肺宜炙用。不宜与藜芦同用。

【各家论述】《本经逢原》：上党人参，虽无甘温峻补之功，却有甘平清肺之力，亦不似沙参之性寒专泄肺气也。

《得配本草》：上党参，得黄芪实卫，配石莲止痢，君当归活血，佐枣仁补心。补肺蜜拌蒸熟；补脾恐其气滞，加桑皮效分，或加广皮亦可。

《本草正义》：党参力能补脾养胃，润肺生津，健运中气，本与人参不甚相远。其尤可贵者，则健脾运而不燥，滋胃阴而不湿，润肺而不犯寒凉，养血而不偏滋腻，鼓舞清阳，振动中气而无刚燥之弊。

【常用方剂】防风通圣散、参苓白术散、四君子汤、十全大补汤、补中益气丸、理中丸等。

当归

【一般认识】当归，为伞形科植物当归的干燥根。本品味甘、辛，性温，归肝、心、脾经，主要功效为补血活血、调经止痛、润肠通便。现代药理学研究显示，当归能促进骨髓造血功能，促进血红蛋白及红细胞生成，对子宫呈双向调节作用，增强免疫功能；能扩张冠脉、抗心肌缺血、扩张血管、改善外周循环、抑制血小板聚集、抗血栓；有抗氧化、抑制肝合成胆固醇、降血脂、镇痛、镇静、抗肿瘤、抗菌等作用。

【皮科应用】当归具有补血活血、调经止痛、润肠通便等功效，多用于银屑病、红斑狼疮、过敏性紫癜、脱发、白癜风、皮肌炎等皮肤病症。喻文球教授认为本品既补血，又活血，凡血虚、血滞所致的各种表现，如银屑病、皮肌炎、红斑狼疮、白癜风、痤疮、面色萎黄、色素沉着、脱发、白发等均可应用，且本品为妇科调经要药，对于月经不调所致的色斑、黄褐斑等损容性疾病亦具较好的疗效。另外，本品具有良好的保湿性能，有滋润皮肤的作用。

【配伍应用】本品通常可以与白芍、肉苁蓉或熟地黄等药材搭配。配白芍治疗血瘀阴虚之银屑病、白癜风、红斑狼疮等；配肉苁蓉治疗精血不足之脱发、皮肌炎、硬皮病等；配熟地黄治疗阴血亏虚之黄褐斑、红斑狼疮、荨麻疹、带状疱疹、过敏性紫癜、白发等。

【剂量要点】煎汤，常用量为 6~12g；或入丸、散，或浸酒，或敷膏。

【各家论述】《神农本草经》：主咳逆上气……妇人漏下，绝子，诸恶疮疡、金疮。煮饮之。一名干归。

《日华子本草》：破恶血，养新血，及主癥癖。

《本草纲目》：治头痛、心腹诸痛，润肠胃、筋骨、皮肤，治痈疽，排脓止痛，和血补血。

《医学启源》：当归，气温味甘，能和血补血，尾破血，身和血。

【常用方剂】归脾汤、当归四逆汤、四物汤、当归芍药散、当归饮子等。

熟地

【一般认识】熟地黄，是生地黄的炮制加工品。熟地黄药味甘，性微温，归肝、肾经，具有补血滋阴、益精填髓的功效。现代研究表明，本品有促进造血、增强记忆、增强免疫、降血糖等多种药理作用。

【皮科应用】临床取其滋阴养血、润肤生肌之功效。熟地大补精血，含有地黄素、甘露醇、维生素 A 类物质，临床主治白癜风、白发、荨麻疹、黄褐斑、瘙痒症、皮肤皲裂、鱼鳞病、干燥综合征、白塞综合征等病症。维生素 A 通常也被作为皮肤保湿剂使用，有软化角质层、促进皮肤修复的作用。熟地中的黏液质较多，含有维生素 A 类物质，因此广泛用于皮损出现干燥脱屑者。

【配伍应用】配山药、山茱萸，治疗肾阴不足或肾精亏损的白癜风、脱发、白发、红斑狼疮等病症；配枸杞、防风，治疗精血亏损、肝肾不足之黄褐斑、脱发、瘙痒症、白塞综合征；配人参，治疗天疱疮、荨麻疹。

【剂量要点】熟地黄煎汁内服时，常用量为 10~30g；还可入丸、散，熬膏或浸酒。脾胃虚弱，气滞痰多及腹满便溏者忌服。

【各家论述】《珍珠囊》：大补血虚不足，通血脉，益气力。

《本草纲目》：填骨髓，长肌肉，生精血。补五脏内伤不足，通血脉，利耳目，黑须发。

《本草从新》：滋肾水，封填骨髓，利血脉，补益真阴，聪耳明目，黑发乌须。

【常用方剂】四物汤、六味地黄丸、右归丸、大补阴丸、地黄饮子等。

白芍

【一般认识】白芍，为毛茛科植物芍药的干燥根。本品味苦、酸，性微寒，归肝、脾经，具有养血调经、敛阴止汗、柔肝止痛、平抑肝阳的功效。现代研究证实，本品有增强吞噬功能、增强细胞免疫、增强体液免疫、改善学习记忆、扩张冠状血管、增强造血功能、镇静、镇痛、保肝等多种药理作用。

【皮科应用】本品有双向免疫调节、抗炎、抗过敏、抗氧化、祛斑作用，有抑制透明质酸酶活性的作用。临床取其养血敛阴、止痛之功，常用于治疗黧黑斑、雀斑、荨麻疹、银屑病、慢性湿疹、变应性血管炎、丹毒、玫瑰糠疹、痈肿疮疡。

【配伍应用】配白芷、白及，治疗黄褐斑、痤疮；配生姜，治疗变应性血管炎、过敏性紫癜；配紫草，治疗过敏性紫癜、银屑病；配天花粉、板蓝根，治疗丹毒、结节性红斑；配附子，治疗关节型银屑病、硬皮病等。

【剂量要点】煎汤常用量为5~10g，大剂量用至15~30g，或入丸、散。

【各家论述】《日华子本草》：治风补痨，主女人一切病，并产前后诸疾，通月水，退热除烦……及肠风泻血。

《药性本草》：治肺邪气……主时疾骨热，强五脏，补肾气，治心腹坚胀。

《医学启源》：其用有六：安脾经一也，治腹痛二也，收胃气三也，止泻痢四也，和血脉五也，固腠理六也。

【常用方剂】四物汤、八珍汤、真人养脏汤等。

女贞子

【一般认识】女贞子，为木犀科植物女贞的干燥成熟果实。本品味甘、苦，性凉，归肝、肾经，具有滋补肝肾、明目乌发的功效。现代研究表明，本品有性激素样作用，以及降血糖、提高免疫、延缓衰老、降血脂、抗肿瘤等多种药理作用。

【皮科应用】本品有性激素样作用，以及抗氧化、促进黑色素生成和分布的作用，临床取其滋补肝肾、乌发之功，主要用于精血不足之脱发、白发、白癜风等病症。

【配伍应用】配墨旱莲，治疗肝肾阴虚之脱发、白发；配菟丝子，治疗精血不足之脱发、白发；配补骨脂，治疗白癜风。

【剂量要点】内服，常用量为6~12g。脾胃虚寒泄泻及肾阳虚者忌服。

【各家论述】《本经》：主补中，安五脏，养精神，除百疾。久服肥健。

《本草蒙筌》：黑发黑须，强筋强力，多服补血祛风。

《本草纲目》：强阴，健腰膝，明目。

【常用方剂】二至丸等。

墨旱莲

【一般认识】墨旱莲，为菊科植物鳢肠的干燥地上部分。本品味甘、酸，性寒，归肾、肝经，具有滋补肝肾、凉血止血的功效。现代研究显示，本品有止血、调节免疫、延缓衰老、促进毛发生长等多种药理作用。

【皮科应用】墨旱莲甘酸滋补，寒能清泄，为寒补之品。其入肝、肾经，能滋补肝肾之阴，治肝肾阴虚证；入血分，能清热凉血止血，治阴虚血热之诸出血证。临床取其滋补肝肾、凉血生发之功，主要用于肝肾不足之脱发、白发，以及阴虚血热之红斑狼疮、皮肌炎、结节性红斑、银屑病等疾患。

【配伍应用】配女贞子，治疗肝肾阴虚之脱发、白发；配菟丝子、枸杞子，治疗精血不足之脱发、白发；配补骨脂、黄芪，治疗白癜风；配紫草、茜草，治疗银屑病、皮肌炎等。

【剂量要点】内服，常用量为6~12g。

【各家论述】《新修本草》：主血痢。针灸疮发，洪血不可止者敷之；汁涂发眉，速生而繁。

《日华子本草》：排脓，止血，通小肠。

《滇南本草》：固齿，乌须，洗九种痔疮。

《本草纲目》：乌须发，益肾阴。

《本草经疏》：善凉血。须发白者，血热也；齿不固者，肾虚有热也。凉血益血，则须发变黑，而齿亦因之而固矣。

《本草正义》：入肾补阴而生长毛发，又能入血，为凉血止血之品。

【常用方剂】二至丸、滋补生发片、天麻首乌片。

桑椹

【一般认识】桑椹，为桑科植物桑的干燥果穗。本品味甘、酸，性寒，归心、肝、肾经，具有滋阴补血、生津润燥的功效。现代研究显示，本品有延缓衰老、增强免疫、降血脂等多种药理作用。

【皮科应用】桑椹含糖类、胡萝卜素、多种脂肪酸、磷脂及多种微量元素，善补阴血、生津、乌发。临床取其滋阴补血、生发黑发之功，主要用于肝肾阴虚、津血亏虚之白发、脱发、白癜风等病症。

【配伍应用】配墨旱莲、首乌、枸杞子，治疗白发、脱发；配玫瑰花，治疗玫瑰痤疮、黄褐斑；配当归、紫草，治疗银屑病；配麻黄、熟地，治疗白癜风。

【剂量要点】煎汤，常用量为10~15g；熬膏、生啖或浸酒。

【各家论述】《滇南本草》：益肾脏而固精，久服黑发明目。

《本草经疏》：桑椹，甘寒益阴而除热，为凉血补血益阴之药。

《随息居饮食谱》：滋肝肾，充血液，祛风湿，健步履，息虚风，清虚火。

《纲目》：捣汁饮，解酒中毒，酿酒服，利水气，消肿。

《玉楸药解》：治瘰淋，瘰疬，秃疮。

【常用方剂】首乌延寿丹、桑椹膏等。

菟丝子

【一般认识】菟丝子，为旋花科植物南方菟丝子或菟丝子的干燥成熟种子。本品味辛、甘，性平，归肝、肾、脾经，主要功效为补益肝肾、固精缩尿、安胎、明目、止泻，外用消风祛斑。现代研究显示，菟丝子主要含黄酮类、有机酸类等成分，还含钙、钾、磷等微量元素及氨基酸；具有性激素样作用，以及延缓衰老、抗骨质疏松、增强免疫、抗心脑肾缺血、促黑色素形成等作用。

【皮科应用】菟丝子甘补辛润，性平偏温，平补阴阳，并兼固涩。皮肤科取其补益肝肾、消风祛斑之功，主要用于肝肾不足之白发、脱发和白癜风等症，菟丝子既能内服也能外用，合用疗效更佳。临床亦常用本品治疗肝肾不足、气滞血瘀之黄褐斑。

【配伍应用】配补骨脂、墨旱莲，治疗白癜风；配首乌、枸杞、芡实，治疗白发、脱发；配枸杞子、玫瑰花、白芷，治疗黄褐斑。

【剂量要点】内服，常用量为6~15g。阴虚火旺而见大便燥结、小便短赤者忌服。

【各家论述】《神农本草经》：主续绝伤，补不足，益气力，肥健，汁去面黑，久服明目，轻身延年。

《名医别录》：养肌强阴，坚筋骨，主茎中寒，精自出，溺有余沥，口苦燥渴，寒血为积。

《雷公炮炙论》：补人卫气，助人筋脉。

《药性论》：治男子、女人虚冷，填精益髓，去腰疼膝冷，久服延年，驻悦颜色，又主消渴热中。

【常用方剂】左归丸、五子衍宗丸、神应生发汤等。

补骨脂

【一般认识】补骨脂，为豆科植物补骨脂的干燥成熟果实。本品苦辛温燥，温补涩纳，入肾、脾经，具有温肾助阳、固精缩尿、纳气平喘、温脾止泻的功效，外用消风祛斑。现代研究显示，本品有性激素样作用，以及调节肠运动、增强免疫力、促进成骨细胞增殖、抗前列腺增生、平喘等多种药理作用。

【皮科应用】补骨脂有抗炎、抗氧化、抗衰老、调节免疫功能、增强皮肤抵抗力、促进伤口愈合等多重作用。临床取其温脾肾之阳、祛风消斑之功，用于湿疹、瘙痒症、白癜风、斑秃、硬皮病等疾患，尤其内外合用，对于白癜风疗效显著。

【配伍应用】配仙茅、巴戟天，治疗硬皮病；配茯苓、党参，治疗天疱疮、湿疹；配防风、豨莶草、麻黄，治疗白癜风；配酒精制成酊剂，治疗斑秃、白癜风。

【剂量要点】内服，常用量为6~10g。外用：适量，可制成20%~30%酊剂涂患处，治疗白癜风、斑秃。

【各家论述】《药性本草》：治男子腰痛膝冷囊湿，逐诸冷痹顽，止小便利、腹中冷。

《开宝本草》：主五劳七伤，风虚冷，骨髓伤败，肾冷精流及妇人血气堕胎。

【常用方剂】补骨脂散、四神丸、驱白汤、补骨脂酊。

第四章

流派常用方剂

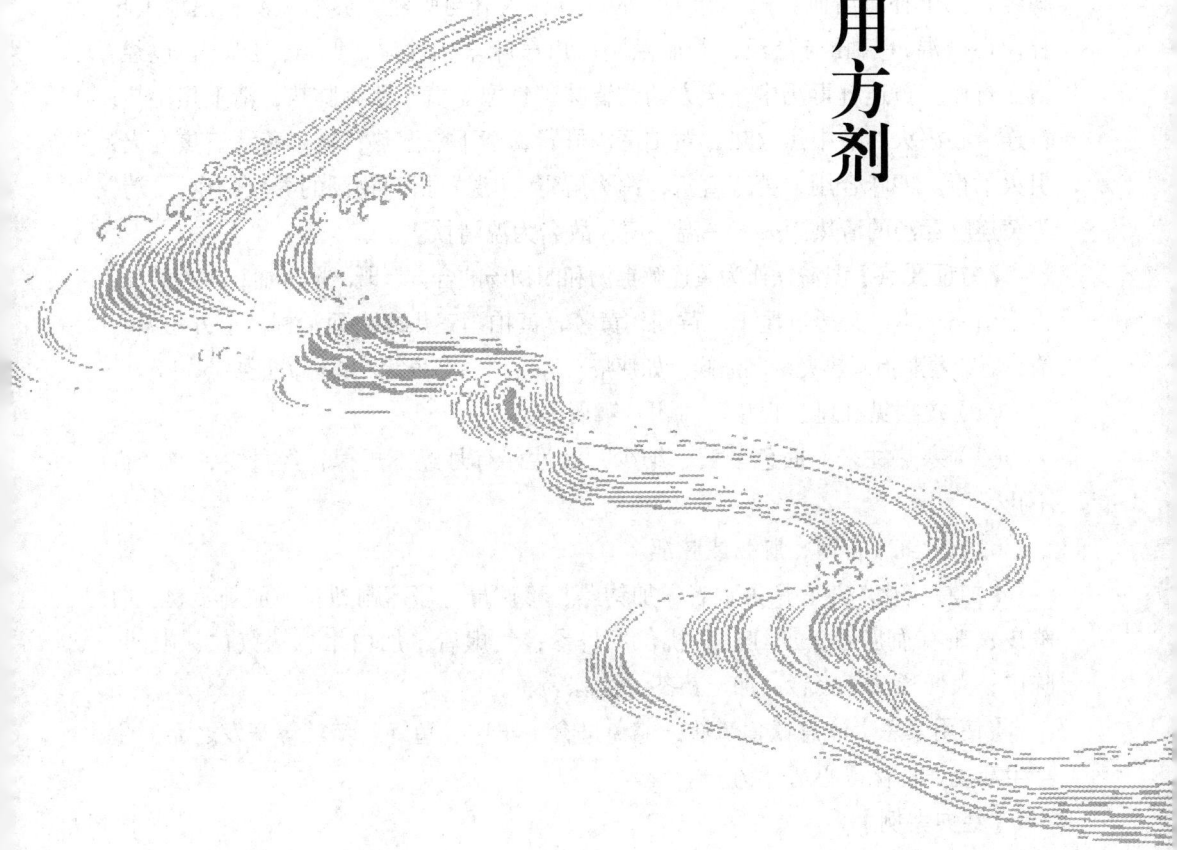

温清饮

《万病回春》

【组成】当归、白芍、熟地黄、川芎、黄连、黄芩、黄柏、栀子。

【功效】养血和血，清热泻火。

【主治】妇人经行不住，或如豆汁，五色相杂，面色萎黄，脐腹刺痛，寒热往来，崩漏不止，女性痤疮等。

【组方特色】温清饮，又名温清散、解毒四物汤，出自明代旴江金溪名医龚廷贤所著的《万病回春》，本方是由出自《太平惠民和剂局方》的四物汤和《外台秘要》的黄连解毒汤合方而成。四物汤中，当归味甘、辛，性温，入肝、心、脾经，长于补血活血；白芍味苦、酸、甘，入肝与脾经，养血敛阴；熟地黄味甘，性微温，归肝与肾经，养血滋阴；川芎味辛，性温，归肝、胆、心包经，活血行血。黄连解毒汤中，全方药物皆味苦性寒。黄芩清泻肺热，清上焦湿热；黄连清心泻火，清中焦火热；黄柏清泻肝肾，清下焦湿热；栀子善清三焦之火，引火下行。四味合用，苦寒直折，泻火解毒。"温"指四物汤的养血和血，"清"为黄连解毒汤的清热泻火，一温一清，故名为温清饮。

【方证要点】温清饮作为黄连解毒汤和四物汤的合方，既滋阴养血，调理冲任，善于治病求本，又通过栀子、黄连、黄芩、黄柏泻三焦之火而治标，全方一温一清，意味着兼治寒热夹杂之证候，如痤疮、荨麻疹、湿疹等。具体方证要点如下。

（1）皮损见红斑、丘疹、风团、鳞屑等。

（2）寒热往来，面色萎黄，纳少，女性伴有月经不规律，经量少，或经行不止。

（3）舌红，苔薄，脉弦或弦涩。

【加减变化】兼心烦失眠者，加钩藤、珍珠母；瘙痒剧烈者，加刺蒺藜、白鲜皮；兼有血瘀者，加红花、桃仁、丹参；气虚者，加白术、薏苡仁、山药、陈皮；大便稀溏不爽者，加土茯苓、茵陈等。

【使用禁忌】注意饮食清淡，避免进食牛羊肉、鱼虾、辛辣等辛发之品，注意生活规律，保持心情舒畅。

【经典案例】

患者，男，44岁。2020年1月就诊。

主诉：双手足起红斑脱屑伴瘙痒2年余。

现病史：患者2年余前双手掌及双足部起红斑、丘疹，偶发少许小水疱，瘙痒严重，反复搔抓后皮损肥厚，呈苔藓样变，入夜尤甚，严重影响睡眠。曾自行外涂激素类药膏，涂药时有效，停则复发。纳可，寐差，舌质红，苔薄黄腻，脉细濡。

西医诊断：慢性湿疹。

中医诊断：湿疮。

中医辨证：血虚湿热。

治则：养血和血，清利湿热。

处方：温清饮加减。

荆芥 9g	防风 9g	黄芩 9g	焦山栀 9g
当归 9g	川芎 9g	连翘 15g	黄柏 10g
赤芍 15g	生地黄 15g	土茯苓 15g	苦参 15g
徐长卿 15g	薄荷 3g（后下）	黄连 3g	蝉蜕 6g
薏苡仁 30g			

14 剂，每日 1 剂，水煎，早晚分服。

外洗方组成：苦参 30g、土荆皮 30g、黄柏 30g、百部 30g，当归 15g、紫草 15g。每日 1 剂，水煎，外洗患处，早晚各 1 次。

二诊：服上方 14 剂后，患者双手足皮损较前减轻，瘙痒明显缓解。为巩固疗效，续原方加减并结合外洗方治疗两个月。期间患者瘙痒反复，加乌梢蛇 9g、地肤子 15g；伴渗出，加滑石 30g（包煎）、苍术 9g；便坚，加大黄 3g、枳壳 15g。患者皮损基本恢复，但遗留少量色素沉着。

升降散
《万病回春》

【组成】白僵蚕、蝉蜕、姜黄、川大黄。

【功效】升清降浊，散风清热。

【主治】湿疹、丹毒、大头瘟、蛤蟆瘟、麻风等邪热充斥内外，清阳不升，浊阴不降之证。

【组方特色】以僵蚕为君，蝉蜕为臣，姜黄为佐，大黄为使。僵蚕味辛苦气薄，喜燥恶湿，得天地清化之气，轻浮而升阳中之阳，故能胜风除湿，清热解郁，从治膀胱相火，引清气上朝于口，散逆浊结滞之痰也；蝉蜕气寒无毒，味咸且甘，为清虚之品，能祛风而胜湿，涤热而解毒；姜黄气味辛苦，性温，无毒，祛邪伐恶，行气散郁，能入心脾二经，建功辟疫；大黄味苦，大寒无毒，上下通行，亢盛之阳，非此莫抑。盖取僵蚕、蝉蜕，升阳中之清阳；姜黄、大黄，降阴中之浊阴。一升一降，内外通和，而杂气之流毒顿消矣。

【方证要点】用于温热、瘟疫，邪热充斥内外，阻滞气机，清阳不升，浊阴不降所致病症，如丹毒、湿疹、银屑病等。具体方证要点如下。

（1）皮肤表现为红斑、丘疹、糜烂，皮温高，甚至局部出现红肿热痛；恶寒恶风，身热，烦渴，溲赤便结。

（2）面红、暗滞，心烦少寐或心中躁扰不宁。

（3）舌红，苔薄或薄黄，脉沉数。

【加减变化】因湿遏热郁者，加茵陈、滑石、石菖蒲等；温邪袭肺致郁者，加淡豆豉、连翘、牛蒡子等；瘀血致热郁者，加赤芍、牡丹皮、紫草；咽喉肿痛，加山豆根、蒲公英；头面红肿，加金银花、连翘、板蓝根。

【使用禁忌】服药后半日不可喝茶、抽烟、进饮食。

【经典案例】

李某，男，54岁。2023年3月10日初诊。

主诉：面部红斑、丘疹，伴糜烂、渗液、瘙痒半月。

现病史：患者半月前无明显诱因面部开始出现散在红斑、丘疹、丘疱疹，感瘙痒，未予重视，类似皮疹逐渐增多，且开始出现糜烂、渗液，面部稍肿胀，曾自行外涂复方醋酸地塞米松乳膏，无明显疗效。刻下症：神情，精神可，面部见红斑、丘疹、丘疱疹，稍肿胀，伴糜烂、渗液，上覆浆痂，纳可，睡眠一般，舌红苔腻，脉弦数。

西医诊断：湿疹。

中医诊断：湿疮。

中医辨证：风湿热证。患者皮疹表现为红斑、丘疹，伴糜烂、渗液，且发于头面部，头面部为风温、风热之邪易侵袭部位。

治则：散风清热，除湿止痒。

处方：升降散合消风散加减。

僵蚕 10g	蝉蜕 10g	姜黄 10g	大黄 10g（后下）
荆芥 10g	防风 10g	牛蒡子 10g	苦参 10g
甘草 3g	石膏 30g（先煎）	知母 10g	当归 10g

7剂，水煎服，每日1剂。

服药后，瘙痒减轻，渗液减轻，逐渐干燥，面部红斑颜色变淡，无明显肿胀，继续服药3剂维持治疗。

荆防败毒散
《万病回春》

【组成】防风、荆芥、羌活、独活、柴胡、前胡、薄荷、连翘、桔梗、枳壳、川芎、茯苓、金银花、甘草。

【功效】散风祛湿，消疮止痛。

【主治】痈疽疔肿，发背乳痈，憎寒壮热，甚者头痛拘急，状似伤寒。

【组方特色】方中荆芥、防风发散肌表风寒，羌活、独活祛除全身风湿，四药共用以解表祛邪，为主药；川芎散风止痛，柴胡助荆芥、防风疏解表邪，茯苓渗湿健脾，均为辅药；枳壳理气宽胸，桔梗、前胡行气宣肺，薄荷祛风透疹，金银花、连翘解毒疗疮，为佐药；甘草益气和中，调和诸药，为使药。

【方证要点】主要用于外感风寒，夹湿夹痰的表证，如荨麻疹、痤疮等。具体方证要点如下。

（1）皮肤可见白色风团、丘疹、粉刺等，外科疮疡疾病初起阶段，可伴有恶寒发热。

（2）舌苔白腻，脉浮或浮紧。

【加减变化】大便不通，加大黄、芒硝；热甚痛急，加黄芩、黄连。

【使用禁忌】服药期间，忌生冷、辛辣、油腻、烟酒等。

【经典案例】

曹某，男，26岁。2023年3月13日初诊。

主诉：面部反复起疹8年。

现病史：8年前面部起疹，反复发作，曾用口服中药及盐酸米诺环素等，外用盐酸环丙沙星凝胶、过氧化苯甲酰凝胶治疗，皮疹时好时坏，患者平时睡眠较晚，熬夜后皮疹加重。刻下症：患者面色偏暗，面颊见数十个小丘疹，部分皮损为脓疱，时有胸闷，轻微怕冷，颈项自觉发紧，口不干，出汗不多，平素不喜饮水，大便不干，小便不黄。舌质淡红，舌苔白、略腻，脉细。

西医诊断：痤疮。

中医诊断：肺风粉刺。

中医辨证：湿阻肠胃，肺卫失宣。

治则：宣肺解毒，佐以除湿。

处方：荆防败毒散加减。

荆芥10g	防风10g	羌活10g	独活10g
芡实10g	赤芍10g	丹皮10g	茯苓15g
金银花15g	连翘15g	葛根10g	

7剂，水煎服，每日1剂。

二诊：上方服用7剂后，皮损无新起，继续服用两周后，面色晦暗明显好转，皮损大部分消退，遗留色素沉着斑，偶有一两个新发淡红丘疹，详细询问，患者仍有熬夜，饮食二便均正常。嘱患者少熬夜，随访半年，病情未再反复。

通导散
《万病回春》

【组成】大黄、芒硝、枳壳、厚朴、当归、陈皮、木通、红花、苏木、甘草。

【功效】理气行滞，活血通络。

【主治】斑块状银屑病、皮肤淀粉样变、带状疱疹后遗症等。

【组方特色】本方是由张仲景的桃核承气汤脱胎而来，由承气汤加活血化瘀药组成。方中枳壳、厚朴、陈皮行气导滞；当归、红花、苏木活血化瘀消肿；大黄泻火凉血，逐瘀通经，有推陈出新之意；芒硝泻热导滞，润燥软坚；木通清热利尿通经；甘草清热解毒，调和诸药。

【方证要点】本方主要用于改善瘀血证体质，皮损粗糙、肥厚、颜色暗红，或伴局部疼痛等症状。具体方证要点如下。

（1）皮损粗糙、肥厚、颜色暗红，甚至可见增生性瘢痕。

（2）胸闷，腹胀，大便秘结。

（3）舌暗红，苔薄，脉涩。

【加减变化】兼有舌苔黄腻，可加用黄连、黄芩等清热燥湿。

【使用禁忌】年老体弱，阳虚久泻久痢患者，妊娠、哺乳期患者勿用。

【经典案例】

陈某，男，31岁。2022年3月15日初诊。

主诉：全身丘疹、斑块、鳞屑伴瘙痒5年。

现病史：患者5年前无明显诱因于头皮开始出现片状红斑、丘疹，上覆白色鳞屑，伴瘙痒不适，随后类似皮疹逐渐增多，部分丘疹融合形成斑块，上覆厚层白色鳞屑。患者曾至外院就诊治疗，用药时病情可缓解，停药后容易复发。现患者全身散在红色丘疹、斑块，有明显浸润，基底色暗，鳞屑附着较紧，时有瘙痒。舌尖红，舌质有瘀斑，苔黄腻，脉涩。

西医诊断：寻常型银屑病（斑块状）。

中医诊断：白疕。

中医辨证：湿热瘀阻证。患者病程日久，湿热久羁，营卫失调，气血失和，久病成瘀，郁积于皮肤而发。

治则：活血化瘀，清热利湿。

处方：通导散加减。

枳壳 10g	厚朴 10g	当归 10g	陈皮 6g
木通 6g	红花 6g	苏木 10g	甘草 6g
大黄 6g（后下）	黄连 6g	黄芩 9g	土茯苓 30g
丹参 30g	三棱 10g	莪术 10g	

10 剂，水煎服，每日 1 剂。

二诊：服药 10 剂后，皮损鳞屑变薄，基底色转红，瘙痒消失，舌淡红，仍有瘀点，苔转薄白。湿热已去，上方去黄连、黄芩、土茯苓，加水蛭 10g、土鳖虫 9g、川芎 15g、赤芍 10g、丹皮 12g，继续用药 2 个月，皮损完全消退，而告痊愈。

漏芦汤
《外科精要》

【组成】漏芦、白及、黄芩、麻黄、白薇、枳壳、升麻、芍药、粉草（炙甘草）、大黄。

【功效】清热解毒，散结消痈。

【主治】痈疽发背，丹疹恶肉，时行热毒，发作赤肿，及眼赤生疮。

【组方特色】漏芦苦寒，入胃经，有清热解毒、消痈散结之功，《本草经疏》："漏芦，苦能下泄，咸能软坚，寒能除热，寒而通利之药也。故主皮肤热，恶疮疽痔，湿痹，下乳汁。"白及苦寒凉泄，可消散痈肿，对于已溃或未溃之痈疽均可，痈疽久不收口可祛腐生肌。白薇咸寒，有清热凉血、解毒疗疮之效，对于血热壅盛，痈疮肿毒效佳。三药相伍，一则可消肿散结，二则可祛腐生肌。佐以主入中、上二焦之黄芩清热解毒，增强本方泻火解毒之功。痈疽多因外受六淫邪气加之过食肥甘，损伤中焦脾胃，湿火内生，内外相引而发，故以麻黄、升麻相伍，一则可宣透肺气，升散郁火，二则以辛凉辛散除蕴于肌表之邪，畅达营卫之气。枳壳辛散，功能理气宽中，行滞消胀，畅运中焦气机，化中焦之湿滞。芍药味苦微寒，有凉血消痈、消肿止痛之功，同时又兼有散瘀之力，使本方凉而不郁，无凉遏冰伏之虞。大黄通腑泄热，使内生之湿热从下而出，与黄芩达"清上泻下"之功。炙甘草固护脾胃，减少苦寒伐胃之弊端。

【方证要点】本方适用于痈疽、疮疡之阳证火毒炽盛者。具体方证要点如下。

（1）局部肿胀，迅速结块，皮肤焮红，灼热疼痛。

（2）恶寒发热，头痛，口渴。

（3）脉弦滑或洪数。

【加减变化】若发于上部，加牛蒡子、野菊花；发于中部，加龙胆草、黄芩、栀子；发于下部，加苍术、黄柏、川牛膝。

【使用禁忌】脾胃虚弱，大便溏泄者不宜。

【经典案例】

患儿，男，7岁。2022年12月25日初诊。

主诉：左侧颈部肿块4天，伴发热2天。

现病史：4天前患儿无明显诱因出现左侧颈部肿块，质地坚实，伴压痛，家长自行给予头孢类抗生素（具体用药及用量不详）口服2天，病情未见明显好转。2天前患儿出现发热，体温最高39℃，家长自行给予布洛芬混悬液口服治疗，患儿热退复升。刻下症：发热，左侧颈部肿块，质地坚实，周围皮色焮红，伴有明显触痛及压痛，咽红，食欲减退，懒言少动，夜寐不安，小便色黄，大便正常，一日一行。

查体：神清，面红，双肺听诊呼吸音清。舌质红，苔黄腻，脉滑数。

实验室检查：血常规示白细胞、中性粒细胞及C-反应蛋白升高。

西医诊断：急性颈部淋巴结炎。

中医诊断：颈痈。

中医辨证：热毒痰瘀证。

治则：清热解毒，化痰祛瘀。

处方：漏芦汤加减。

漏芦12g	黄芩10g	柴胡10g	金银花10g
连翘10g	当归10g	川芎10g	甘草5g
陈皮10g	清半夏10g	茯苓12g	枳壳10g
竹茹10g	焦山楂10g	焦麦芽10g	焦神曲10g
鸡内金10g	蝉蜕6g		

5剂，水煎服，每日1剂，分早晚温服。嘱患儿宜清淡饮食。

二诊（2022年12月30日）：患儿已无发热，颈部肿块消退大半，触痛及压痛明显减轻，纳食稍增，余无不适。舌淡红，苔薄黄，脉数。

予初诊方去柴胡、黄芩、蝉蜕、金银花，加猫爪草15g。5剂，水煎服，日1剂，分早晚温服。服至第3剂（2023年1月2日），家长诉患儿病情已痊愈。后电话随访1个月，患儿症状平稳，未见复发。

神效瓜蒌散
《外科精要》

【组成】瓜蒌、生粉草（生甘草）、当归、乳香、没药。

【功效】理气活血，化瘀消痈。

【主治】妇人乳疽、奶劳。

【组方特色】此方出自陈自明之《妇人大全良方》，用于治疗妇人乳疽、奶劳。乳疽、乳痈多由肝胃郁热或风热毒邪侵袭，乳汁淤积，乳络闭阻，气滞血瘀而成，与肝胃密切相关。方中瓜蒌理气化痰，散结消痈；当归活血补血；乳香、没药活血止痛，消肿生肌；生甘草清热解毒，调和诸药。全方共奏活血散瘀消痈、消肿止痛之功。

【方证要点】本方适用于乳疽、乳痈、乳癖之气血郁滞证等。具体方证要点如下。

（1）乳房局部结块，红肿热痛。

（2）皮色不变或微红，日久不消。

（3）舌质紫暗或瘀暗，苔薄白，脉弦涩。

【加减变化】若经前乳房胀痛明显，痛及胸胁，加枳壳、佛手、青皮、木香等以疏肝理气；若乳房痛甚，呈刺痛或明显压痛，加丹参、赤芍、玄参、王不留行、延胡索等以活血止痛；若肿块质地坚硬，按之不移，加夏枯草、煅牡蛎、皂角刺、蒲公英、白芥子等以化痰散结。

【使用禁忌】便溏或腹泻患者不宜使用，脾胃虚弱者不宜。

【经典案例】

鲍某，女，62岁。2011年4月26日就诊。

主诉：双侧乳房反复胀满疼痛半年。

现病史：患者素有乳腺小叶增生史，双侧乳房反复胀满疼痛半年。近日双侧乳房胀满疼痛明显，触之有结块，质较硬，神疲乏力，嗜睡，夜间皮肤瘙痒，舌偏红，苔薄，脉细弦。

西医诊断：乳腺增生。

中医诊断：乳癖。

中医辨证：气机阻滞，痰瘀互阻。

治则：行气活血，化痰散结，兼清热润燥止痒。

处方：神效瓜蒌散化裁。

| 瓜蒌皮12g | 当归12g | 乳香6g | 没药6g |

甘草 12g	橘核 12g	荔枝核 12g	夏枯草 30g
石菖蒲 12g	制何首乌 12g	苦参 12g	火麻仁 12g
威灵仙 12g			

7 剂，水煎服，每日 1 剂，早晚饭后温服。

二诊（2011 年 5 月 6 日）：患者停药 3 天。服上药后乳房胀痛稍有减轻，夜间肤痒减半，睡眠欠佳，舌脉同上。原方乳香、没药各减为 3g，加夜交藤 30g、合欢皮 15g、酸枣仁 12g，7 剂。

三诊（2011 年 5 月 17 日）：患者诉服上药后双侧乳房胀满疼痛已止，触之结块较前缩小。此后续予上方稍作加减调理。

四诊（2011 年 10 月 18 日）：乳块缩半，质亦变软。

加味十全汤
《外科精要》

【组成】黄芪、大地黄（熟地黄）、大当归（当归身）、川芎、人参、白茯苓、粉草（炙甘草）、白芍药、桂心（肉桂）、天台乌药、白术、橘红、北五味子、生姜、大枣。

【功效】温补气血，敛疮生肌。

【主治】痈疽溃后，补气血。

【组方特色】本方是以四君子汤合四物汤再加黄芪、肉桂、生姜、大枣、乌药、橘红、北五味子化裁而来，主要用于治疗痈疽溃后，气血亏虚，倦怠食少，疮口难以愈合的痈疡疾患。从方中药物组成来看，以补气之基础方四君子汤合补血之基础方四物汤为主，两方相合，共奏气血双补之功，暗合"气为血帅，血为气母"之意，气血充盛则肌肉得气血之濡养，助养其新生。黄芪甘温，善入肺、脾两经，为补气之要药，擅补后天之气，《神农本草经》记载黄芪"主痈疽久败脓，排脓止痛"，益气敛疮生肌，为治疗阴证疮疡之圣药。四君子汤与黄芪相伍，补气之力更甚。肉桂为辛温大热之药，补火助阳，温通血脉，鼓舞气血生长，增强本方补虚之力。痈疽一证多为火毒内生所致，极易耗伤气血，痈疽后期正气虚损，若纯用补药，恐壅滞中焦气机，化源不及，同时气血亏虚还容易导致血运郁滞，不通则痛，故佐以性温辛散之乌药、橘红，补中有散，一则畅运中焦，二则行气止痛。痈疽耗伤气血，阴血不足，后期可见虚热内生，发热、口干等症，五味子性味酸甘，具有益气生津之功，《本草备要》云"益气生津……除烦渴"，合四物汤养阴血，清内热。全方益气养血药中佐以辛热之品，温阳与补养相结合，阳生阴长，气充血旺，四肢百骸得其所养则痈疽渐愈，诸症皆除。

【方证要点】本方适用于痈疽溃后，气血亏虚，久不成脓；脓成不溃，溃后不敛之证。具体方证要点如下。

（1）疮面新肉不生，色淡红而不鲜，愈合缓慢。

（2）面色无华，神疲乏力，纳少。

（3）舌淡苔薄，脉细弱。

【加减变化】若兼见心悸怔忡，可加远志、酸枣仁等以养心安神；自汗不止，加煅龙骨、煅牡蛎等以敛汗固表；若兼见脓液排出不畅，加皂角刺、金银花等以透毒排脓；若兼见局部肿痛明显，加桂枝、川牛膝等以通经活络。

【使用禁忌】本方适用于纯虚无实之证，临证需注意勿犯虚虚实实之戒，火毒炽盛之阳证痈疽不宜，阴证痈疽属气血亏虚之证均可以本方化裁，服用此方忌食肥甘厚腻之品以免滋腻碍脾。

【经典案例】

王某，男，26岁。于1980年4月24日初诊。

主诉：右下肢溃烂未愈1年余。

现病史：患者右下肢溃烂在某院经西医治疗一年多未愈，右小腿1/3正前位可见一处10cm×4cm溃疡面，中心5cm×2cm露骨，溃疡边缘皮肤发绀，伴有湿疹，溃疡表面覆盖有灰绿色脓性分泌物。患者消瘦，面色白，少气懒言，倦怠无力，夜寐不安，舌苔灰白厚，舌质淡暗，脉细数无力。

西医诊断：溃疡。

中医诊断：溃疡。

中医辨证：气血两虚兼瘀滞，肉腐酿脓，伴有寒湿客于下肢筋脉。

治则：气血双补，行气活血，消肿抗菌，祛寒除湿。

处方：除加强营养外，局部以加味十全汤化裁煎浓液贴敷患处。

黄芪 20g	金银花 20g	蒲公英 20g	大黄 15g
当归 15g	麦门冬 15g	党参 12g	白术 12g
茯苓 12g	生地 12g	白芍 12g	五味子 12g
桂枝 10g	川芎 10g	甘草 6g	

煎两次混合，文火浓缩至150ml。

用法：先用硼酸、酒精棉球常规清洁溃疡面，以四层消毒纱布块蘸药液贴敷溃疡面，外盖以樟脑膏纱布包扎，视气候寒热和病情隔日或隔两日换药一次。

用此法治疗后，脓液渐次减少，两周后溃疡面肉芽组织开始增生，边缘皮肤颜色渐复正常，9周后溃疡面露骨部分全部以鲜红肉芽组织覆盖，继续换药，共治疗 5 个月，溃疡痊愈，随访数年未见复发。

神效托里散
《外科精要》

【组成】黄芪、忍冬叶、当归、粉草（炙甘草）。

【功效】益气补血，托毒消痈。

【主治】痈疽发背，肠痈奶痈，无名肿毒，焮作疼痛，憎寒壮热，类若伤寒。

【组方特色】此方出自《太平惠民和剂局方》，用于治疗痈疽、肠痈、乳痈已溃或未溃之时。方中黄芪为补气之要药，入脾肺两经，性味甘温，善于补气升阳，生津养血，敛疮生肌，《本草备要》称之为"疮痈圣药"，善于治疗疮疡日久不溃，或溃后久不收口。当归甘温，既可活血消肿止痛，又有补血生肌之功，善于治疗血气虚弱所导致的疮疡脓成不溃或久溃不敛。黄芪与当归相伍，取当归补血汤气血双补之意。忍冬叶即金银花叶，李时珍曾指出"忍冬茎叶及花功用皆同"，具有清热透毒排脓之功，力稍逊于金银花。炙甘草味甘性平，具有补益脾气之功，可"助参芪成气虚之功"。全方气血双补，未成脓时，可促进气血畅达，消散其于无形，脓成时可益气托毒排脓，不至于内陷入里，溃后可去腐生新。

【方证要点】本方适用于痈疡未成脓、已成脓、溃后各阶段。具体方证要点如下。

（1）痈疡局部红肿疼痛，发热恶寒，久不化脓。

（2）痈疽未溃或溃后脓稀，肌肉不生。

（3）舌淡，苔薄白，脉沉缓或弱。

【加减变化】阴虚口渴甚者，加天冬、玄参、麦冬养阴生津；局部瘀滞疼痛明显者，可加地龙、桂枝以通经活络。

【使用禁忌】除邪热炽盛或阴寒凝结者均可用之。服药期间忌食辛辣生风动血及肥甘厚腻之品，以及鸡、虾、鱼、蟹等发物。

【经典案例】

尚某，男，62 岁。1933 年 11 月初诊。

主诉：右足趾青紫，疼痛颇剧半年余。

现病史：患者脉管炎半年余，屡治屡犯，右足趾青紫，疼痛颇剧，趾端凉，时有发热，舌质紫，脉弦紧。

西医诊断：血栓闭塞性脉管炎。

中医诊断：脱疽。

中医辨证：气血郁滞阻络证。

治则：补气养血，活血通络。

处方：神效托里散化裁。

黄芪 100g	忍冬草 50g	当归尾 15g	甘草 15g
地龙 10g	桂枝 10g	丹参 25g	白花蛇舌草 25g

水煎黄酒送服，日2次。服药3剂，诸症大减，又以原方增损，连服20余剂，诸症悉除。

柴苓汤
《世医得效方》

【组成】柴胡、党参、黄芩、半夏、茯苓、猪苓、白术、泽泻、桂枝、生姜、甘草、大枣等。

【功效】和解少阳，疏肝健脾，清热利湿。

【主治】痤疮、麻疹、荨麻疹、湿疹、扁平苔藓等证属邪郁少阳，肝脾不和，化湿生热者。

【组方特色】柴苓汤为小柴胡汤和五苓散的合方。小柴胡汤调和肝胆，通利三焦。方中柴胡苦辛微寒，疏泄气机之郁滞，透散少阳之邪气；黄芩苦寒，清泄少阳半表半里之热，与柴胡相配伍，一散一清，共解少阳半表半里之邪。半夏、生姜健脾燥湿，和胃降逆，调畅气机；党参、大枣益气健脾，扶正祛邪；甘草味甘，助党参、大枣扶正，调和诸药。五苓散温阳化气，健脾除湿，方中白术健脾燥湿，桂枝温命门之火，水液得火温化而行，茯苓、猪苓、泽泻调通水道。两方合用，其中柴胡、黄芩、生姜与桂枝相配，疏利和解，透邪清热之力更强；党参、甘草与白术、茯苓相配，共成四君子汤，补气健脾祛湿；半夏、生姜与茯苓、桂枝相配，化气行水，输布津液。此二方合用，共奏和解少阳、疏肝健脾、清热化气利水之功。

【方证要点】本方主要运用于邪郁少阳，肝脾不和，湿热毒邪郁阻肌肤导致的多种皮肤病，如痤疮、麻疹、荨麻疹、湿疹等。具体方证要点如下。

（1）皮损见红斑、丘疹、丘疱疹、风团、鳞屑等。

（2）面色黄，口干口苦，胸胁胀满，食欲不振，嗳气腹胀，小便不利，大便不成形。

（3）舌红，苔黄或黄腻，脉弦滑。

【加减变化】皮疹色鲜红者，可加白茅根、赤芍、丹皮；瘙痒明显者，可加白鲜皮、防风；胃纳差者，可加山楂、鸡内金；烦躁失眠者，可加百合、合欢皮、茯神。

【使用禁忌】服药期间禁食辛辣、湿冷，保持心情舒畅。

【经典案例】

熊某，女，26岁。初诊：2023年5月10日。

主诉：颜面部毛囊样红色丘疹2年，加重1个月。

现病史：患者2年前无明显诱因颜面部出现粉刺、毛囊样红色丘疹，间断服用药物、外涂药物（具体不详）治疗，效果不明显，症状反复，皮疹无明显消退。1个月前症状加重，现颜面部可见毛囊样丘疹，有脓头，色红，面部出油较多，晨起眼睑肿，口干口苦，心烦，胸胁胀满，纳一般，二便尚可。

检查：前额、双侧颜面部可见散在红斑、粉刺、丘疹、脓疱；面部皮肤偏油腻，前额、面中部可见淡黄色油腻性鳞屑。

脉象：脉弦滑。

舌象：舌质红，苔黄腻，舌体胖大。

西医诊断：痤疮。

中医诊断：粉刺。

中医辨证：证属肝郁脾虚，湿热蕴结。本病患者面部痤疮伴口干口苦、心烦、胸胁胀满，属少阳气机不利；晨起眼睑肿、舌体胖大，属于太阴脾虚水盛。

治则：疏肝健脾，清热利湿。

处方：柴苓汤加减。

柴胡15g	黄芩10g	黄连6g	半夏10g
白术15g	茯苓15g	猪苓10g	泽泻10g
生薏苡仁30g	皂角刺15g	白芷10g	甘草6g

15剂，水煎服，每日1剂。

二诊：服上方15剂后，面部痤疮明显消退，原方去皂角刺15g。

三诊：服二诊方14剂后，面部痤疮消退，留有淡红色痘印，无明显新发皮疹，上方加丹皮10g、赤芍10g、桃仁10g，续服14剂，煎服法同前。同时嘱患者忌食甜、辛辣、油腻食品。

二妙散
《世医得效方》

【组成】黄柏、苍术。

【功效】清热燥湿。

【主治】湿疹、关节炎、阴道炎等证属湿热者。

【组方特色】黄柏为君，性味苦寒，苦以燥湿，寒以清热，善清湿热。《本草经集注》曰："黄柏，主治五脏肠胃中结气热，黄疸，肠痔，止泄痢，女子漏下赤白，阴阳蚀疮。治惊气在皮间，肌肤热赤起，目热赤痛，口疮。久服通神。"苍术为臣，辛散苦燥，善健脾燥湿。《药品化义》曰："苍术，味辛主散，性温而燥，燥可去湿，专入脾胃，主治风寒湿痹，山岚瘴气，皮肤水肿，皆辛烈逐邪之功也。"苍术性苦温，得黄柏之苦寒清热，而不致过燥伤阴之弊；黄柏苦寒，配苍术之温，则燥湿健脾而不伤脾胃。两药合用，相得益彰。

【方证要点】本方主要运用于湿疹、关节炎、阴道炎等证属湿热者。具体方证要点如下。

（1）皮肤可见红斑、丘疹、糜烂、渗液、结痂等。

（2）食纳不香，身倦，大便溏。

（3）舌质红，苔黄腻，脉弦滑或滑数。

【加减变化】皮损处糜烂渗出较明显，可加土茯苓、萆薢；瘙痒明显，可加地肤子、白鲜皮、苦参；小便不利者，可加车前草；脾虚明显者，可加党参、山药、黄芪；舌苔黄厚腻明显，可加茵陈蒿、栀子、土茯苓。

【使用禁忌】年老体弱、长期腹泻者不宜用。

【经典案例】

陈某，男，25岁。2022年8月20日初诊。

主诉：全身泛发红斑、丘疹伴瘙痒3年。

现病史：患者3年前无明显诱因四肢、胸背部出现红斑、丘疹，瘙痒明显，挠抓后伴有淡黄色渗液，于当地医院诊断为"湿疹"，予以抗组胺药物抗过敏止痒，外涂激素药膏治疗，症状稍有好转，但停药后病情反复并转加重。现患者症状进一步加重，全身泛发红斑、丘疹，躯干部大片红斑，局部可见渗出及蜜黄色痂壳，自觉皮疹处灼热感，剧烈瘙痒，伴轻微疼痛，夜间明显，影响睡眠。无恶寒发热，无明显口干口苦，纳可，小便可，大便偏稀、质不黏。

检查：躯干、四肢泛发大小不等的红斑、丘疹，躯干可见大片红斑、斑块，部分皮损表面附有黄色痂壳或鳞屑，边界不清，抓后可见渗出，皮损对称分布。

脉象：脉滑数。

舌象：舌红，苔黄腻。

西医诊断：泛发性湿疹。

中医诊断：湿疮。

中医辨证：湿热蕴肤兼有脾虚证。

治则：清热燥湿，健脾利湿。

处方：二妙散加减。

苍术 30g	黄柏 20g	茯苓 15g	白术 15g
青黛 15g	地肤子 30g	白鲜皮 30g	当归 10g
紫草 10g	生地黄 30g	生甘草 6g	

7剂，每日1剂，水煎，早晚饭后服。

外用三黄散（大黄、黄连、黄柏等量磨粉，用凡士林调匀后涂于皮损部），每日1次。

二诊：服上方7天后，皮疹基本消退，瘙痒、渗出明显减少，无明显新发皮疹。换用调理脾胃方剂巩固治疗，7天后停药。随访至今未发。

玉屏风散
《医世得效方》

【组成】黄芪、白术、防风。

【功效】益气固表止汗。

【主治】可用于表虚自汗，临床上常用于治疗表虚不固之慢性荨麻疹、慢性湿疹、过敏性紫癜等。

【组方特色】方中重用甘温之黄芪，内可大补脾肺之气，外可固表止汗；白术益气健脾，培土生金，协黄芪以益气固表实卫。二药相合，使气旺表实，则汗不外泄，风邪不得侵袭。佐以辛润之防风以祛风邪，黄芪得防风则固表而不留邪。《本草纲目》曾记载："黄芪得防风而功愈大。"三药合用，固卫气，实肌腠，兼疏风邪，共奏固表止汗之功。

【方证要点】本方可用于表虚不固所致的皮肤病，如荨麻疹。具体方证要点如下。

（1）皮肤风团颜色表现为白色或淡红色。

（2）汗出恶风，面色㿠白，易感冒。

（3）舌淡，苔薄白，脉虚浮。

【加减变化】自汗较重者，加浮小麦、煅牡蛎、麻黄根以固表止汗；偏风热者，加石膏、连翘疏风清热；偏风寒，加紫苏子祛风散寒；湿重，加黄芩、地肤子等清热燥湿；血分热盛，加紫草清热凉血；血虚，加当归、熟地等润燥养血；阴虚火旺，加生地、知母等滋阴清热。

【使用禁忌】体质壮实，湿热证、血热证者不宜使用。

【经典案例】

夏某，女，37岁。2023年9月9日初诊。

主诉：全身反复红色风团伴瘙痒6年，加重2周。

现病史：患者自诉6年前无明显诱因出现全身泛发红色风团，瘙痒剧烈，24小时内风团可自行消退。曾口服依巴斯汀片、枸地氯雷他定片、左西替利嗪片等药物抗过敏治疗，服药后症状改善，但停药后随即复发。近2周因劳累而症状加重，全身泛发淡红色风团，部分融合成片，伴眼眶、口唇和手指等部位肿胀，皮损可自行消退，但此起彼伏，瘙痒明显，影响睡眠，伴有心烦，胸闷，口干口苦。纳可，夜寐欠安，二便平，月经正常。

检查：全身泛发淡红色风团，风团大小不等，部分融合成片，皮肤划痕试验阳性，伴眼眶、口唇和手指等部位肿胀。

脉象：脉弦细。

舌象：舌体偏瘦，色淡红，苔薄白。

西医诊断：慢性荨麻疹。

中医诊断：瘾疹。

中医辨证：少阳夹水饮，兼气血亏虚，腠理不固。

治则：和解少阳，利水消肿。

处方：小柴胡汤合玉屏风散加减。

桂枝12g	猪苓10g	泽泻10g	茯苓10g
白术10g	柴胡10g	法半夏15g	黄芩10g
党参15g	黄芪30g	防风10g	

7剂，水煎服，每日1剂。

二诊：服上方7剂，患者自诉服用中药后，近3日未发风团，第4日因跑步受凉而全身泛发风团伴瘙痒，风团消退时间长。口干口苦较前有所好转，易汗出，纳可，夜寐不安，多梦且容易醒，二便平。在原方基础上加乌梅6g、麦冬10g治疗。

三诊：服二诊方7剂，患者诉经治疗后症状明显缓解，风团发作频率降低，晨起可见少许新发风团，瘙痒不明显，半小时内风团消退。稍口干口苦，纳可，寐一般，二便平。舌暗红，苔薄白。

处方：桂枝汤合玉屏风散加减。

桂枝12g	白芍10g	生姜3片	大枣3枚
生甘草6g	白术10g	黄芪30g	防风10g

15剂，水煎服，每日1剂。

四诊：服上方15剂后，患者症状明显好转，现双上肢偶见散在的小风团，瘙痒不明显，半小时内可消退，退后不留痕迹。守上方再服15剂，巩固疗效。

随访 3 月，未再复发。

加减连翘饮
喻文球经验方

【组成】连翘 15g，荆芥 10g，防风 10g，牛蒡子 10g，当归 10g，赤芍 10g，生地 12g，通草 6g，生甘草 6g，瞿麦 10g，灯心 2g，枳实 5g，焦栀子 5g，黄芩 10g。

【功效】祛风解毒，凉血活血；渗利导热，通腑泄热。

【主治】急性过敏性皮肤病，如湿疹、皮炎等。

【组方特色】本方是以连翘饮为借鉴化裁而来的经验方，主要用于治疗风湿热毒浸淫皮肤所引起的急性过敏性皮肤病，如湿疹、皮炎等。从其药味组成来看，是以连翘为主药，连翘味苦微寒，质轻而气浮，能透达表里，《内经》言"诸痛痒疮，皆属于心"，连翘长于清心火、解疮毒，又能消散痈肿结聚，故前人有"疮家圣药"之称；牛蒡子辛苦性寒，能疏散风热，解毒透疹，协同荆芥、防风助连翘辛散以达邪，疏风以止痒，祛风透疹，托毒外出，佐以生甘草加强连翘清热解毒之效；《医宗必读》言"治风先治血，血行风自灭"，方中生地黄苦寒清泄，味甘质润，清热凉血，滋阴养血，赤芍苦微寒，清热凉血，散瘀止痛，二者合当归养血活血，使祛瘀不伤正；瞿麦、灯心均为清热利水通淋要药，配以甘寒之通草淡渗利湿，更显渗利导热之功；枳实辛行苦降，归脾、胃经，行气通腑，合诸药可令湿热从二便分消；黄芩兼能清热燥湿，凉血止血，佐以栀子苦寒降泄，善泻火泄热，又有凉血解毒之功，二者均协同助连翘解毒泄热，引热内降，令全身热毒从小便而排出。诸药配伍，祛风解毒，渗湿泄热兼养血活血，风邪散、热邪清、水湿去则诸症皆消，本方在表辛散达邪、在里清理肠胃，清除湿热之根源，标本内外兼顾，寓意较深。

【方证要点】本方对急性过敏性皮肤疾病，如湿疹、皮炎等偏于实热证者最为相宜。患者素来体质健康，外受风邪，风湿热毒相合于肌肤，瘙痒无度者，可加减使用。具体方证要点如下。

（1）体格壮实，无明确内科疾患。

（2）急性病程。

（3）阵发性剧烈瘙痒，可能伴有疼痛或刺痛感。

（4）边界清楚的红斑，其上可能散布着丘疹、丘疱疹或大小不一的风团。

（5）脉滑数，舌红，苔黄腻。

【加减变化】喻老称本方主要是针对风湿热毒浸淫皮肤所致的皮肤疾病引起

风盛瘙痒诸证，如局限性或泛发的慢性湿疹、神经性皮炎、结节性痒疹等，可加乌梢蛇。如皮肤过敏常伴随皮疹、红斑等症状，可加紫草，紫草能够清热解毒，活血散瘀，改善皮肤症状，促进皮肤康复。湿疹伴皮肤瘙痒剧烈，可加僵蚕祛风解痒。

【使用禁忌】自身脾胃虚弱，阳气亏虚，身体虚寒者不宜用。服此方时忌食荤腥海味、辛辣油腻的食物，孕妇慎用，儿童与老年人酌情减量。

【经典案例】

陈某，男，30岁。初诊日期：2016年4月12日。

主诉：皮肤局部红疹伴瘙痒半月余。

现病史：患者半月余前腹部出现红色斑丘疹，瘙痒难忍，晚间尤甚，搔抓后皮疹增大，流黄水，局部皮肤大片发红，逐渐延及腰部、躯干等处。自服"苯海拉明"、静脉注射"溴化钙"，均未见效。刻下症：皮肤灼热，局部皮肤出现红色斑丘疹，伴有抓痕及血痂，口干欲饮，大便秘结，小便短赤。

检查：胸、背部皮肤轻度潮红，有散在红色小丘疹，自米粒大至高粱米粒大，下腹部及腰部呈大片集簇性排列，并掺杂有小水疱，部分丘疹顶部抓破，有少量渗出液及结痂。

脉象：沉滑数。

舌象：舌苔黄腻，舌质红。

西医诊断：急性湿疹。

中医诊断：湿疮。

中医辨证：湿热相合，热重于湿。

治则：清热凉血利湿。

处方：加减连翘饮。

连翘15g	荆芥10g	防风10g	牛蒡子10g
当归10g	赤芍10g	生地黄12g	通草6g
生甘草6g	瞿麦10g	灯心草2g	枳实5g
焦栀子5g	黄芩10g		

7剂，水煎服，每日1剂。

二诊：服上方7剂后，红色丘疹面积不再扩散，水疱渗出液减少，痒感已减轻，可以入睡，二便调，舌质红，苔白腻，脉滑偏数。于原方基础上加薏苡仁15g，续服7剂。前后共计治疗2个月左右，痒感消失，局部皮肤已基本正常。

加味桂枝汤

喻文球经验方

【组成】桂枝 10g，白芍 10g，甘草 6g，生姜皮 3g，当归 10g，生地黄 10g，枳实 3g，黄连 5g，牡丹皮 10g，地骨皮 10g，薄荷 10g，紫苏 10g，太子参 12g，茯苓 10g，生牡蛎 20g，煅龙骨 20g，大枣 3 个。

【功效】调和营卫气血，理脾化湿解毒。

【主治】亚急性、慢性过敏性皮肤病。

【组方特色】本方是以桂枝汤为借鉴化裁而来的经验方，主要用于治疗营卫失和为主，兼有部分血分郁热所引起的亚急性、慢性过敏性皮肤病等。方中桂枝辛温，通经络，解肌发表，温阳利水而为君药。芍药酸甘而凉，益阴敛营，敛固外泄之营阴，桂芍合用相辅相成，阴阳兼顾，营卫并调。丹皮清热凉血，善于清透阴分伏热，为无汗骨蒸之要药；地骨皮凉血除蒸，为治疗有汗骨蒸之要药。两药相合，凉血热，清虚热。生地黄苦寒清泄，清热凉血，滋阴养血，合当归养血活血，使祛瘀不伤正。紫苏行气宽中，薄荷疏肝透疹，二者均为辛散达表药。太子参、茯苓合用，共奏健脾渗湿之效，佐以生姜皮利水消肿，以助茯苓理脾化湿。生牡蛎合煅龙骨相须为用，收敛固涩，滋阴潜阳，并制约紫苏、薄荷不致辛散太过，一散一收，开阖相济。脾胃气滞则蕴湿，湿聚日久则生火毒，枳实、黄连共为佐药，皆行清理胃肠湿热之功。枳实味辛、苦，性微寒，能破气结，除痞闷胀满；黄连苦寒清心，解血分热毒。两药合用，清除大肠湿热火毒，共同起到燥湿清热的作用。大枣甘平，协芍药补营阴，兼健脾益气，与生姜相配，补脾和胃，化气生津，益营助卫。

【方证要点】本方对亚急性、慢性过敏性皮肤疾病之营卫不和，湿毒蕴于脾胃者最为相宜。患者素体里气不虚，而表之卫气虚，腠理疏松，水湿之邪侵入肌肤，日久蕴于脾胃而郁热。具体方证要点如下。

（1）体格壮实，无明确内科疾患。

（2）多为慢性病程，易反复。

（3）患处皮肤增厚、粗糙，可能伴有瘙痒、皮疹。

（4）皮损通常表现为暗红色斑片上的丘疹、抓痕和鳞屑。

（5）脉缓滑，舌暗红，苔白腻或黄腻。

【加减变化】喻老称本方主要是针对营卫气血失调，脾失健运，湿热内蕴，走窜皮肤形成的亚急性、慢性过敏性皮肤，如皮肤溃烂、黄水淋漓者，可配苍术、苦参。若湿疹反复发作，久久不愈，皮肤瘙痒的同时，还有皮肤粗糙、鳞屑脱落等症状，则可配伍四物汤加减，养血润燥，滋阴除湿。

【使用禁忌】素体脾胃虚弱，疾病缠绵日久之虚证，素体虚寒者不宜用。服此方时禁食荤腥海味、辛辣油腻的食物，孕妇慎用，儿童与老年人酌情减量。

【经典案例】

白某，男，40岁。2013年9月2日初诊。

主诉：全身泛发皮疹，反复不愈3年。

现病史：患者自诉3年前因过敏诱发全身散在红斑、丘疹，以腰腹尤甚，多次治疗不效，仍反复发作。2个月前外用西药水剂（具体不详）后，局部皮肤红肿、渗水糜烂，伴抓痕结痂，瘙痒无度，夜不成眠，遂来我院就诊。平素胃脘部疼痛，纳食不思，食后腹胀，稍畏寒，大便偏干，日一行。

检查：胸、腹及后背、四肢可见成片红斑、丘疹及集簇之丘疱疹，渗水糜烂，抓痕结痂，局部皮肤呈暗褐色，皮肤增厚、粗糙，呈苔藓样变。

脉象：脉缓滑。

舌象：舌质红，苔白腻。

西医诊断：慢性湿疹。

中医诊断：湿疮。

中医辨证：营卫失和，脾失健运，湿热内蕴，发于肌肤。

治则：调和营卫气血，理脾化湿解毒。

处方：加味桂枝汤化裁。

桂枝 10g	白芍 10g	甘草 6g	生姜皮 3g
当归 10g	生地黄 10g	枳实 3g	黄连 5g
牡丹皮 10g	地骨皮 10g	薄荷 10g	紫苏 10g
太子参 12g	茯苓 10g	苍术 9g	生牡蛎 20g（先煎）
生龙骨 20g（先煎）	大枣 3个		

10剂，水煎服，每日1剂。

外用：生地榆 30g，水煎后湿敷渗水处。

二诊：药后皮损减轻，渗水减少，瘙痒不甚，便干，胃纳仍差，舌脉同前。于原方基础上加厚朴 6g，续服 10剂。

三诊：服前方后，躯干皮损显见减轻，四肢皮损亦趋好转。大便成形，胃纳见馨，舌苔白腻渐化。继用前法，上方去厚朴，加泽泻 9g，水煎服 10剂。前后共计治疗2个月左右，局部皮肤已基本正常。

透表和营解毒方

龚丽萍经验方

【组成】麻黄 6g，生地 15g，僵蚕 10g，羌活 10g，浮萍 10g，当归 10g，赤芍 10g，丹皮 10g，白花蛇舌草 30g，连翘 10g，草河车 15g，甘草 6g。

【功效】清热凉血，透表和营。

【主治】寻常型银屑病进行期辨证属血热证者，或兼有风热表证者。

【组方特色】本方具有清热凉血、透表和营之功效，主要用于寻常型银屑病进行期辨证属血热证者，尤其适用于银屑病新发，处于进行期者。在进行期往往具有表证，卫表郁遏，营卫不和，故提出"外邪束表，营卫不和"为银屑病进行期的重要病机，应用"透表和营法"早期干预治疗寻常型银屑病进行期，使邪毒由营转气，或由里达表，透达气机。所谓"透"，即透发、宣透、透散，引邪外出之意。中医之透法，是通过使用轻清灵动之品，使邪由表而解，或由里达表而解，以透达气机，驱邪外出的一种治疗方法，它可用于病邪郁滞于内不能疏达泄越的所有病症。用透法将体内病邪向外透出，即遂其愿、顺其性，起到开门逐盗之功。中医之和营法，是用调和营血的药物，使经络疏通、血脉调和通畅，有形之积消散于无形的一种治法。从组方来看，方中炙麻黄、生地发散风邪，透发血分之热，为君药；浮萍、僵蚕、羌活发散风邪，白花蛇舌草、丹皮、草河车、连翘解毒凉血止痒，为臣药；当归、赤芍养血凉血，还可以佐制透表药发散太过伤及津液，达到调和营卫的效果，为佐药；甘草调和诸药。全方共奏解毒透邪、凉血祛风、调和营卫之功，在临床中能显著改善患者的症状，减少复发。与传统凉血清热解毒方相比，本方最大的特点是配伍解表药，解表药的应用范围不仅局限于外感表证，除祛风解表之外还具有开泄腠理、宣通气血、祛风通络、散寒除湿等作用。运用透表和营解毒方早期干预治疗寻常型银屑病进行期，使邪毒由营转气，或由里达表，透达气机，从而达到治疗银屑病，防止复发的目的。

【方证要点】本方对寻常型银屑病进行期辨证属血热证者，或兼有风热表证者适用。具体方证要点如下。

（1）皮疹迅速增多，不断有新发皮疹，呈斑块状或点滴型，皮疹色鲜红，瘙痒。

（2）口干，喜凉，咽干或咽痛，咽壁充血，扁桃体红肿，或咳嗽，咳黄痰。

（3）心烦易怒，夜寐不安，小便黄赤。

（4）舌质红或绛，苔薄黄，脉弦滑或数。

【加减变化】热毒明显，加生石膏、知母；大便干结，加生大黄、芒硝；血热明显，加紫草、白茅根、水牛角；咽痛，加薄荷、牛蒡子、马勃、金银花；口干，加葛根；心烦、失眠，加生龙骨、生牡蛎；咳嗽、咳黄痰，加黄芩、桔梗、前胡。

【使用禁忌】服此方时禁食荤腥海味、辛辣动风的食物，禁饮酒，孕妇慎用，儿童与老年人酌情调整药物用量，体质虚寒者不宜使用。

【经典案例】

李某，女，42 岁。2022 年 8 月 14 日初诊。

主诉：躯干、四肢起红斑、鳞屑伴瘙痒 3 年，加重 1 周。

现病史：患者 3 年前躯干、四肢出现散在分布的红斑、丘疹、斑块，上覆有银白色鳞屑，伴瘙痒，曾外涂各类激素类药膏，皮疹见好转，但停药后即复发加重。1 周前因感冒诸症加重，皮疹增多，伴发热，遂来我院就诊。刻下症：精神软，乏力，前额、躯干、四肢起大片鲜红色斑疹、丘疹、斑块，上覆有白色鳞屑，伴瘙痒；发热恶寒，体温 37.8℃，无汗，咽痛，咽部充血，咳嗽，无痰，纳食少，寐欠安，大便偏干，小便黄；舌质红，苔黄，脉浮数。

西医诊断：寻常型银屑病（进行期）。

中医诊断：白疕（风热犯表，兼血热证）。

治则：清热透表，凉血解毒。

处方：透表和营解毒方加减。

麻黄 6g	生地 15g	炒僵蚕 10g	羌活 10g
浮萍 10g	当归 10g	赤芍 15g	丹皮 10g
水牛角 30g（先煎）	紫草 10g	白花蛇舌草 30g	金银花 30g
连翘 10g	草河车 15g	薄荷 6g（后下）	黄芩 10g
炒牛蒡子 10g	甘草 6g		

14 剂，水煎服，每日 1 剂，分早晚饭后温服。

外用黄连膏外涂。嘱患者忌发物、辛辣刺激之品。

二诊（2022 年 8 月 28 日）：患者服药后，瘙痒明显好转，精神状态尚可，皮疹颜色变淡，丘疹数量减少，未见新发，鳞屑减少；大便不成形，每日 1 次，无恶寒发热，无咽痛、咳嗽，纳差，寐欠安；舌质红，苔黄微腻，脉滑数。

治则：清热凉血，健脾除湿。

处方：水牛角 15g（先煎）　紫草 10g　　生地 15g　　　当归 10g

丹皮 10g	金银花 15g	连翘 10g	薄荷 6g（后下）
麻黄 5g	羌活 10g	浮萍 10g	芦根 15g
白花蛇舌草 15g	炒僵蚕 10g	黄芩 10g	炒白术 12g
茯苓 15g	甘草 6g		

14剂，用法同上。

三诊（2022年9月11日）：服药后皮疹大部分消退，可见色素沉着，无明显瘙痒，未见新发皮疹，皮肤干燥、脱屑；无恶寒发热，无咳嗽、咽痛，纳食正常，夜寐安稳，大便成形，每日1次，小便正常；舌质红，苔薄黄，脉数。守上方，14剂，服法同前。嘱患者注意保湿修复皮肤。

清肝止痒汤
龚丽萍经验方

【组成】醋北柴胡 10g，防风 10g，浮萍 10g，炒僵蚕 10g，生地黄 10g，猫爪草 6g，牡丹皮 12g，焦栀子 6g，荆芥 10g，醋乌梅 6g，甘草 5g。

【功效】清肝泄热，祛风止痒。

【主治】慢性湿疹、特应性皮炎、神经性皮炎、结节性痒疹、皮肤瘙痒症等慢性瘙痒性皮肤病。

【组方特色】本方具有清肝泄热、祛风止痒之功，用于各种慢性瘙痒性皮肤病，如慢性湿疹、特应性皮炎、神经性皮炎、结节性痒疹、皮肤瘙痒症等。从药物组成来看，柴胡疏肝泄热，防风祛风止痒，共奏疏肝泄热、祛风止痒之功，为君药；浮萍、僵蚕、荆芥祛风止痒，生地、牡丹皮、栀子清热凉血，与柴胡合用以清泄肝经之热，生地又能养肝阴血，诸药合用，加强君药的清肝泄热、祛风止痒之力，为臣药；猫爪草解毒化痰散结，乌梅酸性收敛，与柴胡、防风合用，散中有收，防发散太过损耗正气，为佐药；甘草调和诸药，为使药。

【方证要点】本方对慢性瘙痒性皮肤疾病适用。具体方证要点如下。

（1）无明确内科疾患，慢性病程，剧烈瘙痒。

（2）皮损粗糙、肥厚或形成结节。

（3）情绪激动，烦躁易怒，口干口苦。

（4）舌质红，苔黄，脉弦数。

【加减变化】瘙痒剧烈者，加蝉蜕、炒僵蚕、荆芥；皮疹色红，加黄芩、黄柏、黄连、马齿苋；情绪激动，烦躁易怒，加珍珠母、磁石、生龙骨、生牡蛎；

失眠多梦，加酸枣仁、远志；大便干结，加大黄、芒硝。

【使用禁忌】服此方时禁食荤腥海味、辛辣动风的食物，禁饮酒，孕妇慎用，儿童与老年人酌情调整药物用量，体质虚寒、肝肾不足者不宜使用。

【经典案例】

张某，女，36岁。2023年7月21日初诊。

主诉：全身皮肤起疹伴瘙痒13年，加重半月。

现病史：患者于13年前便开始出现躯干、四肢皮肤起红色斑疹、斑丘疹，瘙痒不适，曾至多家医院治疗，予以抗过敏止痒及外用各类激素类药膏，症状可缓解，但停药后便加重复发。半月前停用复方醋酸地塞米松乳膏等药膏后，皮疹加重，不断出现新发皮疹，瘙痒剧烈，难以忍受，遂来我院就诊。刻下症：躯干、四肢皮肤可见大片红色斑疹、斑丘疹、丘疹，伴渗出，表面结痂形成斑块或牡蛎状，周围皮肤潮红、肿胀，伴轻微疼痛，瘙痒剧烈，难以忍受，影响睡眠；口干，饮水不多，口苦，烦躁，夜寐不安，纳食一般，大便稍偏干，小便黄；舌质红，苔黄，脉弦数。

辅助检查：血常规：嗜酸性粒细胞百分比9.7%。IgE：1574IU/ml。

西医诊断：特应性皮炎。

中医诊断：四弯风（肝经湿热证）。

治则：清肝泄热，解毒除湿，祛风止痒。

处方：清肝止痒汤加减。

醋北柴胡10g	防风10g	浮萍10g	炒僵蚕10g
生地黄10g	猫爪草6g	牡丹皮12g	焦栀子6g
黄芩10g	土茯苓15g	马齿苋30g	金银花15g
荆芥10g	醋乌梅6g	甘草5g	

14剂，水煎服，每日1剂，2次/日。

干燥肥厚处予以黄连膏外涂，潮红肿胀处予以青黛散水调涂。

二诊（2023年8月4日）：复诊时皮肤潮红、肿胀消退，渗出减少，丘疹可见消退，红斑颜色减淡，瘙痒减轻；睡眠时间稍有延长，烦躁改善，纳食一般，大便干，小便黄；舌质红，苔黄，脉弦。前方去金银花、猫爪草、乌梅，加大黄5g、苦参10g、千里光10g，14剂，用法同上。

三诊（2023年8月18日）：服药后躯干、四肢红斑、丘疹、斑丘疹大部分消退，无新发皮疹，瘙痒明显减轻；舌红，苔薄黄微腻，脉数。继续服上方14剂巩固疗效。

枇杷清痤饮
刘巧经验方

【组成】枇杷叶、槐花、桑白皮、黄芩、生石膏、知母、生地黄、金银花。

【功效】祛风，清热，解毒。

【主治】痤疮、脂溢性皮炎、酒渣鼻等。

【组方特色】本方是刘巧教授多年临床治疗痤疮、脂溢性皮炎、酒渣鼻等皮肤病总结而来，并且基于此方研发的枇杷清痤胶囊获国家发明专利（国家发明专利号：ZL201110257565.4）和医疗机构制剂批准文号（批准文号：琼药制字Z20100002）。方中枇杷叶味苦，微寒，归肺、胃经，苦能泄降，微寒清润，既能清肺之热，又降肺胃之气；黄芩性味苦寒，清热燥湿，泻火解毒；桑白皮甘寒清利，专入肺经，既泄肺中之热邪，又行肺中之痰水。三药合用，能清解肺中风热，清除胃中实火，故共为君药。石膏生用辛甘大寒，入肺、胃经，主以清泄，兼以透表，善清泄气分实热和肺胃实火；知母甘寒质润，归肺、胃、肾经，清热泻火，滋阴润燥。生石膏、知母相须为用，清气分热盛，除肺胃实火，清热而不留邪，祛邪而不伤正。生地黄甘润苦泄寒清，清热凉血；槐花质轻清泄，凉血解毒；金银花甘寒清泄，清热解毒，共为臣药。全方配伍，具有祛风、清热、解毒之功效，使肺胃火热得消，痤疮得除，同时对脂溢性皮炎、酒渣鼻等也有较好的疗效。

【方证要点】本方适用于肺胃热盛所致的粉刺、油风、酒皶。具体方证要点如下。

（1）颜面、胸背丘疹、粉刺，或伴脓头、硬结。

（2）皮肤红赤，或痒痛，鼻赤。

（3）大便干，小便黄。

（4）舌红，苔薄黄，脉数或滑数。

【加减变化】根据患者临床症状、体征不同而加减用药，往往能取得事半功倍的效果。

（1）健脾护胃：痤疮治疗用药性多寒凉，需注意顾护脾胃，可加陈皮、茯苓、怀山药、白术、厚朴、山楂等健脾护胃之品。

（2）经期前后用药：月经前期痤疮加重并伴有急躁易怒、胸胁胀痛等，可加柴胡、香附、益母草、玫瑰花等疏肝理气、活血通络调经；月经后期加当归、女贞子、墨旱莲、太子参、知母等益气血、补肝肾。

（3）引经药：从肝论治，多选用白芍、柴胡等；从脾胃论治，多选用苍术、白术等药；从肺论治，多用桔梗，其能载药上浮，入肺经。此类药可引诸药直达病所，疗效更加明显。

（4）补益肝肾：青春期后痤疮多属肝肾阴虚，可加墨旱莲、女贞子、知母、麦冬、沙参滋养肝肾，其中墨旱莲和女贞子组成二至丸，善滋肾阴、降虚火，为清补之剂，临床疗效佳。

（5）随证加减：阴虚内热，可加黄柏、玉竹；皮疹色红，加槐花、紫草、丹参、凌霄花凉血活血；心经有热，加莲子心、竹叶、黄连、芦根；散结消肿，加山慈菇、夏枯草、皂角刺；湿重，加苍术、薏苡仁；热重，加白花蛇舌草、芦荟；失眠，加合欢皮、柏子仁、珍珠母。

【使用禁忌】服用此方时慎食肥甘厚腻、辛辣发物及高糖、高脂食物等。

【经典案例】

文某，女，19岁。2023年3月11日初诊。

主诉：颜面部粉刺、丘疹5年余。

现病史：5年余前患者颜面部出现粉刺、丘疹，后逐渐增多，偶出现脓疱，月经前后加重，曾于当地医院就诊，口服及外用药物（具体不详）后症状稍好转，但易反复。刻下症：额、鼻、两颊散在粟米至绿豆大小粉刺、丘疹、脓疱，皮肤潮红；饮食可，睡眠欠佳，二便正常。

专科检查：额、鼻、两颊散在粟米至绿豆大小粉刺、丘疹、脓疱，皮肤潮红。

舌象：舌红，苔薄黄。

脉象：脉弦数。

西医诊断：痤疮。

中医诊断：肺风粉刺。

中医辨证：肺经风热证。

治则：祛风清热解毒。

处方：枇杷清痤饮加减。

枇杷叶 8g	槐花 6g	桑白皮 6g	酒黄芩 8g
生石膏 8g（先煎）	知母 6g	生地 10g	金银花 10g
炙甘草 3g	益母草 10g	女贞子 10g	知母 10g。

7剂，水煎服，每日1剂，分两次温服。

配合火针、针清、红蓝光综合治疗。

嘱少吃辛辣刺激之品，注意防晒，保持心情舒畅。

二诊：患者面部丘疹、脓疱明显消退，偶有新发粉刺，饮食睡眠可，二便调。舌红，苔薄白，脉数。遂在上方基础上去酒黄芩，加凌霄花 6g、丹参 10g。7 剂，每日 1 剂，分两次服。配合火针、针清、红蓝光综合治疗。

三诊：患者面颊部皮疹基本消退，饮食睡眠可，二便调。舌红，苔薄，脉数。遂在上方基础上去金银花、知母、桑白皮，加炒薏苡仁 10g、苍术 10g。7 剂，每日 1 剂，分两次服。巩固治疗。

祛斑方
刘巧经验方

【组成】当归、玄参、蒺藜、白术、香附、白芷、白芍、僵蚕、生地黄。

【功效】活血化瘀，凉血消斑，疏肝理气，健补脾胃。

【主治】面部黄褐斑、炎症后色素沉着等。

【组方特色】本方是刘巧教授多年临床治疗黄褐斑、炎症后色素沉着等色素性皮肤病总结而来，基于此方研发的祛斑胶囊获国家发明专利（国家发明专利号：ZL201110257544.2）和医疗机构制剂批准文号（批准文号：琼药制字 Z20100021）。方中当归甘温补润，辛散温通，归肝、心、脾经，善补血活血、调经止痛、润肠通便，并有排脓生肌、祛斑增白、润泽肌肤之功用，现代药理研究显示当归有抗氧化及清除自由基，延缓衰老，提高全身代谢的作用；生地黄甘润苦泄寒清，归心、肝、肾经，有清热凉血、养阴生津、驻颜润肤、乌须黑发之功用；白芍酸收甘补微寒，善养血调经、敛阴止汗；白芷辛香温散，有祛风除湿、解毒消肿、通窍止痛、止痒、生肌润泽、祛斑白面、除臭香身、洁齿香口、洁发泽发之功用；香附辛散苦降，微甘能和，平而不偏，有疏肝理气、调经止痛之功用；僵蚕性味咸、辛、平，归肝、肺经，有祛风止痛、止痒、祛斑增白、灭瘢痕、解毒散结、化痰软坚、息风止痉之功用；白术甘温苦燥，归脾、胃经，有健脾益气、燥湿利水、止汗、驻颜祛斑之功用；蒺藜性味辛、苦、微温，有小毒，专入肝经，有平肝疏肝、祛风明目、解毒止痒之功用。诸药合用，既能疏肝理气、补血活血、化瘀消斑，又有健脾益气、滋阴补肾、养血祛风化斑、去痕白面、润肤驻颜之功效。

【方证要点】适用于气滞血瘀，或肝郁气滞，或脾虚血弱，或肾水不足引起的面部黄褐斑。具体方证要点如下。

（1）面部大小不等的淡褐色、黄褐色或深褐色斑片，边缘一般清晰，表面光滑。

（2）经期乳房胀痛，胁胀胸痞，性情急躁；或神疲纳少，脘腹胀闷；或腰膝酸软无力，失眠多梦，五心烦热等。

（3）舌红，脉弦数或细数。

【加减变化】刘巧教授认为黄褐斑存在瘀毒、日光毒、药物毒、微生物毒、化妆品毒、炎症性毒等。其与毒邪密切相关，从毒论治黄褐斑切实可行，治疗过程中，在辨证施治的基础上，精准运用解毒中药。瘀毒应行气、活血、化瘀。有斑必有瘀，无瘀不成斑，无论病在何脏，均可用活血化瘀药，常用丹参、川芎、槐花、凌霄花、玫瑰花、红花、桃仁、赤芍、莪术、郁金等。药物毒常用茯苓、苍术、黄柏、薏苡仁、金银花、连翘、丹皮、白茅根等。日光毒常用芦荟、马齿苋、茵陈、白花蛇舌草、金银花、薄荷、木瓜、玫瑰花、槐花等。微生物毒常用金银花、野菊花、菊花、白花蛇舌草、黄芩、黄连、栀子等。化妆品毒常用桑叶、防风、蝉蜕、荆芥、凌霄花、玫瑰花、槐花等。炎症性毒常用白花蛇舌草、金银花、连翘、野菊花、马齿苋、凌霄花、玫瑰花、槐花、赤芍、丹参、知母等。

【使用禁忌】服用此方时慎食肥甘厚腻、煎炒油炸、感光食物，注意防晒。

【经典案例】

李某，女，41岁。2023年11月08日初诊。

主诉：颜面部起褐色斑片1年余。

现病史：患者自诉1年余前暴晒后以颧部为主出现褐色斑片，呈对称性分布，不痒不痛，生气、暴晒后加重，未予治疗。刻下症：颧部可见暗褐色边界不清的斑片，平素月经提前，时有血块，纳可，睡眠欠佳，二便调。

专科检查：颧部可见暗褐色边界不清的斑片。

舌象：舌尖红，苔黄。

脉象：脉弦数。

西医诊断：黄褐斑。

中医诊断：黧黑斑。

中医辨证：肝郁气滞血瘀。

治则：疏肝理气活血。

处方：祛斑方加减。

玄参 6g	蒺藜 6g	麸炒白术 10g	香附 8g
白芷 6g	白芍 8g	当归 10g	僵蚕 6g
生地 8g	柴胡 10g	益母草 6g	栀子 6g
合欢皮 6g	炙甘草 3g		

7剂，水煎服，每日1剂，分两次服。嘱注意防晒，保持心情愉悦。

二诊：颜面部褐斑颜色变淡，睡眠欠安，夜尿多，大便正常。遂在原方基础上加盐知母 10g、炒酸枣仁 7g，7 剂。

三诊：面部色斑颜色变淡，二便、饮食及睡眠正常。遂在上方基础上去炒酸枣仁、益母草，加山药 8g、薏苡仁 6g，7 剂。

四诊：面部肤色较前变亮，守前方 14 剂。

五诊：基本痊愈。

荨麻疹风热方
邱桂荣经验方

【组成】荆芥、防风、牡丹皮、茯苓、白术、苍术、僵蚕、生地黄、川芎、生龙骨、丹参、黄芩、刺蒺藜、路路通、黄芪、甘草。

【功效】疏风清热，燥湿止痒。

【主治】荨麻疹风热方可用于风热犯表之证，临床上常用于治疗外感风热之邪，内兼有湿邪的荨麻疹。

【组方特色】本方中荆芥祛风解表，透疹止痒；防风祛风解表，胜湿止痒。二者并用，可疏风解表，祛风止痒，以透达体表之风，共为君药。牡丹皮清营分、血分之热，清热凉血；黄芩清热燥湿，泻火解毒；刺蒺藜活血祛风止痒；路路通祛风活络，利水通经；僵蚕疏散风热，利咽透疹。以上五味共为臣药，有助于君药疏风散热，清热燥湿止痒。"治风先治血，血行风自灭"，方中再加生地黄清热凉血、养阴生津，川芎活血行气、祛风止痒，丹参活血祛瘀，既可防止耗伤阴血，又可祛风透邪；茯苓、白术、苍术健脾利水，渗湿止痒；黄芪补气升阳，固表止汗；龙骨镇静安神。以上共为佐药。甘草清热解毒，作为使药，可调和诸药。诸药合用，以疏风药为主，又加入清热燥湿养血之品，祛邪之中佐以扶正，使邪气外达，气血调和。

【方证要点】风热犯表型荨麻疹症见发病急骤，风团色红灼热剧痒，可伴有发热、咽喉肿痛，遇热皮疹加重，舌质红，苔薄黄，脉浮数。

【加减变化】舌体胖大，舌苔水滑，水湿较重者，加多皮饮利水渗湿；情绪焦虑，影响睡眠，肝郁较重者，加柴胡、牡蛎镇静安神；潮热盗汗，虚热偏胜者，加地骨皮清热凉血。

【使用禁忌】风寒型、阴血不足型等不宜使用。

【经典案例】

曹某，男，39 岁。2023 年 3 月 16 日初诊。

主诉：全身起风团伴瘙痒半年。

现病史：患者诉半年前无明显诱因出现全身瘙痒不适，瘙痒部位搔抓后可见大小不一、形态各异的风团，部分融合成片，风团可在 1 小时内自行消退，退后不留痕迹，发作时，无心慌胸闷、呼吸困难等不适，遂未诊治。近来遇热、运动后发作明显，发作时感瘙痒、烦躁，风团色鲜红，故来我院皮肤科门诊就诊。纳可，二便平，夜寐一般。舌质红，苔薄黄，脉浮数。

西医诊断：荨麻疹。

中医诊断：瘾疹。

中医辨证：风热犯表证。

治则：祛风解表，清热燥湿。

处方：荨麻疹风热方加减。

荆芥 15g	防风 10g	茯苓 8g	白术 10g
生地 10g	川芎 10g	丹参 15g	黄芩 10g
苍术 10g	路路通 20g	刺蒺藜 15g	黄芪 30g
僵蚕 10g	龙骨 15g（先煎）	牡丹皮 15g	冬瓜皮 10g
大腹皮 10g	甘草 10g	地骨皮 10g	

7 剂，水煎服，每日 1 剂。

服用 7 剂后，患者未诉瘙痒，洗浴、运动后如常，无风团发作，可正常生活，故守上方 7 剂巩固治疗，外加耳穴压豆调节免疫。

肾性紫癜方
邱桂荣经验方

【组成】黄芪、女贞子、墨旱莲、菟丝子、猫爪草、积雪草、玉米须、蚕沙、徐长卿、青风藤、白花蛇舌草、桃仁、川芎、烫水蛭、鬼箭羽。

【功效】补益肝肾，祛风通络，凉血透疹。

【主治】过敏性紫癜伴有明显的蛋白尿、血尿等肾功能损害者。

【组方特色】方中黄芪益气固表、利水消肿，墨旱莲、女贞子、菟丝子滋补肝肾，为君药；猫爪草、积雪草清热解毒消肿，白花蛇舌草、玉米须清热利尿，为臣药；还佐以桃仁、川芎、烫水蛭活血化瘀，鬼箭羽清热凉血、透疹解毒，蚕沙、徐长卿、青风藤祛风除湿通络。

【方证要点】过敏性紫癜多见于 2 岁至 10 岁的儿童，皮损常对称分布在下肢和臀部，表现为瘀点、瘀斑，压之不退色，肾性紫癜还可出现血尿、蛋白尿等肾功能损害。

【加减变化】容易疲劳者，黄芪可以加量至 30g；伴有腰膝酸软者，可加桑寄生、威灵仙、杜仲等；伴有关节疼痛，可加络石藤、豨莶草；腹痛，加五灵脂、木香；血尿，加小蓟、蒲黄炭。

【使用禁忌】腹性、关节性紫癜等不宜用。

【经典案例】

郭某，女，23岁。2023年7月5日初诊。

主诉：双下肢反复起瘀点10年，发现尿蛋白3年。

现病史：患者10年前无明显诱因双下肢出现瘀点、瘀斑，曾先后至多家医院就诊，诊断为"过敏性紫癜"，予以口服激素等对症治疗后症状好转，但情绪激动、劳累后易复发。3年前体检发现尿蛋白，至其他医院就诊，予以口服黄葵胶囊，未见明显好转，病情仍反复，遂至我院寻求中西医进一步治疗。2023年7月4日尿常规：尿微量蛋白755.41mg/L，ACR 62.12mg/24h，尿蛋白（2+）。双下肢可见瘀点、瘀斑，余未诉明显不适，无腹痛、呕吐，无关节肿痛，纳可，夜寐安，二便平。舌尖红，苔薄白，边有齿痕。

西医诊断：过敏性紫癜。

中医诊断：葡萄疫。

中医辨证：血热型。

治则：滋补肝肾，清热凉血。

处方：肾性紫癜方加减。

黄芪10g	墨旱莲10g	猫爪草10g	蚕沙10g
徐长卿10g	青风藤10g	白花蛇舌草15g	玉米须10g
桃仁10g	川芎10g	鬼箭羽10g	女贞子10g
菟丝子10g	积雪草10g	烫水蛭3g	

14剂，水煎服，每日1剂。

二诊：服用14剂后，患者双下肢皮疹基本消退。尿常规：尿微量蛋白418.52mg/L，ACR 44.68mg/24h，尿蛋白（+）。守上方，将生黄芪改为20g，加强补中益气之效。继续口服14剂后双下肢皮疹消退，尿常规正常。

清银汤
李金娥经验方

【组成】紫草10g，水牛角20g，猫爪草15g，菝葜10g，石膏20g，知母10g，金银花10g，连翘10g，生地黄10g，牡丹皮10g，桃仁10g，红花10g，甘草6g。

【功效】清营凉血，解毒消斑。

【主治】银屑病进展期（血热内蕴证）。

【组方特色】本方是以清营汤、白虎汤为底方化裁而成，功在清营凉血、解毒消斑，主要用于治疗气血搏结，血热炽盛之银屑病进展期的皮肤疾患。白疕多因先天禀赋不足，素体血热，外受风湿热毒，营血失和，气血失畅，血分蕴热，内外相引发病。从全方组成来看，以紫草、水牛角为君，紫草性味咸寒，入肝经血分，有凉血活血、解毒透疹之功，《本草经疏》曰："紫草为凉血之要药，故主心腹邪热之气。"水牛角咸寒，咸入血分，善清心、肝、胃三经之火，有凉血解毒之功。二者相伍，共奏清营分之热、解营分之毒之功，正如叶氏之《温热论》所云："入血就恐耗血动血，直须凉血散血。"生地佐金银花、连翘共为臣药，一则热甚伤阴，生地可清热养阴，二则金银花、连翘芳香宣透，辛散透邪，可透入营之里热外达，使之不至于深陷入里，从气分而解，与叶氏"入营犹可透热转气"之意不谋而合。石膏、知母为白虎汤之主药，两药相伍，增强本方清热生津之力，清气凉营。猫爪草、菝葜二者解毒消肿，可以除郁结于血分之毒，牡丹皮辛行而散，入血分，为凉血分之要药，佐以活血散瘀之桃仁、红花起祛瘀生新之效，凉血止血而无凉遏冰伏之弊端。本方性味偏寒，以甘草固护脾胃，无苦寒伤中之虞。

【方证要点】本方适用于银屑病进展期，血热内蕴之证。具体方证要点如下。

（1）皮损表现为红斑、斑块，上覆有银白色鳞屑，同形反应（+），瘙痒剧烈。

（2）烦躁，口干口渴，大便干结。

（3）舌质红，苔黄或黄腻，脉弦数。

【加减变化】若兼见皮损渗出明显，可加土茯苓、薏苡仁、茯苓、白术等以健脾除湿；若大便秘结，加生大黄以通腑泄热；若瘙痒明显，可加白鲜皮、地肤子、玄参、当归以养血祛风止痒。

【使用禁忌】阳虚失血及脾胃虚弱者禁用。

【经典案例】

熊某，女，39岁。2023年3月10日就诊。

主诉：头皮、胸部、四肢反复泛发红斑、鳞屑15年。

现病史：患者15年前无明显诱因头部开始出现小丘疹，边界清楚，上覆有白色鳞屑，后丘疹逐渐融合成小斑片，随后胸腹、四肢也开始出现红斑鳞屑，期间多次于外院就诊，用药后症状好转，但停用后易反复。刻下症：左侧胁肋部可见一钱币大小的鲜红色斑片，上覆有肥厚银白色鳞屑，双小腿外侧可见一鸡蛋大小的鲜红色斑片，上覆有银白色鳞屑，局部皮损处可见抓痕及黄褐色痂壳，刮除鳞屑可见发亮半透明薄膜，再刮除薄膜可见多个点状出血点，局部皮损处伴瘙痒，未诉明显疼痛。口干不苦，纳可，夜寐安，大便干，2~3 日 1 行，小便黄。舌红，苔薄黄，脉滑数。

西医诊断：银屑病。

中医诊断：白疕。

中医辨证：湿热蕴结证。

治则：清热解毒，凉血消斑。

处方：清银汤加减。

紫草 8g	猫爪草 15g	菝葜 10g	金银花 10g
连翘 10g	牡丹皮 10g	桃仁 10g	红花 10g
甘草 6g	生地黄 15g	知母 10g	水牛角 15g(先煎)
白芍 15g	盐泽泻 10g	茯苓 15g	薏苡仁 15g

14 剂，内服，每日 1 剂，每剂煎水两次，每煎取汁 150ml，药汁混合后，分早晚两次温服。

服药后患者症状好转，皮损处未见明显扩大，颜色由鲜红转淡，鳞屑较前减少，但瘙痒症状较前明显，在上方基础上加白鲜皮 10g，继服 14 剂。后病情趋于平稳，仍以瘙痒为主要症状，在上方基础上加蝉蜕 10g、荆芥 10g，再服 14 剂。后患者症状好转，皮损较前减小，颜色由淡红转暗，鳞屑明显减少，在上方基础上去水牛角、桃仁、红花，再服 14 剂，巩固疗效，后随访未见反复。

清脂护发汤
李金娥经验方

【组成】侧柏叶 10g，芡实 20g，金樱子 10g，山楂 15g，甘草 6g，茯苓 10g，白术 10g，荷叶 15g，防风 10g，羌活 6g，狗脊 10g，牡丹皮 10g。

【功效】益肾固精，升清降浊。

【主治】肾虚不固，脾不升清，湿浊上泛之脱发、头发油脂分泌过多。

【组方特色】本方以水陆二仙丹、四君子汤为底方化裁而来。发为血之余，肾其华在发，肾精、肝血充盛则发得濡养而乌黑润泽，茂密坚固，若肾气不固，精血不足，则毛发失养，发枯而落。同时若因调摄不慎损伤脾胃，脾虚运化无力，水饮停滞，中焦升降失常，湿浊上泛，可见头发油腻、脱落。方中芡实、金樱子为君，芡实入足少阴肾经，能益肾涩精，《本草从新》曰能"补脾固肾，治梦遗滑精"；金樱子味酸而涩，功专固敛，《名医别录》曰其"涩精气"。二者相伍，固肾涩精，精血充足，毛发得其濡养。狗脊性甘温味苦，长于祛风湿、补肝肾、强腰膝，与芡实、金樱子相伍可增强补肾固涩之功。白术、茯苓、甘草三药相伍，一则益气健脾，气足则脾胃健运功能正常，二则白术、茯苓有利水渗湿之功，可除内生之湿浊。山楂味酸而甘，性微温，善于消化油腻肉食之积滞，增强本方化湿浊之力。荷叶味苦性平，有升发清阳、清暑化湿之功；防风为风药中之润剂，辛温透发，疏肝理脾，可畅达气机；羌活辛散，轻清上扬，《雷公炮制药性解》曰："羌活气清属阳，善行气分，舒而不敛，升而能沉，雄而善散，可发表邪，故入手太阳小肠、足太阳膀胱以理游风，其功用与独活虽不同，实互相表里。"三药均具有轻清透散之性，可助升发脾之清阳，恢复其升降之功。侧柏叶苦寒性涩，专入血分，善清血热，《本草衍义补遗》认为"柏叶为补阴要药"，有清热养血生发之效；牡丹皮性凉，入心、肝血分，能清营分、血分之实热。二者相伍，可除因湿浊蕴结而生之血热。全方散中有收，补中有散。

【方证要点】本方适用于肾虚不固，脾失健运，湿浊上泛之脱发、头发油腻。具体方证要点如下。

（1）头发干枯脱落明显，发缝增宽，头发油腻，伴见油性痂屑。

（2）腰膝酸软，纳少，大便溏，小便清长。

（3）舌质红，苔薄白，脉沉细弱。

【加减变化】若兼见头皮瘙痒明显，加白鲜皮、刺蒺藜以祛风止痒；头皮屑多者，加玄参、麦冬、天花粉以养血润燥；热势明显者，加桑白皮、蒲公英。

【使用禁忌】有实火、邪实以及二便不利者忌用。

【经典案例】

刘某，女，37岁。于2024年3月4日初诊。

主诉：反复脱发6年余。

现病史：患者自述近6年余以来，头发脱落明显，发质油腻，可见明显白发，伴见少量头皮屑，于外院予米诺地尔，未见明显改善。刻下症：发缝明显增宽，脱发明显，头皮油腻伴瘙痒，易急躁，食欲尚可，夜寐一般，大便可，小便平，平素月经规律。舌淡红，苔薄白，脉弦细。

西医诊断：脂溢性脱发。

中医诊断：发蛀脱发。

中医辨证：肾精不足，脾虚失运，湿浊上泛。

治则：益肾固精，升清降浊。

处方：清脂护发汤化裁。

| 侧柏炭 10g | 芡实 20g | 金樱子 10g | 山楂 15g |
| 甘草 6g | 茯苓 10g | 白术 10g | 羌活 10g |

牡丹皮 10g	川芎 10g	狗脊 10g	猪苓 10g
薏苡仁 15g	葛根 15g	升麻 6g	鱼腥草 15g
何首乌 15g			

7剂，水煎服，每日1剂，早晚分服。

二诊（2024年3月15日）：发质油腻稍好转，头皮油腻减轻。

处方：清脂护发汤化裁。

侧柏炭 10g	芡实 20g	金樱子 10g	山楂 15g
甘草 6g	茯苓 10g	白术 10g	羌活 10g
牡丹皮 10g	川芎 10g	狗脊 10g	猪苓 15g
薏苡仁 15g	葛根 15g	升麻 6g	鱼腥草 15g
何首乌 15g	生地黄 12g		

7剂，水煎服，每日1剂，早晚分服。

患者服药后头皮油腻改善，脱发减少。在本方基础上随症加减口服中药3个月，脱发明显改善。

增色方
谌莉媚经验方

【组成】当归10g，川芎10g，熟地10g，白芍10g，女贞子10g，墨旱莲10g，刺蒺藜15g，枸杞10g，自然铜10g，补骨脂15g。

【功效】调和气血，滋补肝肾。

【主治】白癜风证属气血亏虚，肝肾不足者。

【组方特色】本方为四物汤合二至丸化裁而来。方中四物汤（当归、川芎、熟地、白芍）调血补血，川芎、当归是血中气药，有行气补血之功。二至丸（女贞子、墨旱莲）补益肝肾。刺蒺藜配行气活血药以养血润肤，理血祛风。枸杞、补骨脂滋补肝肾。自然铜通络祛瘀。

【方证要点】本方适用于白癜风证属气血亏虚，肝肾不足者。具体方证要点如下。

（1）皮损呈白色，边界清楚，边缘整齐。

（2）舌质淡红，苔白，脉弦细。

【加减变化】神疲乏力者，加党参、白术；月经量少者，加益母草。

【使用禁忌】临床上证属肝郁气滞、气滞血瘀者不宜使用。

【经典案例】

周某，男，63岁。2017年3月23日初诊。

主诉：左侧腰腹部白斑 2 个月余。

现病史：患者于 2 个月余前左侧腰腹部出现白色色素脱失斑，境界清楚，边缘整齐。舌质淡红，苔白，脉弦细。

西医诊断：白癜风。

中医诊断：白驳风。

中医辨证：气血亏虚，肝肾不足。

治则：调和气血，滋补肝肾。

处方：增色方加减。

当归 10g	川芎 10g	熟地 10g	白芍 10g
女贞子 10g	墨旱莲 10g	刺蒺藜 15g	枸杞 10g
自然铜 10g	补骨脂 15g		

14 剂，水煎服，每日 1 剂，早晚分服。

初诊当日联合火针外治。

二诊：2 周后复诊，皮损由白色转为淡红色。续服 2 个月并随症加减中药，皮损处可见色素逐渐恢复。

夏季皮炎方
谌莉媚经验方

【组成】青蒿 10g，薏苡仁 20g，当归 10g，生地 10g，白芍 10g，刺蒺藜 30g，防风 10g，首乌藤 20g，白鲜皮 20g，甘草 6g。

【功效】养血润肤，祛风除湿止痒。

【主治】妇人夏季皮炎、湿疹证属血虚夹湿者。

【组方特色】本方为当归饮化裁而来。方中当归、生地、白芍、首乌藤养血活血、润燥息风，青蒿养血清热除湿，薏苡仁利水渗湿，刺蒺藜、防风祛风止痒，白鲜皮清热燥湿、祛风解表，甘草调和诸药。

【方证要点】本方适用于证属血虚夹湿的夏季皮炎、湿疹。具体方证要点如下。

（1）病程较长，反复发作。

（2）皮肤干燥、脱屑，或有红斑、丘疹，瘙痒剧烈，可见抓痕、结痂。

（3）舌淡红，苔白，脉弦细。

【加减变化】湿热重者，加土茯苓、金银花；女性患者情绪烦躁、睡眠欠佳，加合欢皮、酸枣仁。

【使用禁忌】服药期间忌食辛辣、鱼虾、牛肉、羊肉等发物。

【经典案例】

李某，女，54岁。2023年4月16日初诊。

主诉：躯干、四肢红斑、丘疹伴瘙痒1年余，复发2周。

现病史：患者1年余前躯干、四肢出现散在不规则红色斑片，红斑基础上可见粟粒大小丘疹，伴剧烈瘙痒，曾在外院就诊，诊断为湿疹，予氯雷他定片、复方甘草酸苷片口服及曲安奈德益康唑乳膏外用，症状逐渐好转。患者自诉2周前进食海鲜后躯干、四肢出现散在红色斑片，红斑基础上可见粟粒大小丘疹，红斑表面可见鳞屑，有抓痕、结痂。纳可，睡眠欠佳，二便调。舌淡红，苔白，脉弦细。

西医诊断：湿疹。

中医诊断：湿疮。

中医辨证：血虚夹湿。

治则：养血润肤，祛风除湿止痒。

处方：夏季皮炎方加减。

青蒿 10g	薏苡仁 20g	当归 10g	生地 10g
白芍 10g	刺蒺藜 30g	防风 10g	首乌藤 20g
白鲜皮 20g	酸枣仁 10g	甘草 6g	

7剂，水煎服，每日1剂，早晚分服。

二诊：服药后皮损减少，瘙痒缓解，睡眠尚可。续服上方7剂，巩固疗效。1周后复诊，皮损基本消退。

桂枝汤加减方
胡凤鸣经验方

【组成】桂枝9g，白芍12g，生姜6g，大枣9g，白术9g，黄芪15g，防风9g，甘草6g，乌梅9g，茯苓12g，当归9g，地黄12g，陈皮6g。

【功效】调和营卫，健脾养胃，补益肺气。

【主治】儿童白癜风。

【组方特色】方中桂枝助阳解表，温通经脉，祛在表风邪，与芍药配伍，共为君药，既可散亦可收，汗中寓补，使营卫和调，阴阳平和。黄芪甘温，益气固表实卫，白术、茯苓健脾益气，共为臣药。生姜可配合桂枝发汗解表，又能甘温补中；伍以大枣、炙甘草，加强健脾补中之力；乌梅敛肺生津，可防止桂枝发散太过；加之防风祛风，遍行周身，可以和乌梅组成药对配合使用，既能收肺气，又能散邪，使补中兼散，阴阳调和；当归养血活血；生地黄清热凉血，滋阴养血；

陈皮理气健脾。诸药合用，共奏调和营卫、健脾养胃、补益肺气之效。

【方证要点】本方适用于儿童白癜风证属气血不和者。具体方证要点如下。

（1）发病急，进展快。

（2）皮肤白斑呈乳白色，边界模糊，或伴有痒痛感。

（3）伴有脾肺不足的症状：发病前体质较弱，平素易感冒，气短，纳差，大便溏薄等。

（4）舌淡红，苔白或薄黄，脉弦或浮。

【加减变化】若病程迁延，可加桃仁、红花。

【使用禁忌】临床上肝气郁结证、气滞血瘀证者不宜使用。

【经典案例】

陈某，女，12 岁。2022 年 8 月 3 日初诊。

主诉：右腹部起白斑 3 个月。

现病史：患儿 3 个月前无明显诱因右腹部出现硬币大小白斑，未予重视，后逐渐扩大至核桃大小，未予特殊治疗。患儿平素易感冒，面色萎黄，毛发软黄，胃口一般，大便溏薄。舌淡白，苔白，脉浮细。

西医诊断：白癜风。

中医诊断：白驳风。

中医辨证：肺脾不足，营卫不和证。此为后天脾胃虚弱，不能运化气血，肺脏娇嫩，而致营卫不足。

治则：调和营卫，健脾养胃，补益肺气。

处方：桂枝汤加减。

桂枝 9g	白芍 12g	生姜 6g	大枣 9g
白术 9g	黄芪 15g	防风 9g	甘草 6g
乌梅 9g	茯苓 12g	当归 9g	地黄 12g
陈皮 6g			

14 剂，水煎服，每日 1 剂。

二诊：服药 14 剂后，患儿自觉胃口较前好转，在原方基础上加桃仁、红花。服用 28 剂后，诸症好转，白斑逐渐复色。

消疕 2 号方
胡凤鸣经验方

【组成】桃仁 12g，红花 12g，当归 15g，生地 12g，川芎 12g，赤芍 12g，牡丹皮 12g，丹参 12g，白鲜皮 15g，苦参 12g，金银花 9g，甘草 6g。

【功效】活血化瘀，养阴清热，燥湿止痒。

【主治】斑块状银屑病、副银屑病、神经性皮炎等。

【组方特色】消疕2号方是根据中医辨证论治理论，结合斑块状银屑病气滞血瘀，余毒未清的临床特点，以《医宗金鉴》中的著名方剂桃红四物汤为基础方化裁而来的经验方。方中当归味甘、辛，性温，归肝、心、脾经，具有补血调经、活血止痛、润肠通便之功，《日华子诸家本草》言"当归治一切风、一切血，补一切劳，破恶血，养新血及主癥癖"，故为君药。桃仁味苦，性平，归心、肝、肺、大肠经，具有活血祛瘀、润肠通便之功；红花味辛，性温，归心、肝经，具有活血祛瘀、通经之功；赤芍味苦，性微寒，归肝经，具有清热凉血、祛瘀止痛之功；丹参味苦，性微寒，归心、心包、肝经，具有活血祛瘀、凉血消痈、养血安神之功；牡丹皮味苦、辛，性微寒，归心、肝、肾经，具有清热凉血、活血散瘀之功。五药合用，增强当归行气活血祛瘀之力，共为臣药。川芎味辛，性温，归肝、胆、心包经，具有活血行气、祛风止痒之功；生地味甘、苦，性寒，归心、肝、肾经，具有清热凉血、养阴生津之功；白鲜皮味苦，性寒，归脾、胃经，具有清热燥湿、祛风解毒之功；苦参味苦，性寒，归心、肝、胃、大肠、膀胱经，具有清热燥湿、祛风杀虫、利尿之功；金银花味甘，性寒，归肺、心、胃经，具有清热解毒、疏散风热之功。诸药合用，共奏清热解毒、凉血养阴、祛风止痒之效，共为佐药。甘草味甘，性平，归心、肺、脾、胃经，可调和诸药，为使药。全方共奏活血化瘀、养阴清热、燥湿止痒之效。

【方证要点】本方适用于慢性斑块状瘙痒性疾病证属气滞血瘀者。具体方证要点如下。

（1）慢性病程，阵发性瘙痒。

（2）皮色暗红、紫红。

（3）皮损肥厚、苔藓样变。

（4）舌淡暗或暗红，舌下脉络迂曲、扩张、紫暗，脉弦涩或弦细。

【加减变化】热象明显者，加大青叶；瘙痒明显者，加地肤子、刺蒺藜；燥者，加石斛、天冬、麦冬、北沙参；脾虚者，加黄芪、山药、白术、茯苓等。

【使用禁忌】服此方时禁食酒、辛辣刺激、肥甘厚味、荤腥等食物，孕妇慎用，凝血功能差者禁用。

【经典案例】

陈某，男，42岁。初诊时间：2021年3月21日。

主诉：全身红斑、斑块、鳞屑伴瘙痒10余年。

现病史：患者自诉10余年前无明显诱因头皮起红斑、丘疹，伴瘙痒，未予重视，逐渐形成斑块，至当地医院就诊，诊断为"银屑病"，予糖皮质激素软膏外搽等治疗，皮损可好转，但很快复发，红斑、斑块、鳞屑逐渐泛发至躯干、四肢。

检查：患者精神一般，食纳可，全身散在大小不等的鳞屑性红斑、斑块，口干，大便干，小便正常。

脉象：弦细。

舌象：舌淡暗，苔薄。

西医诊断：寻常型银屑病。

中医诊断：白疕。

中医辨证：气滞血瘀，肌肤失养。

治则：滋阴活血，化瘀消斑。

处方：消疕2号方加减。

桃仁 9g	红花 9g	当归 15g	生地 12g
川芎 12g	赤芍 12g	牡丹皮 9g	丹参 9g
白鲜皮 10g	苦参 9g	金银花 9g	生地黄 15g
白花蛇舌草 20g	甘草 6g		

7剂，水煎服，每日1剂。

外用紫草油、复方尿囊素软膏，四肢、腰背部皮损肥厚处予中药熏洗治疗、游走罐治疗。

二诊：服上方7剂后，部分红斑消退，斑块变薄，鳞屑减少，无新发皮损。纳可，口干明显，大便仍干结。上方基础上，加用大黄9g、麦冬15g、天花粉10g。

三诊：服上方10剂后，红斑、斑块、鳞屑明显消退，口干缓解，二便调。守上方，去白花蛇舌草、白鲜皮、大黄。

四诊：皮疹部分消退，留有色素沉着斑。守上方继续服用14剂，继予复方尿囊素乳膏保湿护理。

新肤愈散
张艳晖经验方

【组成】黄芩5g，黄连5g，黄柏5g，大黄5g，百部5g，苦参5g，土槿皮5g，蛇床子5g，防风5g，白鲜皮5g。

【功效】清热燥湿解毒，祛风杀虫止痒。

【主治】本方外用治疗真菌感染，如足癣、手癣、股癣等疾病；皮损以红斑、丘疹、丘疱疹、鳞屑伴有瘙痒为主要表现的皮肤疾病，如湿疹、淋病等均可应用。

【组方特色】新肤愈散是由张艳晖教授所创的治疗皮肤疾病的外用方剂，由四黄汤演变而来。张教授认为癣病多由脾、胃二经湿热下注而成；或久居湿地，水中工作，水浆浸渍，感染湿毒所致。皮损表现为红斑、丘疹、丘疱疹、鳞屑且伴有瘙痒，《外科正宗》中说："妇人脚丫作痒，乃三阳风湿下注，凝结不散，故先痒而后湿，又或足底弯曲之处痒湿皆然。"或因外感风、湿、热之毒，蕴积肌肤；病久则气血不能荣润，皮肤失养，以致皮肤肥厚燥烈。

方中黄芩、黄连、黄柏、大黄清热燥湿，泻火解毒，可清泻热毒及燥湿；苦参、百部、土槿皮、蛇床子祛风杀虫止痒；防风、白鲜皮固表止汗。诸药共奏清热燥湿解毒、祛风杀虫止痒之功效。另外，现代药理学研究发现苦参、百部、土槿皮、蛇床子有明显的杀灭皮肤真菌的作用。而黄芩中黄芩甙、黄芩素除对皮肤癣菌有明显的抑制作用外，还有抗过敏作用，再配合黄连中生物碱的抗毒素作用，可减少患者皮肤出现不良反应的可能。

【方证要点】

（1）急性或慢性病程。

（2）手掌及足趾红斑、丘疹、丘疱疹、干燥脱屑。

（3）瘙痒明显。

【加减变化】本方可化水泡洗或湿敷于皮损处，对于皮损红斑明显者，可加野菊花以清热解毒；瘙痒明显者，加蒺藜、地肤子、薄荷。

【使用禁忌】皮肤破溃、糜烂及有大疱者应慎用，对组方中任意成分过敏者禁用。

【经典医案】

李某，男，37岁。初诊日期：2024年1月8日。

主诉：足部红斑、鳞屑伴瘙痒半年余。

现病史：患者诉半年余前无明显诱因足背及足趾间皮肤潮红、瘙痒，曾外涂药物（具体不详）治疗，效果不佳。精神可，纳寐可，大小便正常。

查体：双足部及趾间皮肤潮红、脱屑。

舌脉：舌红，苔黄，脉滑。

西医诊断：足癣。

中医诊断：脚湿气。

中医辨证：湿热下注。

治则：清热燥湿解毒，祛风杀虫止痒。

处方：新肤愈散。

黄芩 5g	黄连 5g	黄柏 5g	大黄 5g
百部 5g	苦参 5g	土槿皮 5g	蛇床子 5g
防风 5g	白鲜皮 5g		

14 剂，水煎外洗，每日 1 剂。

二诊（1 月 22 日）：双足瘙痒较前好转，脱屑减少，继续守上方 14 剂。

四润汤
张艳晖经验方

【组成】黄连 3g，阿胶 3g，黄芩 10g，赤芍 10g，苦参 10g，地黄 30g，鸡子黄 2 枚。

【功效】清热养阴，养血润肤。

【主治】本方创立之初用于治疗后天性掌跖角化病，临床凡以阴虚血燥证为主要证型，皮损以皲裂、皮肤过度角化增厚、皮肤干燥粗糙为主要表现的鱼鳞病、掌跖角化病、进行性掌跖角皮症、剥脱性角质松解症、手足皲裂均可加减应用。

【组方特色】四润汤由张艳晖教授所创，由黄连阿胶汤合三物黄芩汤演变而来。张教授认为后天性掌跖角化病患者多是由于热病之后，或杂病日久，伤耗阴液；情志过极，火邪内生，久而伤及阴精；房事不节，耗伤阴精；过服温燥之品，使阴液暗耗。阴液亏少，则机体失于濡润滋养，同时由于阴不制阳，则阳热之气相对偏旺而生内热，故常使用本方。黄连阿胶汤出自《伤寒论》，用于治疗少阴病，以滋阴降火安神为主要功效；三物黄芩汤来源于《金匮要略》，主要用于产后血亏阴虚，风邪入里化热，四肢烦热者，以清热解毒、养血滋阴为主要功效。两方合用，功在清热养阴、养血润肤。

方中重用地黄以清热凉血、养阴生津；苦参清热燥湿祛风，刚柔并用，祛风而不燥，滋阴而不腻；黄连、黄芩苦寒除热；鸡子黄味甘，滋阴润燥、养血息风；阿胶味甘，补血滋阴；芍药之酸，收阴气而泄邪热凉血也。全方共用，意在清热养阴、养血润肤。

【方证要点】本方对慢性顽固的角化性皮肤疾病，日久阴虚血热，血虚肌肤失养最相宜。具体方证要点如下。

（1）亚急性或慢性病程。

（2）手掌及足跖皮肤干燥脱屑，日久可见皲裂。

（3）部分患者可自觉疼痛。

（4）舌红少津或少苔，脉细数。

【加减变化】若皮损肥厚，可加入桃仁、红花，甚者可用三棱、莪术；皮肤瘙痒，加白蒺藜、地肤子；舌红口燥，加麦冬、玄参；心烦失眠，加酸枣仁、远志；便溏，加山药、扁豆；咽痛，加桔梗、甘草；心中烦热较甚，小便黄赤者，酌加竹叶、灯心、通草、甘草梢、淡豆豉、白茅根。

【使用禁忌】脾胃薄弱者、肾阳虚衰者不宜使用。

【经典医案】

花某，女，54 岁。初诊日期：2024 年 1 月 9 日。

主诉：手、足部皮肤增厚、干裂 1 年余。

现病史：患者诉 1 年余前无明显诱因手、足部皮肤增厚、干裂，伴有疼痛、瘙痒，以掌侧为主，曾外涂药物（具体不详）治疗，效果不佳。精神可，食纳可，寐差，大小便正常。

查体：双手及双足部掌侧皮肤皲裂，表面粗糙，肤色淡黄无泽。

舌脉：舌淡红，苔黄，脉细数。

西医诊断：后天性掌跖角化病。

中医诊断：皲裂。

中医辨证：血虚风燥。

治则：养血润肤。

处方：四润汤。

黄连 3g	阿胶 3g	黄芩 10g	赤芍 10g
苦参 10g	地黄 30g	鸡子黄 2 枚	

14 剂，水煎服，每日 1 剂，分两次服用。

外用：生肌膏。

二诊（1 月 23 日）：双手及双足皲裂较前好转，脱屑减少，痒痛减轻，继续守上方 14 剂。

三诊（2 月 6 日）：双手及双足皮肤光滑，未见皲裂，无明显脱屑及痒痛。

第五章

流派特色技法

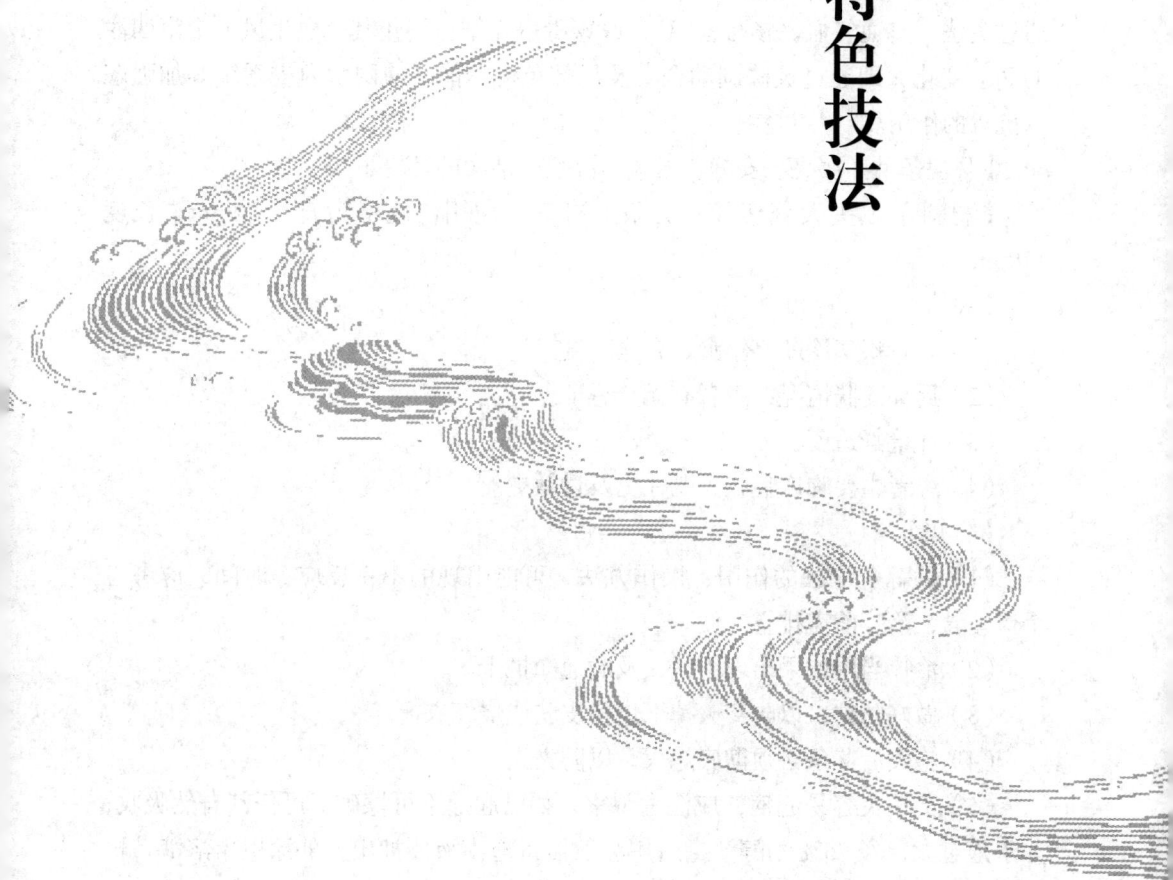

第一节　治疗技术

一、隔蒜灸疗法

隔蒜灸为传统隔物灸法的一种，在艾灸时通过灸法的导引之力，发挥蒜拔毒、消肿、定痛与艾灸的双重作用。隔蒜灸是在艾炷与皮肤穴位之间隔蒜片施灸的一种方法。喻文球教授应用此方法多治疗毒蛇咬伤、毒虫咬伤以及痈、疽、疮、疖、疣等疾病。他认为隔蒜灸具有宣通毒滞、畅行营卫、拔毒于外的作用，即所谓"散其毒，移重就轻，转深于浅"的作用。同时还能"令众毒不能行"，通过灸法"宣通气血，畅行营卫"，改善毒瘀互结，终止其化热生风，走窜四注的病理变化，即通过灸法调动全身及局部免疫功能，使网状内皮系统等加强解毒抗毒的作用。

【环境条件】明亮、安静、通风、温暖、洁净的环境下。

【材料】独头大蒜切片、艾条（制备艾炷用，规格为直径22mm，长度120mm）。

【评估】

（1）患者疾病诊断、年龄、合作程度。

（2）局部皮肤情况，患者有无禁忌证。

（3）环境舒适度。

（4）患者主要临床症状、既往史及过敏史。

【告知】

（1）隔蒜灸疗法的作用、操作方法、可能出现的不良反应、时间，应考虑个体差异，治疗前需排空二便。

（2）治疗当中如果出现不适，及时通知护士。

（3）做好防护，以防艾火掉下烧伤皮肤或烧坏衣褥。

（4）施灸后艾条必须彻底熄灭，以防失火。

（5）艾炷灸容易起疱，应注意观察，如已起疱不可擦破，可任其自然吸收；如水疱过大，经75%乙醇消毒后用注射器将疱内液体抽出，外涂甲紫溶液，再用敷料保护，以防感染。

【操作步骤】将0.3cm厚的独头蒜片（用针扎数个孔）平置于创口或咬伤处，上置圆锥形艾炷（柱高1.5cm，柱底直径约1cm，柱重0.2g，燃烧约5分钟），点燃灸之，每次灸3~5壮，每日灸2次。

【操作要领】

（1）若在施灸过程中，患者感局部皮肤温度过高，难以忍受，则将蒜片轻轻提起，距皮肤一定距离，上下移动，但仍要保持局部一定的温度。

（2）本灸法适用于蝮蛇咬伤早期（6小时内），银环蛇、金环蛇、眼镜蛇咬伤早期（6小时内）可参考使用。

（3）若在施灸过程中，局部灸起水疱，则在常规消毒下，用针头吸尽疱内的液体，外涂万花油或湿润烧伤膏。

【适应证】毒蛇咬伤、毒虫咬伤以及痈、疽、疔、疖等疾病。

【禁忌证】对蝮蛇咬伤时间超过24小时，或伴有心、肝、肾功能损害者不宜使用，对五步蛇咬伤禁用，颈项、头面部位禁用。女性妊娠期间，小腹及腰骶部不宜施灸。

二、热敏灸疗法

热敏灸疗法是通过艾热持续刺激热敏化态腧穴并使之产生特殊的热敏灸感从而提高治疗效果的一种新灸法。热敏灸全称腧穴热敏化艾灸，是通过艾条悬灸腧穴热敏化时产生的透热、扩热、传热等经络感传活动，而达到气至病所的临床效应。热敏灸采用点燃的艾材产生的艾热悬灸热敏态穴位，激发透热、扩热、传热、局部不（微）热远部热、表面不（微）热深部热、非热觉等热敏灸感和经气传导，并施以个体化的饱和消敏灸量，从而激发经络功能，调整脏腑气血，能振奋阳气，舒经活络，使局部气血通达，"通则不痛"，从而达到缓解疼痛的目的。

【环境条件】明亮、安静、通风、温暖、洁净的环境下。

【材料】艾条：规格为直径22mm，长度120mm。

【评估】

（1）患者疾病诊断、年龄、合作程度。

（2）局部皮肤情况，患者有无禁忌证。

（3）环境舒适度。

（4）患者主要临床症状、既往史及过敏史。

【告知】

（1）热敏灸疗法的作用、操作方法、可能出现的不良反应、时间，应考虑个体差异，治疗前需排空二便。

（2）治疗当中如果出现不适，及时通知护士。

（3）做好防护，以防艾火掉下烧伤皮肤或烧坏衣裤。

（4）施灸后艾条必须彻底熄灭，以防失火。

（5）热敏灸容易起疱，应注意观察，如已起疱不可擦破，可任其自然吸收；如水疱过大，经75%乙醇消毒后用注射器将疱内液体抽出，外涂甲紫溶液，再用敷料保护，以防感染。

（6）医者操作过程中要与患者随时沟通，是否出现透热、扩热、传热、局部不（微）热远部热、表面不（微）热深部热、非热觉等热敏灸感和经气传导现象，以便判断治疗效果。

【操作步骤】操作前：嘱患者取舒适体位，暴露皮损及施灸部位。

（1）探查热敏点，方法如下：操作者以点燃的热敏灸艾条，在皮损及周围依次按照回旋（约3分钟）、雀啄（约2分钟）、往返（约2分钟）、温和灸四步法施灸。

（2）灸法：探查到热敏点之后，继续在其上进行温和灸，约40分钟后透热现象消失，停止操作。

【操作要领】

（1）当患者感受到透热、扩热、传热、浅部不热深部热、近部不热远部热、非热觉中的其中一种灸感时，此点即为热敏点。

（2）距离皮肤30~50mm施灸，嘱患者和缓呼吸、放松心情、意守施灸点，采用温和灸、回旋灸、循经往返、雀啄灸等手法，激发热敏腧穴经气感传，至患者感受到热敏腧穴发生透热感或传热。整个过程医生把控患者皮肤温度（以被施灸者感温热但没有灼烧感为度），并及时除去艾灰，以防烫伤。

【适应证】带状疱疹后遗症、色素代谢性皮肤病、皮肤附属器疾病、血管异常性皮肤病等。

【禁忌证】

（1）伴有严重肝、肾等器质性疾病的患者。

（2）伴有严重精神疾病的患者。

（3）处于妊娠期和哺乳期的女性。

（4）具有认知障碍或依从性较差者。

三、骑竹马灸疗法

骑竹马灸是指骑跨在竹竿上进行背部灸疗，是中国古代用于治疗痈疽的外治法。由于此疗法的临床应用已经失传，现代的注释和重现研究主要是根据古代文献的描述，着重关注的是取穴的方法和灸穴的解剖学位置，而对为什么要采用"骑竹马"这种独特的方式至今尚无比较合理的解释，古代医家原创的目的尚有待挖掘和验证。

【环境条件】明亮、安静、温暖、洁净的环境下。

【材料】大小适宜的竹竿、艾条（规格为直径 22mm，长度 120mm）。

【评估】

（1）患者疾病诊断、年龄、合作程度。

（2）患者全身情况，有无生命危险，能否耐受本操作。

（3）环境舒适度。

（4）患者主要临床症状、既往史及过敏史。

【告知】

（1）骑竹马灸疗法的作用、操作方法、可能出现的不良反应、时间，应考虑个体差异，治疗前需排空二便。

（2）治疗当中如果出现难以耐受的情况（比如心慌、胸闷、头晕等），及时通知操作的医生，及时停止。

【操作步骤】让患者骑跨于竹杠之上进行施灸的方法：骑竹马穴位于背部，取穴时以绳量取肘横纹至中指尖长度，令患者骑跨于竹竿上，挺背正坐，并令两人抬扛，两人扶定，使足尖离地寸许。然后以绳之一端着尾骨尖，沿脊直上，尽处标点，以此点向两侧各开一同身寸处是穴，约相当于第十一胸椎之两侧各开一寸处。由医者在背部选"骑竹马穴"施灸，或对疾灶直接实施灸灼、放血、排脓等外治。

【操作要领】让患者保持双脚离地，肢体与地面垂直。刺激量：$9.6{\sim}11kg/cm^2$。时间：20~30 分钟。挤压竹竿与坐骨间的神经、血管、肥大细胞及软组织，产生疼痛、麻木、发凉等感觉，以达到减痛作用；使患者保持躯体和脊柱直立以便选穴和施灸；让患者处于应急反应状态及分散对治疗产生疼痛的注意；对血管的持续按压，还可能造成减压后血流突然增加，促进血液循环。

【适应证】发背脑疽、肠痈、牙痛、风瘴肿瘤、恶核瘰疬、四肢下部痈疽疔疮等。

【禁忌证】严重心脏疾病、出血性疾病、癫痫未控制、高血压危象、晕厥休克等。

四、搓涂自驻颜法

搓涂自驻颜法是指每清晨静坐，神气充溢，自内而外，两手搓面五，须漱津涂面，搓拂数次，以起到调和阴阳、疏通经络、养颜润肤的作用。

【环境条件】安静、温暖、洁净的环境下。

【材料】口腔内津液，必要时备洗手液、洁面乳等。

【评估】

（1）局部皮肤情况，患者有无禁忌证。

（2）环境舒适度。

（3）患者心理状态。

【告知】

（1）搓涂自驻颜法的作用、操作方法，操作前需排空二便。

（2）操作过程中如果出现不适，立即停止。

【操作步骤】

（1）晨起漱口，清洗面部及双手，安神静坐10~20分钟。

（2）四指并拢，手掌摊开，自内向外，用双手反复搓摩面部。

（3）待面部微微发热后，立刻将口腔内津液涂抹于面部。

（4）再次搓摩面部数次。

【操作要领】

（1）须在清晨精气神充盈时进行操作。

（2）搓摩面部时速度不能过快，力道不能过重，以免损伤皮肤。

（3）搓摩面部时要按一定的方向及顺序进行，自内向外，自上而下。

【适应证】面色晦暗、肤色暗沉、毛孔粗大、皮肤松弛、浅表皱纹等有面部年轻化需求者。

【禁忌证】面部及双手有顽癣、脓疱疮等感染性皮肤病的患者不宜操作，以免造成病变扩散。

五、小儿推拿法

盱江医学小儿推拿起源于明代龚廷贤所著的《小儿推拿秘旨》，后经清代姚国桢补辑。小儿推拿法是指以中医辨证理论为基础，阴阳五行、脏腑经络等学说为理论指导，运用各种手法刺激小儿特定的穴位或部位，以调节脏腑、疏通经络、调和气血、平衡阴阳，从而提高机体免疫力。

【环境条件】温度适宜、安静整洁、空气清新的室内。

【材料】治疗盘、润滑剂（中药粉或爽身粉或润滑油），必要时备大浴巾。

【评估】

（1）患儿主要临床症状、既往史等。

（2）治疗部位皮肤情况及患儿对手法的耐受程度。

（3）患儿及家属的心理状况及合作程度。

【告知】

（1）操作目的、方法及注意事项，以取得患儿及家属的合作。

（2）治疗宜在饭后 1~2 小时进行，操作前应排空二便，推拿后注意避风寒。

（3）治疗过程中随时观察患儿的感受，如感手法过重或出现头晕、胸闷、大声啼哭、表情异常痛苦等不适，应及时调整手法或停止操作，必要时给予相应处理。

（4）治疗期间伙食宜清淡、易消化、富营养，忌食辛辣生冷之品。

【操作步骤】

（1）核对医嘱，评估患儿，做好解释，调节室温。

（2）备齐用物，携至床旁。

（3）协助患儿取合理、舒适体位。

（4）遵医嘱确定穴位，选用适宜的推拿手法及强度。

（5）推拿一般宜在饭后 1~2 小时进行。每个穴位施术 1~2 分钟，以局部穴位透热为度。

（6）操作过程中询问患儿的感受。若有不适，应及时调整手法或停止操作，以防发生意外。

（7）操作结束协助患儿着衣，安置舒适卧位，整理床单位。

【操作要领】

1. 常用的推拿手法

（1）点法：用指端或屈曲的指间关节部着力于施术部位，持续地进行点压，称为点法。此法包括拇指端点法、屈拇指点法和屈食指点法等，临床常用拇指端点法。

①拇指端点法：手握空拳，拇指伸直并紧靠食指中节，以拇指端着力于施术部位或穴位上。前臂与拇指主动发力，进行持续点压。亦可采用拇指按法的手法形态，用拇指端进行持续点压。

②屈拇指点法：屈拇指，以拇指指间关节桡侧着力于施术部位或穴位，拇指端抵于食指中节桡侧缘以助力。前臂与拇指主动施力，进行持续点压。

③屈食指点法：屈食指，其他手指相握，以食指第一指间关节突起部着力于施术部位或穴位上，拇指末节尺侧缘紧压食指指甲部以助力。前臂与食指主动施力，进行持续点压。

（2）揉法：以一定力按压在施术部位，带动皮下组织做环形运动的手法。

①拇指揉法：以拇指螺纹面着力按压在施术部位，带动皮下组织做环形运动的手法。以拇指螺纹面置于施术部位上，余四指置于其相对或合适的位置以助力，腕关节微屈或伸直，拇指主动做环形运动，带动皮肤和皮下组织，每分钟操作 120~160 次。

②中指揉法：以中指螺纹面着力按压在施术部位，带动皮下组织做环形运动的手法。中指指间关节伸直，掌指关节微屈，以中指螺纹面着力于施术部位上，前臂做主动运动，通过腕关节使中指螺纹面在施术部位上做轻柔灵活的小幅度环形运动，带动皮肤和皮下组织，每分钟操作120~160次。为加强揉动的力量，可以食指螺纹面搭于中指远侧指间关节背侧进行操作，也可用无名指螺纹面搭于中指远侧指尖关节背侧进行操作。

③掌根揉法：以手掌掌面掌根部位着力按压在施术部位，带动皮下组织做环形运动的手法。肘关节微屈，腕关节放松并略背伸，手指自然弯曲，以掌根部附着于施术部位上，前臂做主动运动，带动腕掌做小幅度的环形运动，使掌根部在施术部位上环形运动，带动皮肤和皮下组织，每分钟操作120~160次。

在临床治疗的实际运用中，上述这些基本操作方法可以单独或复合运用，也可以选用属于经穴推拿技术的其他手法，比如按法、点法、弹拨法、叩击法、拿法、掐法等，视具体情况而定。

（3）叩击法：用手特定部位，或用特制的器械，在治疗部位反复拍打叩击的一类手法，称为叩击类手法。各种叩击法操作时，用力应果断、快速，击打后将术手立即抬起，叩击的时间要短暂。击打时，手腕既要保持一定的姿势，又要放松，以一种有控制的弹性力进行叩击，使手法既有一定的力度，又感觉缓和舒适，切忌用暴力打击，以免造成不必要的损伤。

2. 复式手法（十一手法诀）

黄蜂入洞法：大热。一掐心经，二掐劳宫，先开三关，后做此法。将左右二大指先分阴阳，二大指并向前，众小指随后，一撮一上，发汗可用。

水底捞明月法：大凉。做此法，先掐总筋，清天河水，后以五指皆跪，中指向前，众指随后，如捞物之状，以口吹之。

飞经走气法：化痰，动气。先运五经文，后做此法。用五指开张，一滚一筼，做至关中，用手打拍乃行也。

按弦走搓磨法：先运八卦，后用二大指搓病人掌、三关各一搓；二指拿病人掌，轻轻慢慢如摇，化痰甚效。

二龙戏珠法：用二大指、二食指并向前，小指在两旁，徐徐向前，一进一退，小指两旁掐穴，半表里也。

赤凤摇头：此法将一手掌小儿中指，一手五指，攒住小儿斗肘，将中指摆摇，补脾、和血也（中指属心，色赤，故也）。

乌龙摆尾法：用手拿小儿小指，五指攒住斗肘，将小指摇动，如摆尾之状，能开闭结也（中拇指属肾水，色黑，故也）。

猿猴摘果法：左手大指、食指交动，慢动；右手大指、食指，快上至关中，转至总筋左边，右上至关上。

凤凰单展翅法：热。用大指掐总筋，四指皆伸在下，大指又起，又翻四指，如一翅之状。

打马过天河：温凉。以三指在上马穴边，从手指推到天河头上，与捞明月相似（俗以指甲弹响过天河者，非也）。

天门入虎口法：右手大指掐小儿虎口，中指掐住天门，食指掐住总筋，以五指攒住斗肘，轻轻摇动。

3. 皮肤科小儿推拿常用穴位

（1）脾穴

部位：拇指桡侧，赤白肉际处，由指尖到指根，属线形穴位。

操作：用推法。分补脾、清脾、清补脾三法。

补脾：自指尖推向指根，用于虚证，如脾虚泄泻。

清脾：自指根推向指尖，用于实证，如伤食、积滞。

清补脾：来回推之为平补平泻，用于虚中夹实证，如消化不良。

次数：1000~2000次（5~10分钟）。

作用：健脾调中，补血生肌，消食滞，化痰。

主治：斑疹不透等。

（2）心穴

部位：中指掌面，由指尖到指根，属线形穴位。

操作：用推法。分清心、补心两法。自指根推为清心，反之为补心。本穴在临床上极少用，若必须用则以天河水代之。

次数：100~500次（1~3分钟）。

作用：清心火，利小便，镇惊搐，安神志。

主治：口舌生疮等。

（3）肺穴

部位：无名指掌面，由指尖到指根，属线形穴位。

操作：用推法。分清肺、补肺两法。自指根推向指尖为清肺，反之为补肺。

次数：1000~2000次（5~10分钟）。

作用：疏风解表，顺气化痰，止咳利咽，补益肺气。

主治：麻疹不透等。

（4）胃穴

部位：自腕横纹至拇指根部，外侧缘赤白肉际处，属线形穴位。

操作：自腕横纹推向拇指根部为清胃，此穴只清不补。

次数：1000~2000次（5~10分钟）。

作用：清胃热，止呕降逆，除烦止血。

主治：痘疹潮热不退。

（5）小肠穴

部位：小指尺侧缘，由指根到指尖，属线形穴位。

操作：自指根推向指尖为清小肠。

次数：300~1000次（2~5分钟）。

作用：利尿止泻，分清降浊，清膀胱之热。

主治：口舌生疮。

（6）小天心穴

部位：在掌根，小、大鱼际交界处凹陷中，捣小天心，属点形穴位。

操作：用食指或者中指屈曲，以屈指关节背面捣之，眼球上翻向下捣，下翻向上捣，左翻向右捣，右翻向左捣，揉小天心以拇指或中指螺纹面，在穴位上揉之。

次数：100~500次（1~3分钟）。

作用：通窍散郁，安神镇惊，清热明目，止咳利尿。

主治：痘疹欲出不透。

（7）小横纹穴

部位：在掌面，小指根纹处，属点形穴位。

操作：揉小横纹，用拇指螺纹面按小横纹，左右揉之。

次数：300~1000次（2~5分钟）。

作用：清郁热，化痰涎。

主治：口疮。

（8）外劳宫穴

部位：在手背，中指与无名指指骨之间，与内劳宫相对，属于点形穴位。

操作：揉外劳宫。医者左手握患儿左手。

次数：2000~3000次（10~15分钟）。

作用：温阳散寒，升阳举陷，安蛔止痛。

主治：水痘、幼儿急疹、风疹、麻疹等。

（9）列缺穴

部位：在手腕两侧的凹陷内，非针灸之列缺穴。

操作：用拿法。以拇、食两指按住列缺穴，相对用力拿按之，一紧一松，反复增减用力。

次数：5~7 次。亦可根据病情，拿至苏醒或出汗为止。

作用：发汗解表，开窍复苏。

主治：水痘、幼儿急疹、风疹、麻疹等。

（10）天河水穴

部位：在前臂掌侧正中，自腕横纹至肘横纹成一直线，属长线形穴位。

操作：推天河水。食、中两指并拢，自腕横纹推向肘横纹（向心性推之），称清天河水。用力要匀，向前推动，不可歪斜。

次数：1000~3000 次（5~15 分钟）。

作用：清热解表，安神除烦，泻心火，利小便，化燥痰。

主治：口舌生疮。

（11）六腑穴

部位：在前臂尺侧，自肘横纹头至腕横纹头成一直线，属长线形穴位。

操作：退下六腑。食、中两指并拢，自肘推向腕（离心性推之），称退下六腑。

次数：1000~3000 次（5~15 分钟）。

作用：清实火，退高热，除热痰，凉血解毒。

主治：痘疹、疟腮等。

【适应证】婴儿湿疹、手足口病、水痘、幼儿急疹、过敏性皮炎、风疹、麻疹、猩红热、白癜风等急慢性皮肤病。

【禁忌证】

（1）各种皮肤病患处以及皮肤有破损，例如发生了烧伤、烫伤、擦伤、裂伤等，皮肤炎症，如疔疮、疖肿、脓肿、透明肿块以及有伤口瘢痕等局部，均不宜做小儿推拿。

（2）感染性疾病，例如骨结核、骨髓炎、蜂窝织炎、丹毒等。

（3）有出血倾向疾病，例如血小板减少性紫癜、白血病、血友病、再生障碍性贫血、过敏性紫癜等正在出血和内出血的部位应该禁止用推拿的手法，因为手法刺激以后可导致再出血或加重出血。

（4）危急重症也不适合做推拿治疗。

【注意事项】急性传染病，如猩红热、水痘、病毒性肝炎、肺结核、梅毒等，治疗者应在充分防护且患者被隔离条件下方可进行治疗。

六、火罐技术

火罐技术是以玻璃罐、木罐、瓷罐等为工具，利用燃烧排出罐内空气形成罐内负压，使罐吸附在皮肤腧穴或相应体表部位，使局部皮肤充血或瘀血，达到温通经络、祛风散寒、消肿止痛、吸毒排脓等效果而防治疾病的中医外治技术，包括走罐法、闪罐法、留罐法及刺络拔罐法等。

（一）走罐法

走罐法是指将罐具吸拔在涂有润滑剂的皮肤上，沿经脉循行线路，用力向上下或左右，慢慢来回反复推动罐体，致皮肤呈潮红充血或瘀聚痧点，以达到消肿散结、祛湿散寒等效果的一种中医操作技术，此法又称为行罐、推罐。

【环境条件】明亮、安静、通风、温暖、洁净的环境下。

【材料】治疗盘、数个玻璃罐、润滑剂、止血钳、95%酒精棉球、打火机、小口瓶、清洁纱布数块或自备毛巾，必要时备屏风、毛毯、消毒液、手消毒液。

【作用】温通经络，祛风散寒。

【评估】

（1）患者主要临床症状、既往史、过敏史及外伤史。

（2）治疗部位皮肤的完整性、感知情况。

（3）患者年龄、心理状况、文化程度及合作程度。

（4）女性患者是否处在月经期、妊娠期或哺乳期等特殊时期。

【告知】

（1）走罐的作用、操作方法、可能出现的不良反应、走罐时间，应考虑个体差异，儿童酌情递减，切勿空腹施罐，操作前排空二便。

（2）治疗过程中出现烫、出现不适及时告诉护士；治疗部位的皮肤若出现潮红，属正常现象，无须处理，数日后可自然消失。

（3）走罐后可饮一杯温开水，夏季拔罐部位忌风扇或空调直吹，治疗后要注意避风寒，以防寒邪入体影响疗效。

（4）治疗期间注意休息，不宜过度疲劳，饮食宜清淡、易消化、富营养，忌辛辣、油腻煎炸之品。

【操作步骤】

（1）双向核对患者信息。

（2）到患者床旁，核对，解释，检查走罐的皮肤。

（3）携用物至床旁，再次核对，关闭门窗，必要时屏风遮挡，规范洗手。

（4）协助患者取合适体位，暴露走罐部位皮肤。

（5）再次检查罐口是否光滑，放置弯盘内，清洁皮肤。

（6）将酒精棉球点燃后，一手握住罐体，一手持夹有点燃酒精棉球的止血钳，将酒精棉球在罐内环绕（避开罐口），然后抽出止血钳，将玻璃罐吸附在皮肤上，并快速使之由皮损近心端向远心端移动，速度为每秒 10~15cm，吸附力以罐内皮肤凸起 3~4mm 为宜，每次移动方向一致。当火罐移动至正常皮肤后稍向一侧用力，将其与皮肤分离，依此方法反复走罐 20~40 次，每 5 次更换 1 次火罐，更换间歇不超过 10 秒，直至相应部位皮肤充血、潮红或出现瘀血时将火罐取下。

（7）操作完毕，灭火，清洁皮肤。

（8）观察并评估局部皮肤（局部皮肤呈红紫色疗效最好）。

（9）整理用物，携用物回治疗室并按院感要求处理。

（10）手消毒液清洁双手，记录走罐时间、部位、疗效。

【操作要领】

（1）室内温度保持在 26℃左右，保暖，关闭门窗，必要时用屏风遮挡患者。

（2）选用适宜玻璃罐（口径较大、圆、厚、平滑的罐），操作前一定要检查罐口周围是否光滑，有无裂痕，以防裂缝、缺损损伤患者皮肤。

（3）取适宜体位，充分暴露治疗部位，注意保暖及保护患者的隐私。

（4）操作时应选择面积宽大、肌肉丰厚的施术部位，如胸背、腰部、腹部、大腿等，避免在骨骼凹凸、毛发多处走罐。皮肤破溃者禁用。根据皮肤的情况，及时涂抹合适的润滑剂，防止因干燥损伤皮肤。罐内负压大小以能顺利推拉为宜，若负压过大、用力过重、速度过快，易致患者疼痛，拉伤皮肤；负压过小、吸拔力不足，罐易脱落，治疗效果差。

（5）胸部走罐时，应略带上提，不宜用力往下揿按，以免损伤胸肋软骨。腹部走罐时同样以平推略带上提为法，防止损伤内脏。体型瘦弱者防止损伤棘突上的皮肤。

（6）注意防止烫伤。95% 酒精棉球不宜过湿，防止酒精滴落，烧伤皮肤。止血钳送入、抽离罐体时动作要稳、准、快，切勿将罐口烧热，以免烫伤皮肤，走罐时用力均匀、平稳、缓慢，起罐切勿强拉。

（7）操作过程中询问患者的感受，随时观察局部皮肤情况，如有疼痛异常或头晕、心悸等，可能是产生晕罐现象，应立即停止操作并报告医生，并做相应处理。

（8）罐具应做到一人一物一消毒。

【适应证】适用于寒邪外袭所致的风寒证、痛证，治疗风寒湿痹、痰湿瘀阻等所致的皮肤疾病等，常用于带状疱疹后遗神经痛、稳定型银屑病、湿疹、荨麻疹等。适用于颈、肩、腰、背、双上肢、双下肢、腹部等肌肉丰厚部位。

【禁忌证】忌用于高热抽搐及凝血机制障碍患者，以及皮肤过敏、溃疡、水肿及大血管处；呼吸衰竭、重度心脏病、严重消瘦者忌用；忌用于孕妇的腹部及腰骶部。

（二）闪罐法

闪罐法是指罐具吸附于皮肤或特定穴位上后，迅速将罐拔起，又立即吸附上，反复吸拔多次直至皮肤潮红发热，充血或瘀血为度，从而产生治疗效果的一种中医操作技术。

【环境条件】明亮、安静、通风、温暖、洁净的环境下。

【材料】治疗盘、数个玻璃罐、95%酒精棉球、止血钳、打火机、广口瓶、清洁纱布数块或自备毛巾，必要时备屏风、毛毯、消毒液、手消毒液。

【作用】温通经络，祛风散寒，消肿止痛，吸毒排脓。

【评估】

（1）患者主要临床症状、既往史、过敏史及外伤史。

（2）治疗部位皮肤的完整性及感知情况。

（3）患者年龄、心理状况、文化程度及合作程度。

（4）女性患者是否处在月经期、妊娠期或哺乳期等特殊时期。

【告知】

（1）拔罐的作用、操作方法、可能出现的不良反应、治疗时间，应考虑个体差异，儿童酌情递减，治疗前需排空二便。

（2）治疗过程中发出"啪"的响声，属正常现象，勿紧张；治疗部位的皮肤若出现潮红，属正常现象，无须处理，数日后可自然消失。治疗当中如果出现不适，及时通知护士。若出现水泡或烫伤，应立即报告医护人员。

（3）拔罐过程中如出现小水疱不必处理，可自行吸收，如水疱较大，护士会做相应处理。

（4）拔罐后可饮一杯温开水，夏季拔罐部位忌风扇或空调直吹，治疗后要注意避风寒，以防寒邪入体影响疗效。

（5）治疗期间注意休息，不宜过度疲劳，饮食宜清淡、易消化、富营养，忌辛辣、油腻煎炸之品。

【操作步骤】

（1）核对患者基本信息、诊断、临床症状、既往史、操作部位主要症状。

（2）评估病室环境：安静、安全、舒适、整洁。

（3）评估患者体质及实施闪罐部位的皮肤情况、对疼痛的耐受程度、对闪罐操作的接受程度、心理状况等。

（4）告知患者闪罐的作用、简单的操作方法、局部感觉及可能出现的意外及处理措施，取得患者合作。

（5）准备治疗盘、数个玻璃罐、止血钳、95%酒精棉球、打火机、广口瓶、清洁纱布数块或自备毛巾，必要时备屏风、毛毯、消毒液、手消毒液。

（6）核对患者信息，选择合理、舒适体位，暴露闪罐部位，注意保暖。

（7）检查罐口有无缺损裂缝，一手持火罐，另一手持止血钳夹酒精棉球点燃，深入罐内中下端绕1~2圈后迅速抽出，立即将罐压在操作部位上，迅速起罐，反复多次。

（8）随时检查局部皮肤，以紫红色为度，其疗效最佳。若疼痛、过紧，应及时起罐。

（9）皮肤会出现紫红色瘀斑，为正常表现，数日方可消除。拔闪罐的过程中如出现小水疱不必处理，可自行吸收；如水疱较大，消毒局部皮肤后再用注射器吸出液体，覆盖消毒敷料。

（10）协助患者整理衣着，取舒适卧位，整理床单位。按院感要求处理用物，告知患者注意事项。

（11）记录闪罐部位、方法、患者皮肤情况。

【操作要领】

（1）选择合适型号的罐具，并检查罐口是否光滑，以防裂痕、缺损损伤皮肤。

（2）拔罐后应迅速起罐，不宜停留时间过长，治疗时间应控制在10分钟左右，操作手法纯熟，动作轻、快、准。至少选择3个口径相同的火罐轮换使用，以免罐口烧热烫伤皮肤。操作时用力均匀，速度宜快，起罐时切勿强拉，以免拉伤皮肤。

（3）闪罐时应采取合理体位，选择肌肉较丰厚的部位，骨骼凸凹不平和毛发较多处不宜拔罐。

（4）随时询问患者的感受，观察局部皮肤情况，如患者诉疼痛应适当减小负压，如有疼痛异常或头晕、心悸等，可能是产生晕罐现象，应立即停止操作并报告医生，积极配合给予相应处理。

（5）闪罐后如局部皮肤出现小水疱，可不必处理，会自行吸收；如水疱较大，消毒局部皮肤后用注射器吸出液体，覆盖消毒敷料。

（6）罐具均应做到一人一物一消毒。

【适应证】适用于肌肉比较松弛，吸拔不紧或留罐有困难处，以及局部皮肤麻木或功能减退的虚证患者。常用于皮肤疾病，如带状疱疹后遗神经痛、硬皮病等。

【禁忌证】忌用于高热抽搐及凝血机制障碍患者，以及皮肤过敏、溃疡、水肿及大血管处；呼吸衰竭、重度心脏病、严重消瘦者忌用；忌用于孕妇的腹部及腰骶部。

（三）留罐法

留罐法是以玻璃罐等为工具，排去其中的空气而产生负压，使之吸附于体表部位或特定穴位，并留置一定时间（5~10分钟），以达到活血化瘀、通经活络等目的，是临床常用的一种中医操作技术。

【环境条件】明亮、安静、通风、温暖、洁净的环境下。

【材料】治疗盘、数个玻璃罐、润滑剂、止血钳、95%酒精棉球、打火机、广口瓶、清洁纱布数块或自备毛巾，必要时备屏风、毛毯、消毒液、手消毒液。

【作用】温通经络，祛风散寒，消肿止痛，吸毒排脓。

【评估】

（1）患者主要临床症状、既往史、过敏史及外伤史。

（2）治疗部位皮肤的完整性及感知情况。

（3）患者年龄、心理状况、文化程度及合作程度。

（4）女性患者是否处于月经期、妊娠期或哺乳期等特殊时期。

【告知】

（1）拔罐的作用、操作方法、可能出现的不良反应，留罐时间一般为5~10分钟。应考虑个体差异，儿童酌情递减。治疗前需排空二便。

（2）由于罐内空气负压吸引的作用，局部皮肤会出现与罐口相当大小的紫红色瘀斑，此为正常表现，数日方可消除。治疗当中如果出现不适，及时通知护士。

（3）拔罐过程中如出现小水疱不必处理，可自行吸收；如水疱较大，护士会做相应处理。

（4）拔罐后可饮一杯温开水，夏季拔罐部位忌风扇或空调直吹。治疗后要注意避风寒，以防寒邪入体影响疗效。

（5）治疗期间注意休息，不宜过度疲劳，饮食宜清淡、易消化、富营养，忌辛辣、油腻煎炸之品。

【操作步骤】

（1）核对患者基本信息、诊断、临床症状、既往史、操作部位主要症状。

（2）评估病室环境：安静、安全、舒适、整洁。评估患者体质及实施拔罐部位的皮肤情况、对疼痛的耐受程度、对拔罐操作的接受程度。

（3）告知患者留罐的作用、简单的操作方法、局部感觉及可能出现的意外及处理措施，取得患者合作。

（4）准备治疗盘、数个玻璃罐、润滑剂、止血钳、95%酒精棉球、打火机、广口瓶、清洁纱布数块或自备毛巾，必要时备屏风、毛毯、消毒液、手消毒液。

（5）核对患者信息，选择合理、舒适体位，暴露拔罐部位，注意保暖。

（6）检查罐口有无缺损裂缝。一手持火罐，另一手持止血钳夹酒精棉球点燃，深入罐内中下端迅速抽出，迅速将罐口扣在选定部位上不动，待吸牢后撒手，记录留罐时间。

（7）观察火罐吸附情况和皮肤颜色，询问患者有无不适，疼痛、过紧应及时起罐，如果发现异常立即停止操作，通知医生。

（8）皮肤会出现与罐口相当大小的紫红色瘀斑，为正常表现，数日方可消除。拔火罐的过程中如出现小水疱不必处理，可自行吸收；如水疱较大，则给予相应的处理。

（9）一手夹持罐体，另一手拇指按压罐口皮肤，使空气进入罐内，即可顺利起罐，清洁皮肤。

（10）协助患者整理衣着，取舒适卧位，整理床单位。按院感要求处理用物，告知患者注意事项。

（11）记录拔罐部位、方法、留置时间及患者皮肤情况。

【操作要领】

（1）应选择肌肉丰厚的部位，避免在骨骼凹凸和毛发较多处拔罐。若皮肤干燥，可先将皮肤湿润后再拔罐。

（2）选择大小合适的罐具，罐口必须光滑、无破损，以免损伤皮肤。

（3）操作时动作要稳、准、快，起罐时切勿强拉。

（4）多罐治疗时，罐与罐之间应保持一定距离，不宜排列过近，以免疼痛、脱落；过远影响疗效。使用酒精棉球点燃时，棉球不可过湿，切勿在罐口旋转，以防罐口烧热和酒精滴落而烫伤。

（5）随时询问患者的感受，观察患者的局部皮肤情况，如发热、发紧、凉气外出、温暖舒适的感觉都属于正常反应；如感觉过紧灼痛或其他不适可能是吸拔力过大或此处不适宜拔罐，或应改用小罐拔罐；如有疼痛异常或头晕、心悸等，可能是产生晕罐现象，应立即停止操作并报告医生，并给予相应处理。

（6）儿童拔罐力量不宜过大，时间不宜过长；在肌肉薄弱处或吸拔力较强时，则留罐时间不宜过长。

（7）罐具均应做到一人一物一消毒。

【适应证】丹毒、毒蛇咬伤的急救排毒，以及疮疡、带状疱疹等疾病。

【禁忌证】忌用于高热抽搐及凝血机制障碍患者，以及皮肤过敏、溃疡、水肿及大血管处；呼吸衰竭、重度心脏病、严重消瘦者忌用；忌用于孕妇的腹部及腰骶部。

（四）刺络拔罐法

刺络拔罐法是刺络和拔罐疗法的结合，是在穴位或经络刺络放血，在刺络放血处拔火罐，利用罐内空气形成的负压吸拔于局部皮肤以致操作部位适量出血，故称刺络拔罐。刺络拔罐具有透邪清热、活血通络、散瘀止痛、平衡阴阳等作用。

【环境条件】明亮、安静、通风、温暖、洁净的环境下。

【材料】治疗盘、弯盘、数个火罐（检查罐口是否光滑，放置于弯盘中）、碘伏、棉签、三棱针、小口瓶、95%酒精棉球、止血钳、打火机、清洁纱布数块或自备毛巾，必要时备屏风、毛毯、手消毒液。

【作用】温通经络，祛风散寒，消肿止痛，吸毒排脓。

【评估】

（1）患者主要临床症状、既往史、过敏史及外伤史。

（2）治疗部位皮肤的完整性及感知情况。

（3）患者年龄、心理状况、文化程度及合作程度。

（4）女性患者是否处于月经期、妊娠期或哺乳期等特殊时期。

【告知】

（1）操作目的、方法及可能出现的不良反应。治疗前需排空二便。

（2）由于罐内空气负压吸引的作用，局部皮肤会出现与罐口相当大小的紫红色瘀斑，此为正常表现，数日方可消除。治疗当中如果出现不适，及时通知护士。

（3）刺络拔罐的作用、操作方法，留罐时间一般为 5~10 分钟，应考虑个体差异，儿童酌情递减。

（4）拔罐后可饮一杯温开水，夏季拔罐部位忌风扇或空调直吹，治疗后要注意避风寒，以防寒邪入体影响疗效。

（5）治疗期间注意休息，不宜过度疲劳，饮食宜清淡、易消化、富营养，忌辛辣、油腻煎炸之品。

【操作步骤】

（1）核对医嘱，到患者床旁核对床号、姓名，做好解释，检查刺络拔罐部位皮肤，嘱患者排空二便。

（2）备齐用物，根据刺络拔罐部位选择火罐的大小及数量，检查罐口周围是否光滑，有无缺损裂痕，携至床旁。

（3）再次核对。关闭门窗，协助患者取合理、舒适体位，注意手卫生。

（4）充分暴露刺络拔罐部位，必要时屏风遮挡，注意保护隐私及保暖。

（5）正确选穴：根据患者皮损部位选穴。再次检查罐口是否光滑，放弯盘于合适位置，清洁皮肤。

（6）碘伏消毒皮损处皮肤，手持三棱针快速在皮损处点刺，每次刺入1~2mm深，随即出针，每处刺络10~15次。夹取酒精棉球，打火机打火。规范拔罐，确定吸牢后，灭火。

（7）留罐，询问患者有无不适，观察火罐吸附情况及皮肤颜色。

（8）起罐：推车至患者床旁，起罐时，用手按住皮肤，另一手使罐子倾斜，使空气进入，火罐即脱落。

（9）清洁皮肤，评估患者皮肤状况。协助患者整理衣着，取舒适卧位，整理床单位。

（10）手消毒液清洁双手，记录刺络拔罐时间。

（11）携用物回治疗室，按院感要求处理用物，洗手，评估并签名记录。

【操作要领】

（1）心理护理：治疗前进行告知，治疗过程会发生疼痛，嘱患者保持放松的心态，防止紧张过度。

（2）根据皮损的大小进行火罐的选择，观察好火罐是否有破损、有无裂痕等。

（3）调节室温，暴露皮肤，对刺络拔罐位置进行消毒，针刺程度舒适为宜，防止刺伤，防止烧烫伤，酒精不可漏在皮肤处，火罐温度要控制适宜，拔罐操作动作娴熟，针刺手法宜轻、宜浅、宜快，使之微见血为度。然后用玻璃火罐拔吸点刺部位3~5分钟（拔罐时间可根据出血量适当增减），待拔吸出的血量（或渗出液量）达到3~5ml时，取下火罐，用无菌干棉球擦净血迹。

（4）刺络拔罐结束后，严格按照无菌操作，要对皮肤和火罐进行常规消毒，防止交叉感染发生。

（5）拔罐后观察皮肤的情况，如果出现小水疱，过些时间自然会消退；若水疱过大，使用专用消毒针挑破水疱，并用碘伏消毒。刺络部位24小时禁沾水，衣服宽松为宜，避免衣服摩擦。

（6）忌辛辣等刺激性食物，可多吃瓜果蔬菜，要禁烟酒。

【适应证】银屑病、湿疹、荨麻疹、痤疮、带状疱疹后遗神经痛、带状疱疹、激素依赖性皮炎、神经性皮炎、白癜风、黄褐斑、玫瑰糠疹、过敏性皮炎。

【禁忌证】忌用于高热抽搐及凝血机制障碍患者，以及皮肤过敏、溃疡、水肿及大血管处；呼吸衰竭、重度心脏病、严重消瘦者忌用；忌用于孕妇的腹部及腰骶部。

七、中药面膜疗法

以纯中药为主要成分制作而成的面膜，也是外治疗法的一种，将中药打成细粉，用水调成糊状敷于面部，使药物直接作用于皮损部位，通过药物吸收，达到治疗目的。通过外敷面部皮肤，从面部毛孔吸收，面部丰富的循环经络受药物的作用，修复受损肌肤，达到美白、保湿、抗老去皱、祛痘等护肤效果。

【环境条件】明亮、安静、通风、温暖、洁净的环境下。

【材料】治疗盘、面膜纸、中药面膜粉、温水、一次性垫单、治疗碗、压舌板、清洁手套、纱块，必要时备屏风、毛毯、洗手液、手消毒液、洁面乳等。

【评估】

（1）患者疾病诊断、年龄、合作程度。

（2）局部皮肤情况，患者有无禁忌证。

（3）环境舒适度。

（4）患者主要临床症状、既往史及过敏史。

【告知】

（1）中药面膜的作用、操作方法、可能出现的不良反应、治疗时间，应考虑个体差异，治疗前需排空二便。

（2）治疗当中如果出现不适，及时通知护士。

（3）中药面膜是纯中药制作，治疗过程中会散发出浓厚的中药气味，属于正常现象。

（4）治疗过程中要闭上眼睛，防止误入眼睛。

【操作步骤】

（1）核对患者及治疗单项目。

（2）向患者解释操作的目的、方法及可能的感受。

（3）协助患者取舒适体位，根据敷面膜部位垫垫单。

（4）用温水调面膜备用。

（5）清洁患者皮肤。

（6）喷雾：热喷或冷喷5~10分钟。痤疮、黄褐斑、酒渣鼻采用热喷，使毛孔充分张开，并利用热的作用，起到活血通络之功效；过敏性皮炎、痤疮、激素依赖性皮炎选择冷喷，起到收缩毛孔、减轻充血的作用（避免打湿患者衣服）。过程中询问患者有无不适感。

（7）取适量中药面膜，加水（夏季用凉水，冬季用温水）调成糊状，迅速从额部开始涂布整个面部，并均匀摊开，留出鼻孔呼吸。将调好的面膜均匀涂抹在患处皮肤约20分钟（涂抹时注意避开嘴唇及眼睛周围皮肤），询问患者有无不适感。

（8）盖上湿面膜纸保湿封包。

（9）20分钟后，用压舌板刮掉面膜，清水洗净敷面膜处皮肤。告知患者相关注意事项。

（10）操作完毕整理用物。

（11）观察并评估局部皮肤（局部皮肤呈正常色，无过敏情况）。

（12）垃圾分类，手消毒液清洁双手，记录疗效和时间，评估并签名。

【操作要领】

（1）消毒范围包括医务工作者双手、患者面部。

（2）根据皮肤情况掌握喷雾具体时间，喷雾方向从额向口。

（3）痤疮针要求灭菌，做到一人一针。

（4）面部过度敏感疾病，治疗后出现红肿、瘙痒则停止进行面膜治疗。

（5）倒面膜时，眼、鼻、口等一定要覆盖纱布，鼻孔口不要涂上，以免影响呼吸。

（6）面膜治疗用药有选择性，因人而异。对于黄褐斑患者，特别是敏感型皮肤患者，最好先用少许药物涂抹额头发际处或耳后皮肤，观察48~72小时，若无刺激（无变红、瘙痒、灼热等不适）才能使用中药面膜治疗。

（7）操作人员应每隔6~10分钟询问患者是否有异常感觉，预防随时可能发生的意外，如患者感到不适立即终止治疗。

（8）取适宜体位，充分暴露治疗部位，必要时注意保暖及保护患者的隐私。

（9）做到一人一物一消毒。

【适应证】寻常痤疮、黄褐斑、酒渣鼻、面部激素依赖性皮炎、过敏性皮炎、脂溢性皮炎、雀斑等。

【禁忌证】面部有水痘、单纯疱疹等传染病者慎用；对面膜成分过敏者禁用。

八、脐疗

脐，即人的肚脐，中医穴位又称"神阙穴"，隶属任脉，与冲脉相交会，与督脉相表里。中医认为它与人体十二经脉相连、与五脏六腑相通，肚脐是心肾交通的"门户"。所谓脐疗，就是用艾灸的方法施治于患者脐部，激发经络之气，疏通气血，调理脏腑，恢复人体阳气，用以预防和治疗疾病的一种体质疗法。

【环境条件】明亮、安静、通风、温暖、洁净的环境下。

【材料】治疗盘、一次性垫单、治疗碗、药物、水、清洁手套、纱块，必要时备屏风、毛毯、洗手液、手消毒液等。

【评估】

（1）患者疾病诊断、年龄、合作程度。

（2）局部皮肤情况，患者有无禁忌证。

（3）环境舒适度。

（4）患者主要临床症状、既往史及过敏史。

【告知】

（1）脐疗的作用、操作方法、可能出现的不良反应、时间。

（2）治疗当中如果出现不适，及时通知医护人员。

（3）脐疗中所用的药物是纯中药制作，治疗过程中会散发出浓厚的中药气味，属于正常现象。

【操作步骤】

1. 贴敷脐部法

贴敷脐部法即把药物制成一定的剂型外敷于脐部的方法，是脐疗的主要方法，也是最常用之法。其主要有以下 3 种。

（1）填法：将散剂或者丸、丹剂等药物填于脐内。

（2）敷法：将鲜药物捣烂敷于脐部，或者把干的药末用水调和成膏状敷于脐部。

（3）覆法：将用量较多的药物捣烂或研磨成粉或调糊膏，覆盖在脐部周围。

2. 灸脐疗法

灸脐疗法是利用燃烧艾条产生的温热直接与皮肤接触来刺激身体的一定部位从而防治疾病的一种方法。其常用方法如下。

（1）悬起灸：点燃艾条手持之在脐部上方悬起灸之，距离以脐部感受温热但又能耐受为度。

（2）隔物灸：先在脐部或者脐内放置药物，再放艾炷或艾条灸之。

（3）熨法：将艾绒平铺于脐部，再覆盖几层布，用熨斗在上面熨之，可以发挥热熨和艾草的双重作用。

3. 拔罐脐疗法

拔罐脐疗法是在脐部或脐周拔火罐，通过罐内负压，使被拔的脐部皮肤充血、瘀血，以达到防治疾病的目的。常用的拔罐手法如下。

（1）闪火法：将点燃的酒精棉球放在罐内绕1~3圈，然后将火退出，将罐迅速扣在脐部。

（2）架火法：用不易燃烧和传热的物体，置于脐部，然后滴入95%的酒精数滴，用火点燃后，迅速将罐扣于脐部。

4. 按摩脐部法

按摩脐部法是运用手法按摩脐周，以防治疾病。常用手法如下。

（1）揉脐法：运用拇指指端，或食指，或中指，或掌根，于脐周围做轻柔的回旋揉动。

（2）摩脐法：用手掌掌面或食指、中指、无名指指面附着于脐部周围，以腕关节连同前臂做环形的有节律的抚摩。

（3）按脐法：用拇指或食指或中指的指腹部向下垂直按压脐部。

5. 脐针法

脐针法即在脐周进行针刺的治疗方法。

【操作要领】

（1）一般采用仰卧位，充分暴露脐部，方便用药治疗。

（2）脐孔内常有污垢，在进行脐疗时应先对脐部进行消毒，避免发生污染。

（3）脐疗用药虽有固定药方，但应该遵从辨证用药，以提高疗效。

（4）脐部皮肤在使用刺激性较强的药物时，宜先在脐部涂一层凡士林后再用药或治疗，可以避免皮肤损伤。

（5）脐部给药可能会引起个别患者的过敏反应，出现过敏反应应该及时停止给药，外涂激素类药膏，待脱敏后酌情治疗。

（6）孕妇若非治疗妊娠诸病，宜慎用脐疗，有堕胎作用或者毒副作用的药物应该对孕妇禁用。

【适应证】身体虚弱、神经衰弱、白细胞减少、月经不调、痛经、不孕不育、面部黄褐斑、痤疮、肥胖、乳腺增生症等。

【禁忌证】有严重心血管疾病、体质特别虚弱者；处在妊娠期、哺乳期的女性；过敏性皮肤者，特别是腹部皮肤有炎症、破损、溃烂者均不适合进行脐疗。

九、火针

火针疗法属于针灸范畴，是将耐高温的针具经烧红后，在一定的治疗部位和穴位速刺速出的一种疗法，古称其为燔针、焠刺、烧针、煨针。火针疗法历史悠久，早在《黄帝内经》中即已存在，至今有数千年的历史。火针疗法在中医临床应用广泛，对多种疾病均有较好疗效。

【环境条件】明亮、安静、通风、温暖、洁净的环境下。

【材料】火针、酒精灯、棉签、打火机、清洁手套、纱块，必要时备屏风、洗手液、手消毒液等。

【评估】

（1）患者疾病诊断、年龄、合作程度。

（2）局部皮肤情况，患者有无禁忌证。

（3）环境舒适度。

（4）患者主要临床症状、既往史。

【告知】

（1）火针的作用、操作方法，以及可能出现的恐惧、晕针等现象，应考虑个体差异，治疗前需排空二便。

（2）火针治疗属于有创性操作，瘢痕体质者应谨慎。

【操作步骤】

（1）核对患者及治疗单项目。

（2）向患者解释操作的目的、方法及可能的感受。

（3）协助患者取舒适体位，暴露需要施术的部位。

（4）选穴：一般采取辨证取穴、辨病取穴、阿是穴与局部取穴相结合的方法。

（5）消毒：火针治疗应严格无菌操作，针刺前穴位局部皮肤应严格消毒。

（6）烧针与针刺：右手持针，左手拿点燃的酒精灯，火针烧灼的程度需烧至白亮，尽量靠近施治部位，烧针后对准穴位垂直点刺，快进速退。

（7）施术部位保持干燥，避免感染。

（8）操作完毕整理用物。

（9）垃圾分类，手消毒液清洁双手，记录疗效和时间，评估并签名。

【操作要领】

（1）选穴与消毒：①选穴：辨证取穴、辨病取穴、阿是穴与局部取穴相结合，与毫针选穴基本相同，但选穴宜少，多以局部穴位为主。②消毒：火针治疗应严格无菌操作，针刺前穴位局部皮肤应严格消毒，与毫针刺法消毒相同。

（2）烧针与针刺：①烧针：是使用火针的关键步骤。火针烧灼的程度：需烧至白亮，否则不宜刺入，也不宜拔出，而且剧痛。②针刺：可用左手拿点燃的酒精灯，右手持针，尽量靠近施治部位，烧针后对准穴位垂直点刺，快进速退。毫针烧后更宜垂直刺入，否则易弯针，很难刺入。毫针火针可以留针 5~10 分钟左右。出针后用无菌干棉球按压针孔，以减少疼痛并防止出血。若针眼或局部皮肤发痒、红肿，甚至出现脓点，不可用手搔抓，以防感染，保持局部清洁。

（3）针刺的深度：应根据病情、体质、年龄和针刺部位的肌肉厚薄、血管深浅、神经分布而定。一般而言，四肢、腰腹部针刺稍深，可刺 1~2cm；胸背部针刺宜浅，可刺 0.5~1cm；至于疣的针刺深度，以其基底的深度为宜。毫针火针的针刺深度与毫针针刺大致相同，皮肤黏膜腺体疾病可用灼烙法进行治疗。

【适应证】带状疱疹、带状疱疹性神经痛、慢性湿疹、神经性皮炎、结节性痒疹、白癜风、扁平疣、寻常疣、软纤维瘤、痤疮、酒渣鼻、皮肤疖肿、斑秃、局限性硬皮病、皮肤淀粉样变等疾病。

【禁忌证】

（1）精神紧张、对火针恐惧者。

（2）饥饿、劳累、醉酒者。

（3）合并严重心脏疾病、出血性疾病、水电解质失衡、糖尿病等，以及精神疾病、癫痫未控制、高血压危象、晕厥休克等。

（4）孕妇。

（5）瘢痕体质者、诊断不明的体表包块肿物者。

第二节　制药技术

一、生发酊

【组成】当归 10g，川芎 10g，细辛 5g，桂枝 10g，丹参 20g。辅助材料：75% 酒精。

【功效】活血祛风，温经通脉。

【主治】各种脱发。头发脱落稀疏、发质细软、油脂分泌旺盛、头皮瘙痒者。

【组方特色】古云"一味丹参散，功同四物汤"，丹参苦能泄散，微寒能清，既活血祛瘀而通经，又清心凉血而除烦、消痈。当归气温，味辛、甘，《汤液本草》记载其"头能破血，身能养血，尾能行血"，本方中加入当归，有助于加强养血散风止痒之功。川芎辛香行散温通，上行头巅，下走血海，为"血中之气药"，被古人称之"治头不离川芎"，与当归合用起到养血活血、祛风行气之功。细辛芳香气浓、辛温走散，善于祛风通窍。桂枝温经通脉，又与细辛合用共助解表。

【方证要点】本方对斑秃及雄激素性脱发有较好的疗效。具体方证要点如下。

（1）头发脱落稀疏。

（2）头屑多。

（3）头皮油脂分泌旺盛。

（4）头皮瘙痒。

（5）发质细软。

【加减变化】临床上根据疾病症状的不同，亦可加减药物调配。如生姜，味辛，性微温，归肺、脾、胃经，其有效成分姜烯能直接透过皮肤表皮，深入到毛囊根部，对毛发有很好的滋养效果，同时还能预防头屑。《本草纲目》提出墨旱莲可"乌须发，益肾阴"，墨旱莲性凉，味甘、酸，归肝、肾二经，功善滋补肝肾、凉血止血；捣汁涂眉发，能促进毛发生长；内服可乌发、黑发。侧柏叶，味苦、涩，性寒，归肺、肝、脾经，功于凉血止血、化痰止咳、生发乌发，可治疗血热脱发、须发早白。

【使用方法】先用纸巾或头巾等遮住前额、耳周等无毛发区，再用医用棉签蘸取适量生发酊，以湿润为度，涂搽于脱发区域头皮，3 次 / 天，涂后用手轻轻按摩头皮以促进生发酊的吸收。

【使用禁忌】对此方中药物成分过敏者、头皮破损者、头皮有皮疹者禁用。孕妇、儿童需在医师指导下使用。

二、青黛散

【组成】青黛 15g，黄柏 15g，滑石粉 60g。

【功效】清热解毒，燥湿敛疮。

【主治】急性湿疹、接触性皮炎、神经性皮炎、银屑病等属湿热内蕴证者；带状疱疹急性期；丹毒、脓疱疮等细菌感染性皮肤病；亚急性湿疹、皮炎等属于脾虚湿蕴者；皮肤恶性肿瘤与红斑狼疮。

【组方特色】《开宝本草》著青黛"主解诸药毒，小儿诸热，惊痫发热，天行头痛寒热，煎水研服之。亦摩敷热疮，恶肿，金疮，下血，蛇犬等毒"。青黛味咸、性寒，寒能清热，咸以入血，故有清热解毒、凉血、止血、消斑之效。

现代研究表明，青黛具有良好的抗炎、抗肿瘤、抑制细胞增殖等作用。黄柏苦泄寒清，燥而沉降，入肾、膀胱经，既清泄实热（火）而解热毒，又燥湿、除湿毒而解湿热毒，现代研究表明，黄柏可起到抗病原微生物、抗炎、抗变态反应等作用。滑石甘淡寒清滑利，入膀胱、肺、胃经，外用清敛，能清热、收湿敛疮，为治疗湿疹的常用药。

【方证要点】本方针对急性、亚急性湿疹，神经性皮炎，接触性皮炎，丹毒等皮肤疾病，皮损可表现为红肿、疼痛、瘙痒、糜烂、渗出等。具体方证要点如下。

（1）急性或亚急性病程。

（2）红肿、疼痛。

（3）瘙痒明显。

（4）皮损潮红，抓挠后渗出糜烂，或有鳞屑。

【加减变化】本方亦可加入冰片，其辛苦微寒，能起到清热消肿、防腐生肌等作用。若皮损肥厚、干燥皲裂，又见渗出，可加入甘草油配伍使用，每日 2 次，燥湿止痒的同时解毒润肤。

【使用禁忌】应避开感染明显的部位；过敏体质者或对药物成分过敏者禁用；使用后有皮疹加重、瘙痒加剧等过敏反应者立即停药；中寒者及阴虚火炎者勿用，孕妇慎用。

三、祛湿散

【组成】大黄 20g，黄芩 20g，寒水石 20g，青黛 2g。

【功效】清热消肿，祛湿止痒。

【主治】轻度糜烂、渗出性湿疹皮炎。

【组方特色】祛湿散由大黄、黄芩、寒水石及青黛组成。大黄泻热毒、破积滞、行瘀血；黄芩为之使，其性清肃，味苦阴寒，除邪燥湿胜热；寒水石禀积阴之气而成，气大寒，味辛咸，配合咸寒的青黛，能除余毒邪热。全方发挥清热、收湿、止痒、解毒之功效，与中医历代名家治疗渗出性皮肤病的用药之法不谋而合。研究证实，大黄、青黛对特定的球菌、杆菌以及真菌均具有抑制作用，并可通过减少白细胞介素的分泌，减少炎性细胞浸润，使炎症反应减轻。

【方证要点】本方针对有糜烂、渗出的湿疹皮炎类皮肤病。具体方证要点如下。

（1）急性或亚急性病程。

（2）糜烂、渗出。

（3）瘙痒明显。

【加减变化】将甘草油、祛湿散按比例调均，以无菌棉棒蘸取外涂于皮损处，在保护疮面的同时，可依据皮损渗出量的多少增加或减少祛湿散的浓度，依据症状变化及时调整。

【使用禁忌】过敏体质者或对药物成分过敏者禁用；使用后有皮疹加重、瘙痒加剧等过敏反应者立即停药。

四、甘草油

【组成】甘草 100g，麻油 1000ml。

【功效】解毒润肤，清洁疮面或做赋形剂。

【主治】红斑鳞屑性、痂屑皮损，如湿疹皮炎类、唇炎、银屑病、红皮病、疱病等。

【组方特色】甘草为临床常用配伍药材，《神农本草经》将其列为上品，其味甘、性平，主五脏六腑寒热邪气，坚筋骨，长肌肉。甘草具有补脾益气、清热解毒、祛痰止咳、缓急止痛、调和诸药之功。现代药理学也表明，甘草及其有效成分具有保护心脑血管系统、抗感染、抗病毒、抗菌、抗肿瘤及神经保护等作用。

【方证要点】本方针对鳞屑病、湿疹、特异性皮炎等红斑、鳞屑较多的皮肤病。具体方证要点如下。

（1）亚急性或慢性病程。

（2）红斑、鳞屑性皮损。

（3）干燥结痂、脱屑瘙痒。

（4）轻度渗出或渗出不多。

（5）作为其他外用药的赋形剂。

【加减变化】可临方调配。本药使用灵活，根据渗出量的多少，可进行溶质浓度的调配，稠厚与稀薄对应不同的皮损情况；依据皮损局部感染情况及炎症程度，可随时加入相应治疗作用的药物。甘草油作为赋形剂可以使药物在皮肤上增加附着度和具有良好的涂展性，此外也可以缓解刺激与摩擦，保护损伤面并促进表皮形成，覆盖全面，减少耐药。

【使用禁忌】过敏体质者或对药物成分过敏者禁用；偶见瘙痒、皮疹发红现象；不能作为激素的替代品。

第六章

流派优势病种
诊治经验

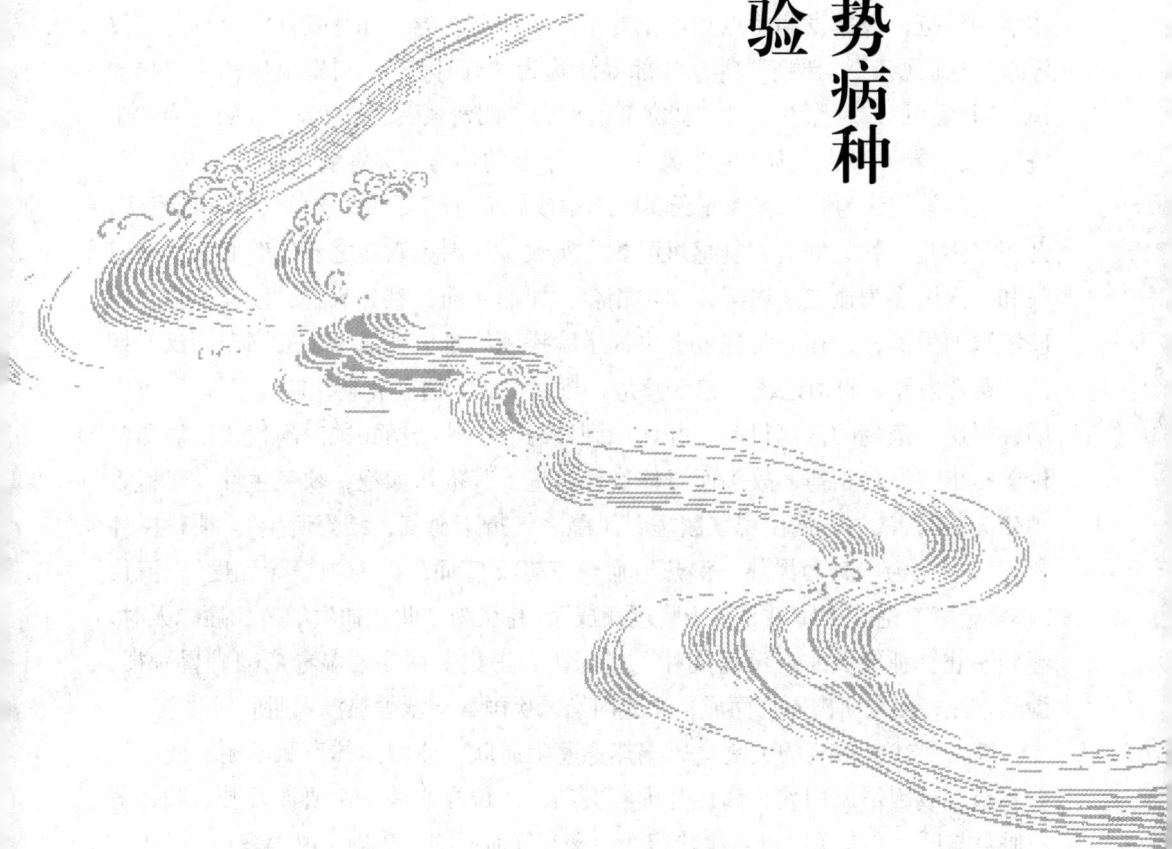

第一节　湿疹

（一）疾病认识

湿疹是多种内外因素引起的过敏性炎症性皮肤病，临床表现为皮肤损害以红斑、丘疹、水疱、渗出、糜烂为主，具有皮疹多形、渗出倾向、对称分布、瘙痒剧烈、易反复和慢性化等特点。本病发病率高，我国一般人群患病率约为7.5%，儿童患病率可达18.71%。目前在临床上湿疹的发病机制尚未明确，其易诊难治，治疗周期长，效果及患者依从性差，易复发，病情迁延难愈。

临床上按病程及临床表现将湿疹分为急性、亚急性、慢性湿疹。中医统称本病为湿疮，根据发病特点和部位的不同而病名各异，如泛发性湿疹称为"浸淫疮""血风疮""粟疮"等；耳部湿疹称为"旋耳疮"；阴囊湿疹称为"绣球风""肾囊风"；对称发于肘、腘窝部的称为"四弯风"；发于脐窝部的称为"脐疮"；发于乳头部的称为"乳头风"；发于下肢的称为"湿毒疮"等。

刘巧教授认为湿疹多因先天禀赋不耐或后天外感毒邪，交争于肌肤而发病，乃正气不足，脾失健运，复感风湿热邪所致。外因为六淫之邪侵袭肌肤，营卫失和，内因多为血热、内湿，湿热相合，如油入面，难分难解，浸淫不休，肌肤溃败而发病，这在一定程度上也提示湿疹缠绵难愈。成书于战国至西汉时期的《黄帝内经》明确记载："诸痛痒疮，皆属于心。诸湿肿满，皆属于脾。"书中明确提出了疮疡的发病机制，并认识到其与心、脾密切相关。隋代《诸病源候论》提出"湿热相搏，故头面身体作皆生疮，其疮初如泡，须臾生汁，热盛者则变为脓"，认为本病由"肤腠虚，风湿之气折于血气，结聚所生"。明代《外科正宗》认为"其乃风热、湿热、血热三者交感而生，发则瘙痒无度"。清代《医宗金鉴》论其"属风邪袭于腠理而成"，并认为"此证初生如疥，瘙痒无时，蔓延不止，抓津黄水，浸淫成片"。《疡科心得集》认为"湿毒疮因脾胃亏损，湿热下注，以致肌肉不仁而成；又或因暴风疾雨，寒湿暑热浸入肌肤所致"。

综上所述，本病的关键是风湿热毒蕴阻肌肤，或因素体禀赋不耐，或因饮食不节，或因情志内伤。病性为虚实夹杂，病位在肌肤，主要涉及肺、脾、肾三脏，与肝、心有关，既有湿热留恋，又有气血亏损、化燥生风等表现。

（二）辨治思路

湿疹急性期为风邪袭表、湿邪侵肌、热邪入营所引发，瘙痒关乎风、浸渍发于湿、斑疹源于热，因此治则为疏风清热，祛湿解毒，驱邪外出，扭转病势，同时应注意顾护脾胃。亚急性湿疹与患者身体虚弱，湿邪留恋，肌肤失养有关。慢性反复期多因湿热内扰日久，阴虚血虚生内燥，肌肤失去濡养，湿邪阻碍气机，损伤正气，久病伤肾，肾之精气亏损，则脾肺之气、卫外之气同时耗伤，终致肺、脾、肾损伤，阳气不足则更不易化散湿热邪，卫气亏损则更易感染外邪，故反复发作，迁延难愈。

湿疹发病之所以久治不效，顽固不愈，可能存在外感六淫、饮食内伤、情志不调等病因之外的"毒邪"因素，结合湿疹皮损多以红斑、丘疹、水疱、渗出、糜烂、干燥、瘙痒、脱屑、苔藓样变、皲裂等表现为主，故应充分考虑具有风毒、热毒、湿毒、血虚所化风燥毒之毒邪发病的特点。刘巧教授运用毒邪发病学说治疗湿疹的临床经验，在湿疹的不同阶段都可运用。采取不同的解毒方法来治疗不同类型的湿疹，不仅能取得很好的临床疗效，也能尽量防止复发、减少毒副作用。

（三）治疗方案

1. 风热蕴肤型

症状：发病急骤，皮损以红色丘疹为主，可见鳞屑、抓痕、结痂，渗出不明显，皮肤灼热，瘙痒剧烈；可伴发热，口渴；舌边尖红或舌质红，苔薄黄，脉浮。

辨证：风热蕴肤证。

治法：疏风清热，滋阴润肤。

处方：

荆芥 10g	防风 10g	薄荷 6g	牛蒡子 10g
蝉蜕 6g	生石膏 30g（先煎）	知母 10g	当归 10g
生地黄 15g	苍术 10g	苦参 10g	火麻仁 10g
赤芍 15g	甘草 6g		

加减：瘙痒剧烈者，可加白鲜皮、地肤子、蛇床子；大便干结者，可加大黄、麦冬、石斛。

分析：此型多见于急性期或慢性湿疹急性发作。风热外袭，蕴阻于肌肤，故见皮肤丘疹、灼热、瘙痒；风易化燥伤津，故发热、口渴。方中荆芥性轻扬，为血中风药，长于散风清血，是治疗风病、血病之要药；防风以祛风解表为长，兼除湿止痒，与荆芥配伍，常用治皮肤瘙痒、风疮疥癣；赤芍、当归、生地均为凉血活血之品，能除血热、行血滞、养血阴；蝉蜕、薄荷、牛蒡子散风除热，透疹止痒；石膏、知母清热养阴；苦参荡涤湿火，解热毒；甘草清热解毒，调和诸药。

2. 湿热蕴结型

症状：皮损潮红，多见丘疹、丘疱疹、水疱，皮肤灼热，瘙痒剧烈，抓破后糜烂、渗出；可伴心烦，口渴，尿黄，便干；舌质红，苔黄腻，脉滑。

辨证：湿热蕴结证。

治法：清热祛湿，解毒止痒。

处方：龙胆草 10g　　连翘 10g　　栀子 10g　　黄芩 10g

　　　柴胡 10g　　生地黄 15g　　当归 10g　　车前子 15g（包煎）

　　　泽泻 15g　　牡丹皮 10g　　甘草 6g

加减：热偏盛者，可加黄连、黄柏、苦参；湿偏盛者，可加茯苓、薏苡仁、苍术。

分析：此型亦多见于急性期或慢性湿疹急性发作。因湿热之邪浸淫肌肤，故见皮肤丘疹、水疱、糜烂、渗出，入于营血，热扰心神，故心烦、口渴。方中用大苦大寒之龙胆草为君，归肝、胆经，上泻肝胆实火，下清肝经湿热；佐以苦寒之黄芩、栀子为臣药，协助龙胆草清泻肝经实火及湿热之邪；另以泽泻、车前子利水湿、清心火、导肝火，使得清热利湿之力宏，引湿热下行，使之从小便而解；肝者，体阴而用阳，故佐之生地黄、当归二药滋养肝经之阴血以防苦寒之药伤阴；又以柴胡舒达肝气，散肝胆之郁火，并引药归经；牡丹皮清血中热毒；甘草清热解毒，调和诸药。

3. 血虚风燥型

症状：病程较长，反复发作，皮肤干燥、脱屑，见淡红斑、丘疹、抓痕、结痂，或见皮损颜色暗淡、浸润肥厚、苔藓样变、色素沉着；舌淡红，苔白，脉弦缓或沉细无力。

辨证：血虚风燥证。

治法：养血润肤，祛风止痒。

处方：当归 10g　　生地黄 15g　　麦冬 15g　　制何首乌 15g

　　　火麻仁 10g　　白芍 15g　　鸡血藤 15g　　刺蒺藜 15g

　　　钩藤 15g　　夜交藤 15g　　白鲜皮 10g　　陈皮 10g

加减：心烦失眠者，可加龙骨、牡蛎、黄连、栀子；月经量少、月经期症状加重者，可加益母草、丹参、阿胶。

分析：此型多见于亚急性或慢性期湿疹。久病耗血伤阴，血虚化燥生风，肌肤不得荣养，故见皮肤淡红斑、丘疹、干燥、脱屑。方中当归为君药，联合麦冬、白芍、何首乌、生地黄可润燥养阴生血，刺蒺藜、白鲜皮皆可祛风止痒，蒺藜活血祛风止痒，鸡血藤可助络脉通利，同时补益气血，使肌肤恢复滋养，皮毛润泽，钩藤、夜交藤可平肝息风，养血安神。

4. 脾虚湿滞型

症状：皮损以红斑、丘疹、鳞屑为主，少许渗出，皮肤粗糙无弹性；伴腹泻，纳呆，倦怠，乏力；舌淡红，苔白腻或黄腻，脉濡细无力。

辨证：脾虚湿滞证。

治法：健脾化湿导滞。

处方：

白术 15g	茯苓 15g	太子参 15g	泽泻 15g
栀子 10g	厚朴 10g	陈皮 10g	连翘 10g
神曲 10g	谷芽 15g	麦芽 15g	枳壳 10g
大腹皮 10g	茵陈 10g	车前子 15g（包煎）	

加减：瘙痒较甚者，可加当归、火麻仁；兼心肝火旺者，可加黄连、钩藤。

分析：此型多见于亚急性期或慢性期。因饮食不节，损伤脾胃，脾失健运，湿热内生，外蕴于肌肤而发为红斑、丘疹；脾生化不足，不能上输于肺，输布乏源，使肌肤失于荣养，故干燥无弹性；脾运化无力，气血不足，故见腹泻、纳呆、乏力。方中白术、陈皮、厚朴健脾燥湿，茯苓、泽泻、茵陈、车前子利水渗湿，栀子、连翘、大腹皮清热利水，太子参益气养阴，枳壳、神曲、谷芽、麦芽理气和胃，健脾消食。

5. 肝肾亏损型

症状：皮损淡红、干燥、脱屑、肥厚、苔藓样变，汗毛不长，瘙痒频作，尤以夜甚；伴耳鸣，头晕，腰膝酸软，性生活或月经后、劳累后诸症加重；舌质淡红，舌苔少，脉细数。

辨证：肝肾亏损证。

治法：调补肝肾，清热利湿。

处方：

生地黄 15g	熟地黄 15g	蚕沙 20g	山药 15g
山萸肉 15g	牡丹皮 10g	茯苓 15g	泽泻 15g
五味子 10g	竹叶 10g	知母 10g	栀子 10g

加减：头昏、眼花、耳鸣者，可加天麻、楮实子；性生活及月经和劳累后加重者，可加芡实、金樱子、续断、杜仲等；干燥、瘙痒明显者，可加何首乌、乌梢蛇等。

分析：此型亦多见于慢性期。病程迁延不愈，患者极易出现焦虑、抑郁、烦躁，肝气郁结影响脾胃运化、损伤肝阴；湿邪阻碍气机，损伤正气，久病伤肾，肾之精气亏损。方中熟地黄、生地黄大补真阴，填精益髓；山萸肉可补肝、养肾、涩精；山药具有健脾、补肾、固精之效；泽泻清泄肾火，滋阴清热，可防熟地之滋腻；蚕沙、茯苓渗湿健脾，可助山药之健运；牡丹皮清泄肝火，祛风凉血，可制山萸肉之温涩；五味子、竹叶、知母、栀子滋阴生津，清热除烦。

（四）典型案例

王某，男，28岁。初诊时间：2016年5月11日。

主诉：双手反复起水疱伴瘙痒1年，加重7天。

现病史：患者自诉1年前无明显诱因双手指侧缘起密集针头大小水疱，部分水疱融合，伴瘙痒，自行挤破水疱，流少量液体，夏重冬轻，无其他不适，自行外用曲咪新软膏、复方酮康唑软膏，有所好转，但停药后反复发作。7天前接触海水后症状加重，皮损逐渐蔓延至双手掌，瘙痒明显，遂来我院就诊。刻下症：精神可，双手指侧缘可见密集针头大小水疱，部分融合成绿豆大小水疱，部分水疱干涸、脱屑，皮损处瘙痒，搔抓留有少许稀薄渗液，手足心多汗，纳少，眠可，易犯困，大便溏，小便可，舌淡苔腻，脉滑。

西医诊断：湿疹。

中医诊断：湿疮。

辨证：脾虚湿盛，湿蕴肌肤。

治法：健脾化湿利水。

处方：

苍术 10g	厚朴 10g	陈皮 6g	白术 10g
茯苓 15g	猪苓 15g	泽泻 15g	白鲜皮 15g
防风 10g	栀子 10g	甘草 6g	

7剂，水煎服，每日1剂，分早晚饭后温服。

外用三黄洗剂外洗，每日2次。

二诊：服上方7剂后，病情大为好转，无新发的水疱，大部分水疱已干涸，大便较前转干，舌质红，苔白腻，脉略滑。前方基础上减白鲜皮、猪苓，7剂，水煎服，每日1剂，分早晚饭后温服。继续外用三黄洗剂。

三诊：服上方7剂后，瘙痒少许，未见新发水疱，原水疱完全干涸，手足心汗出减少，舌质淡红，苔白，脉平。守上方，减栀子、防风，加怀山药20g、薏苡仁15g，续服7天。停用中药外洗。

案例点评：本案患者病史长达1年，双手反复起小水疱，双手足汗多，纳少，眠可，易犯困，大便溏，小便可，舌淡苔腻，脉滑，属脾虚湿盛，湿蕴肌肤之证，治宜健脾利湿，前期当以祛湿为主，后期侧重健脾，方用除湿胃苓汤加减。除湿胃苓汤由平胃散（苍术、厚朴、陈皮）和五苓散（桂枝、茯苓、泽泻、猪苓、白术）加减而来，该方集治湿药物于一炉，包括芳香燥湿的苍术、厚朴，行气化湿的陈皮，健脾化湿的白术，利水渗湿的茯苓、猪苓、泽泻，清热化湿的白鲜皮、栀子，祛风胜湿的防风。湿邪为引起湿疮发作的主要病理因素，因而湿疮的治疗应紧扣"祛湿"这一原则，全方以祛湿之品为主，集芳香化湿、苦温燥湿、淡渗利湿于一方之中。刘巧教授强调，治疗湿疹要慎用温燥、辛温之品，以免劫烁津液，如桂枝、附子、干姜等，这类药物有激发加重湿疹、银屑病等的风险，故常去掉五苓散中的桂枝。

（五）临证经验

刘巧教授认为湿疹多因禀赋不耐、正气不足，脾失健运，复感风湿热邪所致。急性期以湿热为主，亚急性期多因脾虚湿蕴，慢性期多因阴血亏虚，生风化燥。根据病情临床多分为湿热证、脾虚湿蕴证、血虚风燥证、阴虚血燥证。对于慢性湿疹，刘巧教授提出"从燥论治"的治疗原则，认为风、寒、湿、热、瘀血均能化燥伤阴，瘀血作为病理产物多夹杂其他病邪而致病，南方地处湿热地带，热邪多夹杂于风、湿之邪中，寒邪单独致病相对较少，多夹杂风湿之邪致病。根据阴虚与血虚的不同，及外邪性质的不同将慢性湿疹分成血虚风燥证和阴虚血燥证。血虚风燥证主要是外风入里，日久伤津化燥，由外风转化为内风，或素体阴血亏虚，肝血不足，肝郁化火耗伤阴血所致。阴虚血燥证是由于外感湿邪或饮食不节，过食肥甘厚味及荤腥动风之品，损伤脾胃，母病及子，肺的宣发肃降功能减弱，影响水精四布，全身脏腑、组织、官窍皆缺乏气、血、精、津、液的濡养。

在湿疹的诊治过程中，病因上强调"毒邪"在发病中的影响，治疗上重视在分型的基础上结合运用解毒、攻毒的中药，如清热解毒药之白花蛇舌草、菊花、金银花等；凉血解毒药之紫草、生地、羚羊角等；祛风解毒药之桑叶、白芷、防风、僵蚕、全蝎、蜈蚣等；化瘀解毒药之凌霄花、玫瑰花、槐花、当归、白芍、益母草等；燥湿解毒药之茵陈、薏苡仁、黄柏、土茯苓等。同时强调除湿要贯穿湿疹治疗的始终。

在外用药的使用上，急性期皮肤潮红，丘疹无明显渗出者，可选用祛湿散、三黄洗剂外搽；渗出明显者，可选用艾大洗剂（艾叶、大黄、千里光、马齿苋、苦参等）或三黄洗剂湿敷；慢性期常用霜剂、膏剂，如祛湿散用茶油调成糊状外搽，以及甘草油等，协助治疗。

湿疹的预后调护也尤为重要，李金娥教授认为湿疹患者遵守医嘱是减少复发的重要因素。急性期忌用热水、肥皂等刺激性较大的洗涤用品；同时应避免搔抓，忌食辛辣、刺激之物，以及鸡、虾、鱼、蟹，还有辛香温燥之品，以免助湿生痰，生风动血；在湿疹发作期间，应避免注射疫苗。

（六）零金碎玉

1.薏苡仁、茵陈

（1）单味功用：薏苡仁，味甘、淡，性凉，归脾、胃、肺经，可以健脾渗湿、除痹止泻、清热排脓。茵陈，味苦、辛，性微寒，归脾、胃、肝、胆经，可以清湿热、退黄疸。

（2）伍用经验：薏苡仁健脾渗湿，除痹止泻，清热排脓；茵陈清湿热，退黄疸。二者合用，可以健脾渗湿解毒，对于湿疹渗出明显者尤宜。

2.防风、白芷

（1）单味功用：防风，味辛、甘，性微温，归膀胱、肝、脾经，可以祛风解表、胜湿止痛、止痉。白芷，味辛，性温，归肺、胃、大肠经，可以解表散寒、祛风止痛、宣通鼻窍、燥湿止带、消肿排脓。

（2）伍用经验：防风祛风解表，胜湿止痛，止痉；白芷祛风止痛，宣通鼻窍，燥湿止带，消肿排脓。对于风邪所导致的湿疹，二者合用可以增强祛风解毒之力。

3.紫草、生地

（1）单味功用：紫草，味甘、咸，性寒，归心、肝经，可以凉血活血、解毒透疹。生地黄，味甘、苦，性寒，归心、肝、肾经，可以清热凉血、养阴生津。

（2）伍用经验：紫草凉血活血，解毒透疹；生地黄清热凉血，养阴生津。二者均有清热凉血解毒之功，合用可增强祛除血分热毒之力。

4.凌霄花、玫瑰花

（1）单味功用：凌霄花，味甘、酸，性微寒，归肝、心包经，可以活血通经、凉血祛风。玫瑰花，味甘，性温，归肝、脾经，可以行气解郁、和血止痛。

（2）伍用经验：凌霄花活血通经，凉血祛风；玫瑰花行气解郁，和血止痛。二者合用，对于湿疹夹瘀，皮损肥厚紫暗者有祛瘀解毒之功。

第二节　结节性痒疹

（一）疾病认识

结节性痒疹又称疣状固定性荨麻疹或结节性苔藓，是一种慢性瘙痒性皮肤病，多见于成年女性。皮损多表现为疣状损害，呈半球形结节，好发于四肢，尤其是小腿，触之有坚实感，瘙痒剧烈，常难以忍受。

结节性痒疹属于中医"马疥""粟疮""血疳""顽湿聚结"的范畴。中医认为本病是由体内蕴湿，外感虫毒、风毒或湿毒凝聚所致。《诸病源候论·疥候》云："马疥者，皮肉隐嶙起，作根，搔之不知痛。""由皮肤受风邪热气所致也。""夫体虚受风热湿毒之气，则生疮。"《丹溪心法》云："百病中，多有兼痰者，世所不知也。""凡人身上、中、下有块者，多是痰。"结节属丹溪所论有块者，可从痰论治。中医认为久病必瘀，各种疾病长久不愈必定存在血脉瘀滞。叶天士认为，凡久病从血治为多。又如《医林改错》言："气无形不能结块，结块者必有形之血也。"明代《证治准绳》言"夫疥癣者，皆由脾经湿热，及肺气风毒，客于肌肤所致也……二曰马疥，隐起带根，搔不知痛"，提出结节性痒疹与脾肺之湿热风毒相关。到清代，医家对本病的病机有了新的认识，《医宗金鉴》曰"血疳形如紫疥疮……症因风热闭腠理""火邪内郁，表虚之人，感受风邪，袭入皮肤，风遇火化作痒，致起疮疡形如粟粒"，认识到结节性痒疹的病因与风热郁闭腠理有关。

综上所述，结节性痒疹的病因多认为在于湿、热、风、瘀血、虫咬，因此治疗注重清热祛湿、祛风止痒、活血止痛，外用还当兼顾杀虫。

（二）辨治思路

结节性痒疹一症从其病因来看多是外感六淫邪气，素体湿蕴，或昆虫叮咬，毒液内侵，湿毒内聚，或女性情志内伤，忧思郁怒，冲任失调，脉络瘀阻，肌肤失养所导致。其病理本质离不开"湿""瘀"两大因素。临床上典型皮损为结节性损害，剧烈瘙痒，多发于下肢伸侧，因而对于结节性痒疹，多从化湿、解毒、祛风、止痒、活血、软坚论治。

（三）治疗方案

1. 湿热蕴结型

症状：病程较短，皮疹结节略粗糙，色泽红褐，自觉剧痒，部分抓破则有污血渗出，或结血痂；伴有心烦口渴，大便不调，小溲黄赤；舌质红，苔腻，脉滑数。

辨证：湿热蕴结证。

治法：除湿清热，疏风止痒。

处方：全蝎 3g　　　乌梢蛇 10g　　蝉蜕 6g　　　荆芥 10g
　　　防风 10g　　　羌活 10g　　　白芷 10g　　　刺蒺藜 15g
　　　白鲜皮 10g　　皂角刺 10g　　地肤子 10g　　当归 10g

| 生地 15g | 金银花 15g | 连翘 10g | 赤芍 15g |
| 黄芩 10g | 栀子 10g | 黄连 6g | 甘草 6g |

加减：瘙痒剧烈者，可加蛇床子；大便干结者，可加大黄、麦冬、石斛。

分析：此型患者素体湿蕴，又因调摄不慎，触冒六淫之邪或蚊虫叮咬，内外相合而发病。湿毒蕴结于肌肤腠理，引起局部气血凝滞，日久形成结节，同时可见肌肤瘙痒；湿郁化热，劫烁津液，故见心烦口渴，小便黄赤；湿热壅滞，气机升降失常，见大便失调，舌红苔腻，脉滑数。方中全蝎辛平入肝经，走而不守，息风攻毒散结，乌梢蛇、蝉蜕搜风通络止痒，荆芥、防风、羌活、白芷、刺蒺藜、白鲜皮、皂角刺、地肤子祛风止痒散结，当归、生地养血息风，金银花、连翘清热败毒，赤芍清热凉血活血，黄芩、栀子、黄连清泻三焦热毒，甘草补中并调和诸药。

2. 气血瘀滞型

症状：病程较长，结节较大而坚硬，表面粗糙，呈疣状外观，色泽灰褐，自觉剧烈瘙痒；面色晦暗，夜不能寐，精神不振；舌质暗红或见瘀斑，苔少，脉涩滞。

辨证：气血瘀滞证。

治法：活血软坚，通络止痒。

处方：柴胡 10g	薄荷 6g	茯苓 15g	白术 15g
牡丹皮 10g	栀子 10g	当归 10g	白芍 10g
桂枝 10g	赤芍 15g	桃仁 10g	甘草 6g

加减：心烦失眠者，可加龙骨、牡蛎、黄连；月经量少、月经期症状加重者，可加益母草、丹参、阿胶。

分析：此型患者多病程较长，多为正虚邪恋，反复缠绵难愈，气血壅滞日久成瘀，瘀血不去新血不生，又进一步加重气血郁滞的局面，故见结节大而坚硬，表面粗糙，同时瘀血阻滞，肌肤失养，故见剧烈瘙痒，结合舌暗红兼见瘀斑，脉涩滞，均为一派瘀滞之象。以柴胡、薄荷疏利气机，茯苓、白术健脾除湿，牡丹皮、栀子除瘀热，当归、白芍养血滋阴，桂枝温通血脉行瘀滞，赤芍养血和营，桃仁活血化瘀，甘草和中补虚，调和诸药。

（四）典型案例

陈某，女，45岁。初诊时间：2014年6月3日。

主诉：双下肢反复起红斑、丘疹、结节伴瘙痒10年。

现病史：患者10年前无明显诱因出现双下肢起红斑、丘疹、结节，伴瘙痒，多次在当地医院以"结节性痒疹"进行诊疗，曾长期服用"泼尼松片"达1

年左右，外用激素软膏好转，停药后又复发，结节逐渐泛发至躯干、四肢。为求进一步诊治，遂来我院就诊。刻下症：患者体略胖，躯干、四肢可见散在米粒至蚕豆大小的圆形暗红色斑疹、丘疹、结节，皮肤表面较红，部分丘疹破溃结痂，伴抓痕，全身皮损处瘙痒剧烈，因夜间瘙痒明显而睡眠较差，纳可，大小便如常。舌淡红，苔白腻，脉滑。

西医诊断：结节性痒疹。

中医诊断：顽湿聚结。

辨证：风湿毒蕴。

治法：除湿解毒，祛风止痒。

处方：
全蝎 5g	刺蒺藜 10g	白鲜皮 10g	皂角刺 10g
当归 10g	地肤子 15g	苦参 10g	生地黄 10g
陈皮 6g	赤芍 10g	栀子 10g	甘草 6g

7剂，水煎服，每日1剂，分两次服。

配合梅花针叩刺。

二诊：躯干、四肢红斑颜色较前一次变暗，全身皮损处瘙痒较前有所减轻，夜间能入睡，胃口佳，大小便如常。舌淡红，苔白，脉滑。上方加麦冬10g，继续服7剂，配合梅花针在皮损处叩刺治疗。

三诊：偶有轻度瘙痒，双下肢红斑颜色变暗，丘疹、结节较前次复诊明显减少，纳眠尚可，大小便如常。舌淡红，苔薄白，脉滑。提示上方治疗有效，继续服用上方14剂。

跟踪随访，患者躯干、四肢红斑、结节均消退，瘙痒症状基本控制，临床疗效尚可。

案例点评：该患者为中年女性，根据皮损形态诊断为结节性痒疹，四诊合参辨证为风湿毒蕴证，予刘巧教授自拟全蝎方，功在祛风热、除湿毒、止痒。方中全蝎辛平入肝经，走而不守，息风攻毒散结，刺蒺藜、白鲜皮、皂角刺、地肤子祛风止痒消结，当归、生地养血息风，陈皮化痰散结，赤芍清热凉血活血，栀子清泻三焦热毒，甘草补中并调和诸药，使中焦健运。外用梅花针叩刺，一则可以排毒，二则可以起到"开鬼门、洁净府"的作用。二诊，患者服药后病情明显好转，提示治疗方案有效，上方加麦冬以养肺清热，金水相生以养津液。三诊患者病情基本控制，继续守上方巩固治疗。

（五）临证经验

结节性痒疹是一种慢性炎症性皮肤病，以剧烈瘙痒和结节性损害为特征。

病因多与昆虫叮咬，胃肠功能紊乱，内分泌代谢障碍及神经、精神因素有关。刘巧教授认为本病多是风邪外侵皮肤，湿邪内蕴，致使风湿之邪凝聚成毒，气血凝滞运行不畅，形成结节作痒，或被毒虫叮咬，毒汁蕴结为毒所致。

刘巧教授认为结节性痒疹应分为风湿毒蕴证和气滞血瘀证。风湿毒蕴证辨证要点为皮损表面粗糙，色暗红，瘙痒剧烈，部分抓破结痂，舌淡红，苔白或白腻，脉滑，以全蝎方合乌蛇祛风汤加减。气滞血瘀证皮损表面肥厚，色紫暗，瘙痒剧烈，夜间较重，舌暗红或淡紫，苔薄白或白腻，脉弦或涩，以加味逍遥丸合桂枝茯苓丸加减。若皮损肥厚，明显色沉，可加用当归、丹参，严重者可加大黄䗪虫丸；若大便干燥，则加大黄，临床可取得满意疗效。

结节性痒疹虽形于外，但其必与脏腑功能失调有关。因此临证时需结合患者的个体体质差异，审因论治，随症加减。如气虚质多加用四君子汤调补后天，阴虚质多加用熟地、山药、麦冬等滋阴之品，湿热质加用栀子、黄芩、地肤子等清利湿热，气郁质加用薄荷、柴胡、合欢皮、厚朴、陈皮等，血瘀质加桃仁、红花、赤芍、丹皮等，特禀质多加用乌梅、防风、柴胡、五味子解表合里。另外，刘巧教授强调在治疗时根据部位不同加用引经药。如以头面部皮损为主，加白芷、川芎、菊花；以上肢皮损为主，加桑枝、丝瓜络；以胁肋部皮损为主，加柴胡、郁金；以阴部皮损为主，加龙胆草；以下肢皮损为主，加牛膝、木瓜等。具体调理之法可用"观其脉症，知犯何逆，随证治之"加以概括。

李金娥教授认为，皮肤病患者，尤其是慢性皮肤病患者要重视情志调理。结节性痒疹所引起的瘙痒会给患者带来极大精神心理压力，严重影响患者的生活质量，长期治疗不及时或不彻底可导致患者出现精神欠佳以及烦躁、抑郁等精神障碍问题。临证时需要配合行为干预治疗，向患者介绍结节性痒疹的特点、诱发原因、病情转归，纠正其不良习惯，减轻患者的心理负担，调畅情志。患者情志不遂，肝气乘脾，脾失健运，湿浊内生，病情反复缠绵难愈。因此在治疗过程中可随证加用疏肝解郁、宁心安神药，如柴胡、郁金、合欢皮、夜交藤、酸枣仁等。

（六）零金碎玉

1. 当归、丹参

（1）单味功用：当归，味甘、辛，性温，归肝、心、脾经，可以补血活血、调经止痛、润肠。丹参，味苦，性微寒，归心、肝经，可以活血祛瘀、通经止痛、清心除烦、凉血消痈。

（2）伍用经验：当归补血活血，调经止痛，润肠；丹参活血祛瘀，通经止痛，清心除烦，凉血消痈。二者合用，可行气散瘀、凉血活血，用于热郁血瘀之结节、斑疹。

2. 柴胡、郁金

（1）单味功用：柴胡，味苦、辛，性微寒，归肝、胆、肺经，可以解表退热、疏肝解郁、升举阳气。郁金，味辛、苦，性寒，归肝、胆、心经，可以活血止痛、行气解郁、清心凉血、利胆退黄。

（2）伍用经验：柴胡解表退热，疏肝解郁，升举阳气；郁金活血止痛，行气解郁，清心凉血，利胆退黄。二者合用，可疏肝行气散结，用于气机壅滞之结节。

3. 全蝎、蝉蜕

（1）单味功用：全蝎，味辛性平，有毒，归肝经，可以息风止痉、攻毒散结、通络止痛。蝉蜕甘寒，归肺、肝经，可以疏散风热、透疹止痒、明目退翳、息风止痉。

（2）伍用经验：全蝎息风止痉，攻毒散结，通络止痛；蝉蜕疏散风热，透疹止痒，明目退翳，息风止痉。二者合用，可以息风攻毒、散结止痒，用于风热壅盛，瘙痒明显之痒疹。

第三节　荨麻疹

（一）疾病认识

荨麻疹又称"风疹块"，是由于皮肤、黏膜小血管扩张及渗透性增加出现的一种局限性水肿反应。临床上表现为大小不等的风团伴瘙痒，有时可伴有腹痛、腹泻和气促等症状。慢性荨麻疹是指上述风团伴瘙痒几乎每天发生，并持续6周以上者。少数慢性荨麻疹患者也可表现为间歇性发作。

多数急性荨麻疹可找到病因，但慢性荨麻疹的病因很难确定，大多数患者无法找到病因。荨麻疹的发病机制较为复杂，至今尚不完全清楚。皮肤发生风团有免疫和非免疫介导两种方式，非免疫性可直接由肥大细胞释放剂引起或由花生四烯酸代谢障碍所致。在临床工作中，多数荨麻疹为原因不明的特发性荨麻疹。

（二）辨治思路

荨麻疹是一种以皮肤作痒，时起风团疙瘩，发无定处，时隐时现，消退后不留痕迹为特征的皮肤病。中医称其为瘾疹，认为瘾疹发病主要是由于素体禀赋不耐，外加六淫之邪的侵袭；或饮食不节，肠胃湿热；或平素体弱，气血不足，卫外不固所致。临床按病程常将瘾疹分为急性和慢性，病程在 6 周以上者属于慢性。

本病辨证重在"风""湿""瘀""阻"，风为阳邪，善行而数变，故游走遍身，瘙痒无度；湿邪致病常与风、寒、热兼夹为患；瘀血致病范围广，并迁延难愈，又因久病成瘀、久病必瘀；风湿瘀阻，不通则痒，故荨麻疹常有瘙痒、疼痛、游走不定等临床特点。治疗上除常规主张祛风解表、清热利湿、活血化瘀外，亦有旴江医家主张给邪以出路，透邪外出之法。

（三）治疗方案

1.内治法

（1）风寒瘀阻型

症状：风团色淡红，自觉瘙痒，遇冷则剧，得暖则减；或伴恶风畏寒，口不渴；舌质淡红，苔薄白，脉浮紧。

辨证：风寒瘀阻证。

治法：祛风散寒，温补脾肾。

处方：鹿角霜 20g　　　熟地 15g　　　桂枝 10g　　　麻黄 6g
　　　白芥子 6g　　　　生姜 6 片　　　黄芪 15g　　　白术 12g
　　　防风 10g　　　　白芍 10g　　　刺蒺藜 15g　　　枫球子 10g
　　　牡蛎 20g（先煎）　浮萍 10g　　　甘草 6g

分析：肾虚是本证呈慢性反复发作，缠绵难愈的重要因素。患者先天禀赋不耐，招致外感风寒，营卫不和，病久痰瘀互结于肌肤，内外之风同气相求，故风团难除。治以祛风散寒、温补脾肾之法。方选阳和汤加减。鹿角霜、熟地温补脾肾；原方中的肉桂改桂枝、炮姜改生姜，以加强祛风散寒解表之力；玉屏风散可益气固表祛风；桂枝、白芍调和营卫；刺蒺藜、枫球子、浮萍祛风止痒；牡蛎为矿物质药材，含钙，有抗过敏作用；甘草调和诸药，且有抗炎、抗过敏和类固醇皮质激素样作用。在临床实践中，结合中医理论和中药药理研究来选择用药，有助于提高疗效。

（2）肝郁脾虚型

症状：风团色泽鲜红，风团的出现与饮食运动有关；多伴胁肋胀痛，情绪抑郁，食欲不振，肠鸣泄泻；舌体胖大，苔白厚腻，脉弦细或弱。

辨证：肝郁脾虚证。

治法：疏肝理脾，解表散寒。

处方：柴胡 10g　　　当归 10g　　　白术 15g　　　茯苓 15g

煨生姜 1 片　　　薄荷 6g（后下）　麻黄 6g　　　　桂枝 10g

白芍 15g　　　　杏仁 10g　　　　浮萍 10g　　　　路路通 10g

甘草 6g

分析:《内经》曰:"邪之所凑,其气必虚。"本证患者多由于压力大,加之熬夜后暗耗肝阴,肝主藏血,则血无所养肝,肝失疏泄,肝郁伐土,脾胃失其健运,气血生化受到影响,气虚无法固表,风寒之邪乘虚而入,郁结于肌肤则生风团而感瘙痒不适。每于情志激动、运动后症状复发加剧,且出汗后瘙痒感好转,故予以麻黄汤发汗解表,助其发汗,使风邪随汗而出。逍遥散合麻黄汤可疏肝理脾兼解表发汗,使肝之疏泄功能得以正常,且风邪能随汗而解。方中柴胡疏肝解郁清热,当归养血活血,白芍养血柔肝,茯苓、白术健脾利湿,兼加薄荷以清肝郁之热,煨生姜温胃和中而顾护胃气,麻黄、桂枝、浮萍发汗解表,路路通祛湿止痒,甘草调和诸药。

（3）脾虚湿蕴型

症状: 发病突然,风团鲜红灼热,融合成片,状如地图,甚则弥漫全身,瘙痒剧烈;伴有神疲乏力,面色萎黄,纳呆,腹胀,口干不欲饮,大便稀,小便平;舌质淡红,苔白或白腻,脉细滑。

辨证: 脾虚湿蕴证。

治法: 健脾祛湿,祛风固表。

处方: 党参 15g　　　茯苓 15g　　　白术 15g　　　炒白扁豆 15g

怀山药 15g　　　莲子肉 10g　　　砂仁 6g（后下）　薏苡仁 15g

桔梗 10g　　　　黄芪 15g　　　　防风 10g　　　　荆芥 10g

浮萍 10g　　　　甘草 6g

分析: 本证多由禀赋不耐,卫外不固,感受外界邪毒而诱发。百病风为长,加之久居湿地、汗出当风等感受湿邪,风湿伏于肌肤,内侵伤脾,脾困生湿,影响水液代谢,湿阻气机;脾虚气血生化不足,正气虚,无以抵御外风;母病及子,肺虚失固,营卫失和,发为瘾疹。治疗上应以健脾祛湿、祛风固表为法。方中党参、茯苓、白术、甘草为四君子汤,健脾胃,恢复脾的运化功能;黄芪、白术、防风为玉屏风散,益气固表祛风;白扁豆、山药、薏苡仁、砂仁健脾祛湿;莲子肉养血;桔梗载药上行;荆芥、浮萍加强祛风之力。

（4）气阳两虚型

症状: 风团色泽淡红,或者与肤色相同,反复发作,迁延数月乃至数年不愈,或劳累后加重;伴有头晕心慌,神疲乏力,唇色白,失眠;舌质淡,苔薄白,脉细。

辨证：气阳两虚证。

治法：温阳健脾，补气固表。

处方：黄芪 30g　　　白术 15g　　　防风 10g　　　制附子 10（先煎）

　　　干姜 10g　　　肉桂 6g　　　太子参 15g　　　熟地黄 10g

　　　当归 10g　　　桂枝 10g　　　白芍 10g　　　蝉蜕 6g

　　　甘草 6g

分析：本证乃因风寒邪气久客肌肤腠理，"风邪客于肌中则肌虚，真气发散"，则卫阳更虚，加之患病日久，正气耗伤，终致阳气虚弱，气血不足。证属本虚标实，治当扶正祛邪。方中附子、干姜、太子参、白术（附子理中汤）温阳祛寒，补气健脾；黄芪、白术、防风（玉屏风散）益气固表；根据"治风先治血，血行风自灭"理论，以熟地黄、当归、白芍养血和血；桂枝、白芍解肌发表，调和营卫；肉桂助阳散寒，温经通脉；蝉蜕主用止痒，临证常配合虫类药治疗慢性过敏性皮肤病以疗宿疾，起沉疴；甘草益气调中。

西医学认为本病属自身免疫机制参与的过敏性皮肤病，基本病变为体内某些物质引起毛细血管和小静脉壁的反应性扩张及渗透性增加而产生的一种局限性水肿反应，治疗上通过抑制组胺释放、降低血管通透性及增强免疫功能 3 个途径而获效。方中当归有降低血管通透性及抗组胺等作用；肉桂对血管有一定的调节作用，能减少毛细血管的渗出；甘草有抗炎、抗过敏和皮质激素样作用；蝉蜕有抗过敏和免疫抑制作用，对皮肤过敏反应和迟发型超敏反应有明显抑制作用；玉屏风散主要有免疫双向调节作用，提高巨噬细胞吞噬能力，提高淋巴细胞转化百分率，促进细胞免疫能力，增强溶血素和溶血空斑形成反应，增加免疫球蛋白 IgA，降低 IgE，增强迟发型超敏反应。全方中西兼顾，组方严谨，故疗效显著。

2. 外治法

（1）中药外洗疗法：可选用具有清热祛风止痒之效的中药煎水外洗皮损处，常用苍术、苦参、黄柏、荆芥、地肤子、白鲜皮、蛇床子、路路通、百部、刺蒺藜等药物。

（2）药物封脐疗法：用川芎、防风、茵陈、栀子各 20g，盐酸多塞平 20 片，研细末，取适量陈醋调湿，填塞于脐窝，外用胶布固定。每日换药 1 次，治疗 2 周。治疗期间忌饮酒，忌海鲜等。

（3）刺络拔罐法：取穴：大椎、肺俞、心俞。方法：嘱患者俯卧位，暴露后背，选取上述背部穴位，均为双侧取穴。用 75% 酒精常规消毒后用三棱针点刺出血，然后在点刺处拔真空罐，留罐 10~15 分钟，取罐后用消毒干棉球擦净即可。隔日治疗1次，5次为1个疗程，2个疗程后观察疗效。

（4）穴位埋线法：①选用一次性埋线针、医用铬制羊肠线（00号）。②选穴：足三里（双侧）、血海（双侧）、膈俞（双侧）、三阴交（双侧），以达到补益气血、益气固表的作用。③穴位部位消毒，将适当长度的铬制羊肠线沿针尖逆行穿入针头内，作用于选取的穴位，深度达皮下组织和肌肉之间或肌层。治疗1周1次，连续4周。

（四）典型案例

病案一

屈某，男，35岁。2015年12月13日初诊。

主诉：全身皮肤反复泛发红疹、风团伴瘙痒22年。

现病史：患者自诉22年前无明显诱因开始出现全身风团，时隐时现，瘙痒难忍，诉其母亲亦有同样疾病，故未予特别重视，发作时自服氯雷他定、西替利嗪等药。夏季可自行缓解，每因气候寒冷发病，双手下冷水及晨起吹寒风即诱发皮疹，表现为形状各异、大小不等的风团，保暖则皮疹可自行消散，消散后不留痕迹，皮疹时轻时重，迁延日久不愈，故寻求中医治疗。刻下症：颜面、双手皮肤隐约可见风团、抓痕，风团呈苍白色，遇寒风团发作，每日均有皮疹出现；面色无华，形体消瘦，怕冷乏力，有遗精、阳痿病史，至今未育，纳可，大便时溏，小便平；舌质淡，苔薄白，脉濡细。

西医诊断：寒冷性荨麻疹。

中医诊断：瘾疹。

辨证：脾肾两亏，营卫失调，风寒痰瘀搏结。

治法：温补脾肾，散寒和营，祛风止痒。

处方：鹿角霜30g　　熟地20g　　桂枝10g　　麻黄6g
　　　　白芥子6g　　生姜4片　　黄芪15g　　白术10g
　　　　防风10g　　白芍10g　　刺蒺藜15g　　枫球子12g
　　　　牡蛎20g（先煎）　甘草20g　　浮萍10g

7剂，水煎服，每日1剂。

二诊：药后风团症状明显减轻，上方去桂枝，继进10剂。

三诊：皮疹基本无发作，怕冷乏力减轻，精神渐佳。效不更方，继服1个月。追访2年，患者诉偶在冬季极寒时发疹，但注意保暖即可消失。

案例点评：荨麻疹属中医"瘾疹"范畴，其发病与素体禀赋不耐，又或外感风寒湿热诸邪及食海鲜发物致肠胃积热有关。喻文球教授认为肾虚是本病呈慢性反复发作，缠绵难愈的重要因素。本患者有明确家族史，故属先天禀赋不耐，招致外感风寒，营卫不和，病久痰瘀互结于肌肤，内外之风同气相求，故风团出没难除。四诊合参，本例证属脾肾两亏，营卫失调，风寒痰瘀搏结于肌肤所致。治以补益脾肾、温通散寒、调和营卫、祛风止痒之法。方选阳和汤加减。鹿角霜、熟地温补脾肾；原方中的肉桂改桂枝、炮姜改生姜，以加强祛风散寒解表之力；玉屏风散可益气固表祛风，研究表明其有增强细胞免疫的功效；桂枝、白芍调和营卫；刺蒺藜、枫球子、浮萍祛风止痒；牡蛎为矿物质药材，含钙，有抗过敏作用；甘草调和诸药，且有抗炎、抗过敏和类固醇皮质激素样作用。在临床实践中，结合中医理论和中药药理研究来选择用药，有助于提高疗效。

病案二

刘某，男，19岁，学生。2018年12月10日初诊。

主诉：全身皮肤起风团伴瘙痒3个月。

现病史：患者自诉3个月前运动时全身皮肤瘙痒不适，随后皮肤出现多个直径为2~3mm的风团，搔抓后皮损增加，呈片状分布，曾至外院就诊，予以左西替利嗪片口服，用药后症状未见明显改善，故来我院就诊。患者初起全身皮肤无明显瘙痒不适，随着房间温度增加以及情绪变化，全身皮肤会出现瘙痒不适，搔抓后出现风团样改变，待情绪平稳后风团可逐渐自行消退。自诉平时运动时感瘙痒不适，但出汗后症状有所缓解，情绪激动时也易发，未感明显口干口苦，余无不适，纳可寐安，小便可，大便正常。舌淡红，苔白腻，舌边有齿痕，脉弦紧。

西医诊断：胆碱能性荨麻疹。

中医诊断：瘾疹。

辨证：肝郁脾虚证。

治法：疏肝理脾，解表散寒。

处方：

柴胡 10g	当归 10g	白术 15g	甘草 6g
茯苓 15g	煨生姜 1片	薄荷 6g（后下）	麻黄 6g
桂枝 12g	白芍 20g	杏仁 10g	浮萍 10g
路路通 20g			

14剂，水煎服，每日1剂，分2次温服。

二诊：患者诉运动时全身皮肤瘙痒感较前好转，发作次数较前减少，瘙痒程度较前减轻，但情绪激动、运动全身燥热时仍感瘙痒不适，近日感口干，无口苦，小便可，大便正常。舌淡红，苔薄黄，脉弦。上方加葛根30g清热解肌，

14剂，水煎服，每日1剂，分2次温服。

三诊：患者自诉全身症状基本好转，运动后偶有新发风团，偶感瘙痒不适，无口干口苦，纳可寐安，小便可，大便正常。舌淡红，苔薄白，脉浮弦。继续予以逍遥散合麻黄汤加减巩固治疗。服用14剂后症状基本消退，随访2个月未出现复发。

案例点评：患者学习压力大，加之熬夜后暗耗肝阴，肝主藏血，则血无所养肝，肝失疏泄，肝郁伐土，脾胃失其健运，气血生化受到影响，气虚无法固表，风寒之邪乘虚而入，郁结于肌肤则生风团而感瘙痒不适。患者每于情志激动、运动后症状复发加剧，且出汗后瘙痒感好转，故予以麻黄汤发汗解表，助其发汗，使风邪随汗而出；之后患者出现口干（阳明证候），故加葛根30g以解肌清热，生津止渴；用药后患者口干症状好转，则继续服用逍遥散合麻黄汤以巩固治疗。逍遥散合麻黄汤可疏肝理脾兼解表发汗，使肝之疏泄功能得以正常，且风邪能随汗而解。

（五）临证经验

阳和汤出自清代王维德所著的《外科证治全生集》，该书为清代中医外科三大学术流派之一全生派的学术思想代表作，被近代疡科医者奉为枕边秘籍。王氏主张"阳和通腠，温补气血"治疗阴证，自创治疗阴疽之名方阳和汤，流传至今。阳和汤方由7味药组成：鹿角胶、熟地、白芥子、炮姜炭、麻黄、生甘草、肉桂。该方处方精当，重用熟地黄以温补营血，配以血肉有情之品鹿角胶，取"形不足者温之以气，精不足者补之以味"之意，以奏补肾益精、助阳养血之效。熟地配鹿角胶，阴中求阳，温阳养血以治本。炮姜暖中祛寒，能入血分，引领熟地、鹿角胶直入血分。肉桂、炮姜共助鹿角胶破阴和阳，温经通脉。少佐麻黄宣开腠理，引阳气由里至表，通达全身，白芥子可祛皮里膜外之痰，二药合用既可宣通血气、通阳散滞而清痰结，又可令熟地、鹿角胶二药补而不滞。甘草为国老，九土之主，生甘草可解脓毒，且调和诸药。综观全方，阳和汤补血与温阳并用，化痰与通络相伍，标本同治，以行温阳补血、宣通血脉、散寒祛痰之功。临床上阳和汤治疗阴疽疗效甚佳，另外对气血不足，寒湿凝滞诸症均有"阳和一剂，寒凝悉解"之效，又因其补而不滞、温而不燥，临床上屡现奇功。随着时代的发展及疾病谱的变化，阳和汤的使用得到进一步的扩展，据相关文献资料报道，目前以阳和汤加减治疗的疾病多达40余种，涉及内、外、妇、肿瘤等各科，在中医外科学教材中，阳和汤出现的频率亦相当高，可治疗流痰、失荣、瓜藤缠、脱疽、子痰、阴茎痰核、瘰疬等外科疾病，其应用范围已远远超出阴疽范畴。

四诊合参，判断为阴寒体质患者及辨证属阳虚痰凝者，不管其所患何病，均可考虑投以阳和汤，临证灵活加减，对阳和汤的临床应用得心应手，驾驭得当，则疗效甚佳。临床应用阳和汤时应注意：①临床运用阴疽名方阳和汤治疗外科杂病，体现了中医辨证论治之"异病同治"观。本文所举案例一虽病异但病机同，亦为阳虚痰凝，属本虚标实之证。而阳和汤具有温阳通腠、温补气血、散寒除湿、祛痰通滞之功，与此病机甚是相合。②阳和汤在具体应用时不可拘泥于王洪绪在其著作中所述的"不可增减一味"，应根据患者具体情况，加减进退，只要运用得当，每可收效。③阳和汤巧用的是熟地与麻黄配伍，麻黄用其发越阳气之功，故用量较轻，熟地黄重在补血固本，故用量宜重，正所谓"麻黄得熟地黄则通络而不发表，熟地黄得麻黄则补血而不腻隔"。④结合现代药理研究，阳和汤具有增加白细胞、扩张血管、调节患者机体细胞免疫功能和激素样作用，还具有抑菌、保肝利胆和调节性腺等功效。这与本方可治疗结节囊肿性痤疮、皮脂腺囊肿、寒冷性荨麻疹、乳腺炎和乳腺增生症等病之机制相合。

（六）零金碎玉

中医称本病为"瘾疹"，其最早见于《素问》。汉代张仲景在《金匮要略》中明确提出了"瘾疹"的病因病机和治疗法则，如在《中风历节病脉证并治》中曰"邪气中络，则身痒而瘾疹"，在《水气病脉证并治》中指出"风气相搏，风强则为瘾疹，身体为痒"，并提出了"汗出乃愈"的治疗大法。中医治法中汗法是通过宣发肺气，调畅营卫，开泄腠理等作用，通过人体的汗出，使在肌表的外感六淫之邪随汗而解，"麻黄汤"是"汗法"最具代表性的方剂。但在临床中过度发汗易伤阴导致外邪内陷，而发汗力度不够则很难清除内邪达到治愈的目的。旴江医学流派认为西医的脱敏疗法可以在此得到借鉴联用。脱敏疗法又称减敏治疗，或称特异性免疫治疗方法，是将不能避免的并经皮肤试验或其他方法证实或怀疑的主要抗原性物质，制成一定浓度的浸出液，以逐渐递增剂量及浓度的方法进行注射，通过反复给患者注射特异性抗原，促使体内产生相应的抗体。既然外界过敏原不清无法逐渐递增，那么是否可以反其道行之，通过发汗的作用提高敏感性患者对外界过敏原形成相应的抗体，也就是我们常说的耐受，从而达到脱敏的目的。因此提出麻黄汤递增法治疗慢性荨麻疹的思路并在临床中运用，从目前的结果来看，疗效还是比较满意的。本疗法可从发汗排出内毒素、加强吞噬细胞防御、促进炎症吸收等角度对治疗慢性荨麻疹的机制进行假想和猜测，但尚需进一步的西医学证据证明。

第四节　手足癣

（一）疾病认识

手足癣是发生于掌、趾与指（趾）间皮肤的浅部真菌感染性皮肤病。本病好发于手足指（趾）间，也可波及手足背，以手足部水疱、糜烂、脱屑或增厚、皲裂，自觉瘙痒，反复发作为特征，多见于成年人，春夏季多发。中医称其为"鹅掌风""脚湿气""臭田螺"等。

（二）辨治思路

本病中医俗称"鹅掌风"，足癣又称"脚湿气"，顽固且易复发，具有传染性。中医认为手足癣多由外感湿热之毒，蕴积皮肤，或相互接触，毒邪相染而成；或由脾胃两经湿热下注而成；或因久居湿地，感染湿毒所致。中医治疗多采用外洗药为主。内服药物治疗方面，本病多见湿热毒蕴证，故治以清热解毒、祛湿杀虫止痒之法，方选萆薢渗湿汤加减。常用药物有萆薢、薏苡仁、黄柏、茯苓、丹皮、泽泻等。

（三）治疗方案

（1）清癣汤：土槿皮30g，蛇床子15g，百部15g，土茯苓15g，苦参20g，大黄15g，黄柏15g，枫球子20g，川椒15g。皮损有水疱者，加枯矾10g；干燥脱屑者，加红花10g。加水2500ml浸泡20分钟后，文火煎煮20分钟，得药液约1000ml，加入陈醋50ml，趁温热浸泡患病手足，每日泡2次，每次约20分钟。

（2）新肤愈散（黄芩5g，黄连5g，黄柏5g，大黄5g，百部5g，苦参5g，土槿皮5g，蛇床子5g，防风5g，白鲜皮5g）：散剂1包（每包30g）用茶包袋装好后，放入1000ml沸水中浸泡，直至水温冷却至皮肤接触无刺激，外洗皮损处10分钟，每日2次，连用2周。

（四）典型案例

李某，男，37岁。初诊日期：2024年1月8日。

主诉：足部红斑、鳞屑伴瘙痒半年余。

现病史：患者诉半年余前无明显诱因足背及足趾间部皮肤潮红、瘙痒，曾外涂药物（具体不详），效果不佳。精神可，纳寐可，大小便正常。

查体：双足背及趾间皮肤潮红、脱屑。

舌脉：舌红，苔黄，脉滑。

西医诊断：足癣。

中医诊断：脚湿气。

中医辨证：湿热下注。

治法：清热燥湿解毒，祛风杀虫止痒。

处方：黄芩 5g　　　黄连 5g　　　黄柏 5g　　　大黄 5g

　　　百部 5g　　　苦参 5g　　　土槿皮 5g　　　蛇床子 5g

　　　防风 5g　　　白鲜皮 5g

14 剂，水煎外洗，每日 1 剂。

二诊：双足瘙痒较前好转，脱屑减少，继续守上方 14 剂。

案例点评：方中黄芩、黄连、黄柏、大黄清热燥湿，泻火解毒，可清泻体表热毒及燥湿；苦参、百部、土槿皮、蛇床子祛风杀虫；防风、白鲜皮固表止汗。现代药理学研究发现，苦参、百部、土槿皮、蛇床子有明显的杀灭皮肤真菌的作用；而黄芩中黄芩甙、黄芩素除对皮肤癣菌有明显的抑制作用外，还有抗过敏作用，再配合黄连中生物碱的抗毒素作用，可减少患者皮肤出现不良反应的可能。

（五）临证经验

熏蒸疗法属中医外治法。广义的熏蒸疗法，包括烧烟熏、蒸汽熏和药物熏蒸三种方法；狭义的熏蒸即药物熏蒸，指在中药煎煮或燃烧时乘热行药汽熏疗，或兼有洗浴。熏蒸疗法又可分为熏法和蒸法，熏法是利用药物的气味作用于人体达到治病目的，也有"闻吸疗法"之称，蒸法是利用一定温度的药物蒸汽作用于人体达到治病的目的。

现代的熏蒸疗法又称为中药汽雾透皮疗法，具有发汗解表、祛风止痒、清热燥湿、润肤养血等功效，其理法方药与内治疗法一致。中药熏蒸方中以防风、黄芩、徐长卿疏风清热止痒，现代药理研究表明其具有抗炎、抗过敏、抗过氧化的作用，地肤子、生大黄、黄柏、虎杖清热燥湿止痒，当归、百部、苦参祛风止痒，红花活血润肤，白芍润肤养血。现代研究显示中药煎煮后产生的中药蒸汽中有大量中药有效成分，这些中药化学成分直接通过全身肌肤、孔窍、经穴等进行渗透、吸收、扩散，进入腠理，起到疏导全身腠理、温经散寒、疏通经络、活血化瘀、通络止痛等作用。此外，由于皮肤久浸于温热药汽中，能使角质层软化或膨胀，药物容易透过角质层而吸收，也可通过毛囊或汗腺管被吸收到体内，更会直接附着在皮肤上发挥作用，数管齐下，使药物成分发挥最大效能。同时在治疗过程中，温度维持在 38~55℃，产生恒定的温热作用刺激皮肤，引起皮肤血管扩张，改善微循环；温热作用，使皮肤毛孔开放，出汗，将体内新陈代谢产物、炎性介质等排出体外，改善局部和全身功能，有利于疾病恢复。

综上所述，中药熏蒸治疗皮肤病，能缩短病程，提高疗效，为内病外治奠定了良好的基础，可供临床选用。

治疗时温度应控制在 38~55℃，每次治疗时间在 30 分钟左右，以出汗为度，温度不能过低，要尽量使毛孔扩张，这样才能尽量使药物成分得以充分吸收；另外，应注意每次治疗后不需要用清水外洗，以延长药物的有效成分在皮肤的作用时间。但对一些年老体弱患者，温度不能过高，以防汗出过度，更损阴津；对一些体质虚损、严重贫血、电解质紊乱、严重心肺疾病患者及孕产妇等不适用本法。

（六）零金碎玉

手足癣是临床常见疾病，盱江医家多善用外用经验方浸泡、熏蒸，疗效尚可；但严重患者仅仅使用外治法难以取得好的疗效，常需结合内治之法，多从血虚肤燥论治，养血息风、润燥止痒，选方除当归饮子、黄连阿胶汤等，还常配合三物黄芩汤。此方不仅有润肤止痒之功，亦有引药达四肢末端之奇效，临床辨证要点抓住手足皮肤肥厚增生、干燥皲裂皆可选用。有盱江医家提出此类病常用方四润汤就是在黄连阿胶汤合三物黄芩汤基础上演变而来，疗效尤佳。

第五节　特应性皮炎

（一）疾病认识

特应性皮炎是一种慢性、复发性、炎症性皮肤病，以皮损分布于四肢屈侧，特别是肘、腘部为显著特点，主要临床表现为剧烈瘙痒、湿疹样皮损和皮肤干燥等。特应性皮炎患病率在我国呈逐年上升趋势，严重影响患者的心理健康和生活质量。中医学在本病的治疗方面有较好的临床疗效，在降低疾病复发率、减少药物不良反应方面有独到的优势。

然而特应性皮炎作为一个西医学术语，在古代医籍中并无相对应名称，而散见于"浸淫疮""四弯风"等病名。清代《医宗金鉴》关于"四弯风"的描述："四弯风生在两腿弯、脚弯，每月一发，形如风癣，属风邪袭人腠理而成。其痒无度，搔破津水，形如湿癣。"《医宗金鉴》描述四弯风为"生腿脚弯，每月一发最缠绵，形如风癣风邪袭，搔破成疮痒难堪"，指出了四弯风好发于肘窝、腘窝，临床出现湿疹样皮损，自觉瘙痒，反复发作。相较而言，四弯风更符合西医学提出的特应性皮炎的临床特征。

中医多认为本病是由先天禀赋不足，胎毒遗热导致心火过盛，后天喂养不当，饮食失调，致脾湿内生，复外感淫邪，导致心火脾虚而发病；疾病反复发作，易伤津耗血，久致脾虚血燥，肌肤失养而发病。辨证多内以心、脾、肺、肾四脏为主，外从风、湿、热三邪出发，由于特应性皮炎可迁延至成年，现代医家主要采取分期辨证而施治，即婴儿期以心脾积热证为主，儿童期以脾虚湿蕴证、心火脾虚证为主，成人期以血虚风燥证为主。

龚丽萍教授指出，四弯风常见于小儿，小儿属"纯阳"之体，肝为刚脏，体阴而用阳。"气有余便是火"，即生理上的有余可转化为病理上的亢盛表现，小儿肝常有余，木生火，肝火旺盛可导致心火炽盛，且小儿本就心火有余、胎火毒盛，且肝藏血，体阴而用阳，小儿肝常有余，易生风动火。

刘巧教授指出，在治疗四弯风时应落实以下三点：第一，湿性黏滞，胶着难去，除湿要贯穿治疗始终。第二，临床治疗时应结合脏腑辨证进行进一步辨证，随证加减。第三，及早顾护脾胃，并贯穿治疗始终。但应兼顾到脾与胃的生理特性，不可一味燥湿利湿，伤其津液，可以使用健脾养阴之法平补脾胃。

（二）辨治思路

中医认为本病的发生以禀赋不耐，脾虚失运为本，风、湿、热、燥蕴结肌肤为标；与心、脾两脏关系密切，治当标本兼顾，内外合治。急性期以祛邪为要，治以清心泻热、祛风除湿之法，兼顾健脾；慢性期以固本为主，治以健脾固肾、养血润燥之法。

（三）治疗方案

1. 内治法

（1）心肝火旺脾虚型

症状：面颈部、肘窝、腘窝红色丘疹、斑丘疹，伴渗出；烦躁不安，食欲不振，便溏；舌尖红，苔薄黄，脉数。

辨证：心肝火旺兼脾虚证。

治法：清心扶脾，疏肝平肝。

处方：

夏枯草 6g	车前草 6g	灯心草 5g	牡蛎 12g（先煎）
钩藤 10g	防风 5g	淡豆豉 5g	太子参 10g
茯苓 10g	黄芩 5g	五味子 3g	甘草 5g

加减：夜间痒甚者，加用龙骨、牡蛎；食欲不振、便溏者，可加用山药；

焦虑、精神压力大者，可加用柴胡、钩藤、淡豆豉。

分析：小儿肝常有余，木生火，肝火旺盛可导致心火炽盛，且小儿本就心火有余、胎火毒盛，故临床多见面颈部红斑渗出、烦躁不安、舌尖红等症状。肝藏血，体阴而用阳，小儿肝常有余，易生风动火，血热炽盛时多见疹色鲜红，肝主风，蕴热者更易生风，风动则痒。脾乃后天之本，脾虚则正气不足，不能抵御邪气，又肝之疏泄失常，木旺乘土，使脾土更虚，故皮疹易发于四肢，且四弯风患儿多并见食欲不振、便溏等脾虚症状。

方中灯心草清心除烦以泻心火；夏枯草、钩藤、牡蛎清肝泻火，养血平肝；车前草、黄芩清热利水渗湿，凉血解毒；太子参、茯苓益气健脾，生津润肺；防风祛内外风，增强止痒功效；淡豆豉解表除烦，宣发郁热；五味子益气养阴生津，补肾宁心安神，平复偏亢之阳气；甘草调和诸药。

（2）湿热内蕴型

症状：皮肤潮红、红斑、水疱、糜烂，甚至黄水淋漓；大便干，小便黄赤；舌红，苔腻，脉数。

辨证：胎火内灼，湿热内蕴证。

治法：清热凉血，祛风止痒。

处方：

金银花 10g	黄芩 10g	生地黄 15g	丹皮 10g
防风 10g	蝉蜕 6g	怀山药 15g	陈皮 10g
刺蒺藜 15g	地肤子 15g	玉竹 15g	甘草 6g

加减：湿甚者，加车前子、苍术；胸闷不舒者，加厚朴、枳壳；胃纳不香者，加佩兰、藿香；皮损肥厚者，加丹参、鸡血藤。

分析：本方清热凉血、祛风止痒，治疗胎火内灼，湿热内蕴型特应性皮炎。

方中金银花、黄芩清气分之热；防风、蝉蜕、刺蒺藜、地肤子祛风止痒，还有清热作用；生地黄清血分之热，且能滋阴养血；丹皮入血分，退虚热；玉竹养阴生津；陈皮、怀山药理气健脾；甘草调和诸药。

（3）血虚风燥型

症状：皮肤干燥，肘窝、腘窝常见苔藓样变，躯干、四肢可见结节性痒疹，继发抓痕，瘙痒剧烈；面色苍白，形体偏瘦，眠差，大便偏干；舌红苔黄，脉弦细。

辨证：血虚风燥。

治法：养血祛风。

处方：

生地黄 15g	当归 10g	赤芍 10g	荆芥 10g
川芎 10g	薄荷 3g（后下）	蝉蜕 6g	柴胡 10g
黄芩 10g	甘草 6g		

加减：伴纳呆者，可加山药、陈皮；瘙痒剧烈，影响睡眠者，加珍珠母、酸枣仁、合欢皮、柏子仁等。

分析：病程迁延日久，心火耗伤元气，脾虚气血生化乏源，以致血虚风燥，肌肤失养。治疗上以养血祛风为主要治则，方用四物消风饮加减，即四物汤和消风散合方加减。

方中生地黄滋阴凉血，当归甘辛性温，为补血良药，兼以活血，赤芍凉血散瘀，川芎活血行气，四药养血滋阴。痒自风而来，止痒先疏风，故以荆芥、蝉蜕、薄荷之辛散透达，疏风散邪，使风去则痒止。患者因瘙痒而烦躁，加柴胡疏肝解郁，舌红苔黄有热象，加黄芩清热，甘草调和诸药。诸药合用，扶正祛邪，使营血得补、风邪得散。另外，嘱咐患者配合以每日多次搽润肤剂，标本兼治，临床症状会得到很大改善。

2. 外治法

（1）中药湿敷或外洗

①皮疹表现为红肿、糜烂、渗出：金银花 30g、黄精 15g、薄荷 15g、甘草 15g，加水煎煮后取液，药液冷却后进行外洗或开放性冷湿敷。湿敷间隔期外搽具有安抚保护、清热收敛功效的油剂，如甘草油。中成药：复方黄柏液、皮肤康洗液可以选择使用。

②皮疹表现为干燥、脱屑、肥厚、苔藓样变：生地黄 20g、黄精 20g、地肤子 20g、豨莶草 20g 等具有滋阴润燥、祛风止痒功效的中药，水煎后熏洗治疗。5%~10% 黄连软膏外搽或冰黄肤乐软膏、青鹏软膏、复方蛇脂软膏外搽。

（2）针灸

①急性期主要穴位：大椎、曲池、肺俞、委中、血海、足三里、三阴交、阴陵泉。

②慢性期主要穴位：血海、足三里、三阴交、阴陵泉。

治疗时虚证施补法，实证施泻法，留针 30 分钟。急性发作期每日 1 次，慢性期隔日 1 次。

（3）推拿：涂抹润肤保湿剂后予以推拿。发作期基本手法：清天河水，揉中脘，沿两侧膀胱经抚背。缓解期基本手法：摩腹，捏脊，揉按足三里。

（4）刮痧：直接在皮疹处涂上紫草油后给予刮痧，可加督脉及足太阳膀胱经，每日 1 次。刮痧时不必刮出痧点，刮出微红即可。刮痧时不可过饱、过饥。刮拭部位不宜过多，时间不宜过长，控制在 30 分钟之内。皮疹色红者可以使用铜砭进行刮痧。

3. 健康教育

（1）清洁皮肤，合理洗浴：一般用温水（27~30℃）快速冲洗，约5分钟，洗澡后2分钟内立即涂抹润肤剂，以避免表皮脱水。此外，还应避免使用碱性洗涤剂清洁皮肤。

（2）避免诱发和加重因素：食物过敏多发生于婴幼儿患者，部分儿童和青少年、成人患者也可能发生食物过敏。常见的过敏食物包括鸡蛋、鱼、贝类、奶、花生、大豆、坚果和小麦等。在日常食谱的基础上采用逐步添加食物或者逐步限制食物的方法有助于发现过敏的食物品种。一旦发现食物过敏，应避免食用该过敏食物，以防止诱发和加重病情。吸入性过敏物质，如尘螨、花粉、动物皮屑是常见的吸入性过敏原，常导致青少年和成人的病情加重，应加以避免，同时亦应避免皮肤接触刺激性纤维、羊毛、粗纤维纺织品等。不要使用过紧、过暖的衣物，以免出汗过多。经常修剪指甲，避免抓伤皮肤。

（3）合理的生活起居：避免熬夜和精神过度紧张，避免进食辛辣、刺激性食物，适当进行体育锻炼。

（四）典型案例

病案一

患儿，男，7岁。2023年3月25日初诊。

主诉：四肢肘窝、腘窝出现丘疹、斑丘疹伴瘙痒1年余，加重1周。

现病史：1年余前患儿无明显诱因四肢出现红色丘疹、斑丘疹，皮肤干燥粗糙，瘙痒剧烈，外院诊断为儿童特应性皮炎，予以中西医结合治疗，病情仍反复发作。患儿于1周前无明显诱因症状加重，肘窝、腘窝处见散在的红色丘疹、斑丘疹，对称分布，伴抓痕、脱屑，四肢、颜面部皮肤干燥粗糙，颈部及额头可见数个新发小丘疹，自觉瘙痒剧烈，情绪急躁，纳差，夜寐不佳，二便调。舌尖红，苔薄黄，脉数。查体：四肢肘窝、腘窝散发红色丘疹、斑丘疹，部分融合，皮损鲜红，颜面部皮肤干燥，可见脱屑，无渗出、结痂。

西医诊断：特应性皮炎。

中医诊断：四弯风。

辨证：心肝火旺兼脾虚证。

治法：清心扶脾，疏肝平肝。

处方：

夏枯草6g	车前草6g	灯心草5g	牡蛎12g（先煎）
钩藤10g	防风5g	淡豆豉5g	太子参10g
茯苓10g	黄芩5g	五味子3g	甘草5g

14剂，水煎服，每日1剂，分早晚两次饭后温服。

另嘱患儿治疗期间坚持做好局部保湿，外搽皮肤屏障修复乳，早晚各1次。

二诊：患儿无新发皮疹，四肢肘窝、腘窝红色丘疹、斑丘疹较前消退，仍感瘙痒，影响睡眠，皮肤仍干燥、脱屑。舌尖红，苔薄白，脉偏数。守上方，加用苦参、地肤子各6g，共14剂，水煎，每日1剂，分两次温服。

三诊：患儿四肢肘窝、腘窝丘疹、斑丘疹明显消退，瘙痒减轻，寐一般，皮肤仍较干燥、脱屑。舌尖红，苔薄白，脉数。守上方，加用麦冬、沙参各6g，共14剂，水煎，每日1剂，分两次温服。

二诊：患儿四肢肘窝、腘窝丘疹、斑丘疹基本消退，瘙痒明显减轻，纳可，寐安，皮肤干燥缓解，大便稍干，排便不畅。舌尖红，苔薄白，脉偏数。守上方，加用火麻仁5g，共14剂，水煎，每日1剂，分两次温服以巩固疗效。

案例点评： 本例患儿6岁开始发病，患病1年余，加重1周，地处南方湿热之处，小儿"脾常不足"，先天脾胃虚弱，土不生金，"肺常不足"，肺的宣发功能减弱，卫气失司，外邪容易入侵，加之"心常有余"，小儿心火亢盛，湿热郁肤，日久可耗伤津液，致皮肤干燥。另久病致患儿情志不畅，易表现为情绪急躁、烦躁不安。结合舌尖红，苔薄黄，脉偏数，四诊合参，中医诊断为四弯风（心肝火旺兼脾虚证）。脾胃为后天之本、气血生化之源，患儿病久致阴血耗伤，故可见皮肤干燥粗糙。患儿情志不畅，反加重病情，分析其病机乃脾虚为本，心火肝火偏盛，热扰神明为标，故治当以清心扶脾、疏肝平肝为法。方中灯心草清心除烦以泻心火；夏枯草、钩藤、牡蛎清肝泻火，养血平肝；车前草、黄芩清热利水渗湿，凉血解毒；太子参、茯苓益气健脾，生津润肺；防风祛内外风，增强止痒功效；淡豆豉解表除烦，宣发郁热；五味子益气养阴生津，补肾宁心安神，平复偏亢之阳气；甘草调和诸药。二诊时，患儿仍感瘙痒，故加苦参、地肤子增强祛湿止痒之功。三诊时，患儿瘙痒减轻，但皮肤仍干燥脱屑，故加用麦冬、沙参补阴润肺。四诊时，患儿皮疹瘙痒基本缓解，大便偏干，排便不畅，故加火麻仁通便。本案患儿病程较长，龚丽萍教授把握其"脾胃虚弱、心火亢盛、肝火旺盛"的核心病机，临床辨证论治，以扶脾为本，辅以清心疏肝清肝之法，另结合患儿"肺常不足、肾常虚"之特点，加用补肾润肺生津之品。并嘱患儿配合外用保湿剂，以减轻瘙痒，修复其皮肤屏障。治病求本，兼顾整体，三因制宜，终获良效。

病案二

陈某，男，10岁。初诊时间：2020年5月11日。

主诉：躯干、四肢反复起红斑、丘疹伴瘙痒3年余。

现病史：患者自诉 3 年余前无明显诱因腘窝处出现片状红斑，红斑上可见针尖样大小丘疹、丘疱疹，迅速发展到腹部、腰背部，瘙痒明显，搔抓后破溃流水、渗出糜烂，反复发作，夏季及汗出后瘙痒及皮疹明显加重。患者多次在外院就诊，经抗过敏及外用激素治疗后情况好转，但仍时常发作。患者及其母亲有过敏性鼻炎病史。刻下症：躯干、四肢散在片状红斑和针尖样大小的密集红色丘疹，以腘窝处为主，边界不清，对称分布，瘙痒明显，可见多处抓痕及血痂，烦躁，纳可，睡眠一般，大便干。舌红苔薄，舌面可见点刺，脉数。

西医诊断：特应性皮炎。

中医诊断：四弯风。

辨证：风湿热蕴证。

治法：疏风清热，兼祛湿健脾养阴。

处方：

生地黄 10g	酒黄芩 6g	金银花 10g	莲子心 5g
牡丹皮 5g	焦栀子 6g	地肤子 10g	玉竹 10g
麦冬 10g	防风 10g	蝉蜕 5g	山药 10g
陈皮 3g	炙甘草 3g		

7 剂，水煎服，每日 1 剂。

盐酸左西替利嗪口服液，每次 10ml，每日 1 次，共服 7 日。外用润肤剂（自备），并进行健康教育。

二诊：红斑颜色变淡，丘疹较前消退，腹部少许新发丘疹，夜间瘙痒加重。中药处方易莲子心为淡竹叶 3g，余不变，7 剂。

地氯雷他定干混悬剂口服，每次 2.5mg，每日 1 次，共服 7 日。

三诊：皮损较前好转，皮肤干燥、瘙痒减轻，躯干、四肢可见少许抓痕。继守上方 7 剂。

四诊：红斑、丘疹显著好转，双下肢腘窝处可见少许痂皮，皮肤干燥脱屑。考虑日久伤及阴分，守二诊处方去金银花，加知母 6g 清热滋阴，7 剂。

五诊：躯干和四肢红斑、丘疹大部分消退，双下肢腘窝处痂皮较前减少，颜色变淡，瘙痒不甚明显，睡眠好转。考虑患者瘙痒减轻，皮肤干燥，乃津液亏虚之征象，守四诊处方去防风、蝉蜕，加北沙参 8g、天冬 6g，以加强益气养阴之效，7 剂。

六诊：患者近几日因天气炎热，躯干、四肢有少许新发皮疹，色红，瘙痒明显，纳呆，大便溏。舌红苔薄，舌尖可见点刺，脉数。考虑天气逐渐炎热，暑湿渐重，守上方减北沙参、天冬、酒黄芩，加广藿香 6g、佩兰 6g、干石斛 6g，化湿解暑，养阴生津。7 剂。

七诊：皮损基本消退，仅双下肢腘窝处可见少许红斑、痂皮，上有少许鳞屑，皮肤较干燥，瘙痒较前明显减轻。舌质红，苔薄白，脉数。考虑患者皮损基本控制，风湿热邪基本消退，病程日久，皮肤偏干燥，气血津液耗伤明显，故治法转为以养阴润燥为主，兼清热除湿。处方：焦栀子 6g，麦冬 8g，玉竹 5g，地肤子 5g，麸炒山药 10g，陈皮 6g，牡丹皮 5g，北沙参 8g，干石斛 6g，桑叶 3g，盐知母 5g，炙甘草 3g。7 剂。

八诊：皮肤较前光滑，偶有瘙痒。舌质淡，苔略滑，脉数。继守上方加茯苓 6g，7 剂。

九诊：双下肢腘窝处有少许新发红斑、丘疹，可见少许抓痕，自觉瘙痒，余无明显变化。继守上方加太子参 5g，7 剂。嘱咐患者加强保湿。

十诊：皮损较前好转，无明显瘙痒。继守上方去焦栀子，加玄参，7 剂。

十一诊：双下肢皮损基本消退，留有色素沉着，皮肤较前光滑，饮食睡眠可。继守上方 7 剂。考虑患者病情基本好转，服药 2 个月余，嘱停药观察，加强保湿。至今未复发。

案例点评：本案患者皮损泛发，色红，瘙痒不休，烦躁，但无明显渗出，舌红，脉数，属于急性发作期风湿热蕴型四弯风，中医辨证属热重于湿兼心火亢盛，治法以疏风清热为主，祛湿健脾养阴为辅。中药处方以疏风清热解毒的金银花为君。黄芩清热燥湿解毒，加强君药清热解毒之功；生地黄、牡丹皮入血分，清血分之热，又可活血散瘀以消红斑；焦栀子苦寒清利，功善清心除烦，又可清热利湿；莲子心苦寒泻火，善治心烦，两药相合加强清心除烦之功，共为臣药。佐以地肤子利湿泄热，山药、陈皮健脾化湿，防风、蝉蜕祛风止痒；考虑其病程日久，皮肤干燥，津液耗伤明显，故加入麦冬、玉竹滋阴清热，防止热邪及苦寒利湿之品加重津液的耗伤，共为佐药。炙甘草调和诸药，为使药。此外，病情急，故结合抗组胺药加强疗效，尽快控制症状。随后复诊，红斑、丘疹明显消退，及时减少苦寒之品，防止苦寒之品败胃，并逐渐加入益气养阴之品。后期患者皮肤干燥明显，辨证为阴虚血燥，故治法以健运脾胃、滋阴润燥为主，同时兼顾清热除湿，选用沙参麦冬汤加减。方中北沙参、麦冬、玉竹清养肺胃、滋阴润燥，太子参、茯苓益气健脾，知母、玄参、桑叶、地肤子滋阴清热利湿，炙甘草护胃和中，调和诸药。

（五）临证经验

龚丽萍教授及刘巧教授在治疗四弯风方面深有心得体会，选方用药既重视经典名方，又有地方特色和自己的独到见解。

龚丽萍教授主张从心、肝、脾论治儿童四弯风，其基于小儿"五脏不足有余论"及五行相生相克规律，结合其多年临床实践，认为小儿生理上的"有余"一旦受到干扰，则易转换成病理上的"有余"。龚教授认为临床论治儿童四弯风，清心扶脾是基本治法。同时考虑儿童肺常不足、肾常虚，儿童四弯风患者体质以肺脾质为主，故遣方用药时常加入补益肺脾、顾护阴液之品。此外，还应结合患者所处环境、气候等因素，三因制宜才能更准确地把握病机。总之，临证时当以审证求因，辨证论治为原则，结合儿童体质，根据病情变化及病程阶段灵活地选法用药，以获良效。

龚丽萍教授指出，部分患者病情常在夏季加重而出现皮肤干燥、瘙痒、脱屑等表现，是由于患者心火旺，心火对应夏季，夏季心火旺盛，故夏季治疗时应考虑配伍养阴润肺之品，如生地黄、百合等。冬季病情容易复发，是由于心火旺反侮肾水，故指出患者冬季时应注重食用补肾阴之品，以助长肾水、固护阴血，以防疾病复发。另外，焦虑紧张或精神压力等负面情绪会诱发或加重儿童四弯风，是因为情志抑郁或思虑过度，可使肝气郁滞，气机不畅，日久郁而化火，致肝火亢盛，燔灼血液，血热妄行，久之伤及肝阴，化燥生风而发为本病，故在临床中善用柴胡、钩藤、淡豆豉等疏肝平肝、宣发郁热之品。

刘巧教授认为四弯风不同部位的皮损应根据脏腑经络理论运用引经药，从而提高其在靶部位的浓度，促进药物吸收，例如：头面部为诸阳交会处，皮损多与胃火亢盛、大肠燥热有关，常加知母、黄芩、桑叶等；耳周、乳房、阴囊为肝胆经循行部位，其皮损多与肝胆湿热有关，耳周部加栀子、龙胆草，乳房部加柴胡、郁金、川楝子，阴囊部加龙胆草、黄柏、知母；口周皮损常为心火亢盛，常加黄连、莲子心、淡竹叶；肘窝、腘窝处皮损多与脾胃有关，多加茯苓、白术；上肢皮损加怀牛膝、桑枝、片姜黄；下肢皮损加川牛膝、木瓜；小腿瘀滞性皮损加当归、丹参、赤芍。

再者，瘙痒作为四弯风主要的临床症状，如何能迅速而有效地止痒，以减轻机体瘙痒程度，避免搔抓引起皮肤屏障的破坏，具有重要的临床意义。刘巧教授认为其关键在于对瘙痒的辨证。如风胜作痒：以痒无定处，遍体作痒，时作时止为主要表现，常加防风、蝉蜕、荆芥、薄荷祛风止痒；湿胜作痒：湿性趋下，主要发于下肢，浸淫四窜，黄水淋漓，常加白鲜皮、地肤子除湿止痒；热胜作痒：痒痛并作，热盛则肉腐，重者糜烂结痂，常加马齿苋、黄芩、金银花清热止痒；血虚作痒：以皮肤干燥粗糙，阵发性全身作痒为辨证要点，常加四物汤养血祛风。因瘙痒而烦躁失眠者，刘巧教授善用合欢皮、柏子仁、远志，解郁养心安神以止痒，甚者可加珍珠母、龙骨、牡蛎镇静止痒。

刘巧教授指出四弯风是由先天禀赋不耐及后天失养而引发的皮肤问题，对于长期迁延不愈者，应从改善患者体质入手。例如气虚质，可加党参、白术、炙黄芪补中益气；阴虚质，可加麦冬、石斛、生地黄滋阴增液润肤；阳虚质，可加炙黄芪、肉桂、制附片益气温阳；湿热质，可加茵陈蒿、栀子、茯苓利湿清热；血瘀质，可加桃仁、红花、当归、川芎活血化瘀；痰湿质，可加陈皮、半夏燥湿化痰，茯苓、薏苡仁利湿健脾；气郁质，可加柴胡、香附、郁金疏肝理气解郁；特禀质，可加过敏煎（银柴胡、五味子、乌梅、防风），辛甘酸并用，寒温并济，有散有收，功善祛风解表，扶正祛邪。

刘巧教授认为四弯风患者急性发作时常情绪不宁，易激易怒，烦躁不安，多与心火、肝胆湿热有关，故善用栀子、淡竹叶泻火除烦，甚者加黄芩、龙胆草清肝利胆。患病日久反复发作者，多为情志抑郁，肝失条达，郁久化火，伤阴扰神，此时多用疏肝、柔肝、安神之法相互配合，用柴胡、郁金疏肝理气解郁，白芍、当归、枸杞子合用养血柔肝，柏子仁配远志交通心肾、养心安神。此外，医患之间良好的交流、沟通，以及行为干预和心理暗示对疾病的疗效同样十分重要。

日常生活中，应注重皮肤护理，尤其要注意气候变化，炎热、日光、寒冷、干燥等因素会诱发或加重病情，应及时做好防护措施，注意空气污染，室内应定时通风，远离过敏原。在饮食上不要过于注重忌口，应做好"饮食日记"。在着装方面，贴身衣物最好采用清洁、舒适、宽松、柔软的纯棉材质，尽量少用各种洗涤剂。此外，注重保护及修复皮肤屏障，洗浴时间、频率要适度，水温要适宜，洗浴后和平时要外用足量润肤剂，修复皮肤屏障。

（六）零金碎玉

1. 龙骨、牡蛎

（1）单味功用：龙骨，甘、涩，微寒，归心、肝经，能平肝潜阳、镇静安神、收敛固涩。牡蛎，咸，微寒、归肝、肾经，能平肝潜阳、软坚散结、收敛固涩。

（2）伍用经验：小儿肝常有余，瘙痒亦从肝论治，肝主风，蕴热者更易生风，风动则痒；又阳常有余、阴常不足，阴血亏虚亦致皮肤失于濡养，导致血虚生风，扰于肌肤而瘙痒。心理因素是儿童四弯风的重要发病因素之一，儿童常因社会家庭环境、学业压力、疾病瘙痒难忍等感到紧张、焦虑，肝之疏泄失常，木旺乘土，使脾土更虚，见肝之病，知肝传脾，脾乃后天之本，脾虚则正气不足，不能抵御邪气，而脾主四肢，四弯风患儿的皮疹易发于四肢，患儿常有食欲不振、便溏等脾虚症状，故治疗上应疏肝平肝抑肝，多用龙骨、牡蛎等药平肝止痒。

2. 金银花、连翘

（1）单味功用：金银花，甘，寒，归肺、胃、大肠经，能清热解毒。连翘，苦，微寒，归肺、心、胆经，能清热解毒、消痈散结。

（2）伍用经验：龚丽萍教授认为南方地处东南沿海，气候常变化无常，湿热尤为明显，小儿为纯阳之体，极易感受风寒、风热之邪，若外感风热或风寒入里化热，则可加重病情，使皮损增多，瘙痒加剧。而金银花能清热解毒，且有轻宣疏散之效；连翘能清热解毒透邪，并善清心而散上焦之热。两者配伍后可以增强其疏散清热之力，若热入气分，配伍后泻火解毒作用尤为显著。

第六节　银屑病

（一）疾病认识

银屑病是由遗传与环境共同影响诱发的免疫介导的慢性、复发性、炎症性、系统性疾病，临床表现为鳞屑性斑片或斑块，可局限或广泛分布。银屑病可发生于任何年龄，约2/3的患者在40岁以前发病。大部分患者冬重夏轻，部分患者无明显季节性。

古代文献称本病为"松皮癣""干癣""蛇虱""白壳疮"等，现相当于"白疕"。银屑病病因复杂，可因风、寒、湿、热、燥、毒邪客于机体或素体禀赋不耐、饮食失节、情志内伤等影响血分、冲任，致营血失调，脏腑不和，肌肤失养而成。《诸病源候论》曰："皆是风湿邪气，客于腠理。复值寒湿，与血气相搏所生。"通常认为血分有热为主要病因，或因风寒、风热之邪，阻于肌肤，蕴结不散；或因风湿邪气阻于肌肤；或因血热日久，易生风化燥，耗血伤阴；或因兼感毒邪，热毒炽盛，气血两燔而发；或因素体虚弱，气血亏虚，络脉阻滞；或因饮食不节，喜食辛辣刺激及肥甘厚腻食物，以致脾虚湿盛，郁久化热；或因情志内伤，肝郁气结，郁而化热；或因冲任不调，内热外发，终致血热。

血分伏热，风邪侵袭，风热相搏，发于肌肤，可见皮色鲜红，覆有银白色鳞屑；邪郁日久，化火耗伤阴血，化燥生风，肌肤失去濡养，可见皮肤干燥，鳞屑较多；病久络脉不通，气血凝滞则皮疹肥厚浸润，颜色暗红，经久不退。

（二）辨治思路

银屑病常因内外合邪而发病，"从血论治"是治疗本病最主要的辨证论治方法，血热风盛证、血虚风燥证和瘀滞肌肤证是基本证型。发病初期多为血热风盛证，中期多见血虚风燥证，病程日久，以瘀滞肌肤证论治。治疗上应内治与中医特色疗法相结合，同时向患者强调饮食禁忌、注重心理疏导等。

（三）治疗方案

1. 血热风盛型

症状：发病迅速，皮疹多呈点滴状或钱币状，色深红或鲜红，覆有银白鳞屑，刮后有薄膜和点状出血现象，有剧烈瘙痒感；伴心烦易怒，口渴咽痛，大便干，小便黄；舌质红，苔黄或腻，脉弦滑或滑数。

辨证：内有蕴热，复感外邪，内外合邪作用，血热生风。

治法：凉血和营，解毒透表。

处方：生麻黄 6g　　　生地 15g　　　当归 10g　　　僵蚕 10g

　　　羌活 10g　　　浮萍 10g　　　赤芍 15g　　　丹皮 10g

　　　白花蛇舌草 30g　连翘 10g　　　重楼 15g　　　甘草 6g

加减：表证以恶寒恶风为甚者，加入疏风解表的桑叶、金银花；有湿热表现的，可加入清热利湿的苦参、土茯苓等；有咽痛、口干症状的，可加入清热利咽的马勃、射干。

分析：方中麻黄发表，开通玄府，祛除邪气，使其有所出；配伍僵蚕、羌活，既可疏散外风，还可祛除热燥内风；浮萍轻浮上散，通透皮肤腠理，使得玄府通达，还可祛风止痒；生地、当归、赤芍、丹皮，可清营血之热及预防血热互结化瘀；白花蛇舌草、连翘、重楼泻热解毒，配合解表药，辛温宣通而不耗阴，清解凉润而不损阳；甘草调和诸药。

2. 血虚风燥型

症状：皮损多呈斑片状，色淡红或暗褐，新发皮疹较少，鳞屑干燥皲裂，有瘙痒感；伴口干，便干，咽燥；舌淡红，苔薄白，脉细缓。

辨证：血分热毒炽盛，日久伤及营血津液，肌肤失养。

治法：养血润燥，祛风止痒。

处方：当归 10g　　　丹参 15g　　　生地 15g　　　首乌 12g

　　　白芍 10g　　　玄参 15g　　　麦冬 10g　　　白鲜皮 10g

　　　蝉蜕 10g　　　甘草 6g

加减：有脾气虚之神疲乏力、食少等症状，加以四君子汤益气健脾；有肝郁脾虚之情绪忧郁、经前乳房胀闷、月经不调、神疲食少等症状，加逍遥散以疏肝解郁、养血健脾。

分析：方中当归、白芍养血润肤，生地黄凉血清热，丹参活血养血而防止气血阻滞肌肤；此证大多病程日久，久燥伤津，阴津亏损则佐以麦冬、玄参、首乌滋阴清热润燥，白鲜皮、蝉蜕解毒祛风止痒。全方共奏凉血清热、滋阴润燥之效。

3. 瘀滞肌肤型

症状：皮损肥厚浸润，反复发作，色暗红，经久不退，鳞屑附着较紧，偶有瘙痒感，肌肤甲错；伴口干不欲饮；舌质紫暗或有瘀点、瘀斑，苔薄，脉涩或细缓。

辨证：血热日久燔灼津血，气血瘀滞于络脉。

治法：活血化瘀，行气通络。

处方：

桃仁 10g	红花 10g	当归 10g	生地 10g
鸡血藤 30g	川芎 15g	鬼箭羽 30g	丹参 30g
牛膝 10g	枳壳 10g	香附 10g	三棱 10g
莪术 10g	蜈蚣 2 条	陈皮 10g	

加减：兼有肾阳虚者，上方加用仙茅、淫羊藿（仙灵脾）二仙以温阳强肾。

分析：此阶段使用药物注重破血逐瘀、活血散瘀，同时行气活血，气为血帅，气行则血行，可使顽固皮疹消退。方中选取红花活血祛瘀与桃仁破血行滞配合；当归养血滋阴；生地黄清热凉血，养阴生津；川芎活血行气，调畅气血，以助活血之功；鬼箭羽、三棱、莪术共用破血行气，更增化瘀之功；丹参活血养血化瘀，具有"一味丹参，功同四物"的美誉，此外还有凉血止血、养心安神、解毒消肿之功效；牛膝、鸡血藤活血通络；陈皮、香附、枳壳健脾理气行血以助湿浊运化；蜈蚣可搜剔虚风贼邪及活血通络。

4. 冲任不调型

症状：皮损多在经期、妊娠、产前发病或加重，少部分患者经后、产后发病。周身皮损呈丘疹、斑片，色鲜红或淡红，覆盖银白色鳞屑；伴潮热，手心汗出，微痒，心烦口干，头晕腰酸；舌质红或淡红，苔薄或苔少，脉滑数或沉细。

辨证：冲任失调，内热外发。

治法：养血调经，调摄冲任。

处方：

当归 10g	赤芍 10g	熟地 20g	首乌 10g
仙茅 10g	淫羊藿 10g	女贞子 15g	墨旱莲 15g
菟丝子 15g	徐长卿 10g	知母 10g	

加减：头昏耳鸣，加白菊、石决明；腰酸肢软，加狗脊、山茱萸；经少带

多，加益母草、丹参、香附等。

分析： 精血同源，血虚日久，可耗伤阴精，导致津液受损，津血俱亏，难以滋润脏腑肌肉，则可内生燥热。当归补血活血而治血虚；赤芍、熟地可养血滋阴、清热凉血，合用则可去内热、补阴精、生新血；首乌养血息风而止内风；病及肾时，肾阳虚衰，温煦无力，则气血运行不畅，脉络瘀阻，可加用仙茅、淫羊藿以温阳强肾；女贞子、墨旱莲、菟丝子平补肝肾，调补冲任；配合知母清虚热；徐长卿祛风解毒，活血止痛。

（四）典型案例

患者，女，69岁。2024年4月初诊。

主诉： 全身反复起红斑、丘疹、鳞屑1年，加重半月。

现病史： 患者自述1年前无明显诱因小腿部、腹部皮肤出现红斑、丘疹，伴有鳞屑，瘙痒感较重，近半月无明显诱因瘙痒感逐渐加重，皮疹逐渐发至背部、双下肢，故来就诊。现症见：精神可，全身皮肤泛发红色斑疹、斑丘疹、斑块，以腰腹部、双下肢为主，上覆有银白色鳞屑，刮去鳞屑有薄膜现象和点状出血现象，未见束状发，指甲、趾甲未呈顶针样改变，伴有较重瘙痒感。无咽喉红肿，无恶寒发热，纳可，夜寐可，大小便正常。舌质红，苔薄黄，脉弦。

西医诊断： 银屑病。

中医诊断： 白疕。

辨证： 血热风盛型。

治法： 清热凉血，透邪和营。

处方：

当归 10g	川芎 10g	生地 15g	赤芍 30g
蒲公英 15g	地肤子 10g	炒蒺藜 15g	浮萍 15g
白术 15g	麻黄 6g	麦冬 30g	白花蛇舌草 30g
牡丹皮 10g	僵蚕 10g	甘草 6g	

14剂，每日1剂，水煎服，早晚温服。

外用黄连膏，每日1次。

二诊： 服上药后，患者躯干、四肢红色斑片或斑块大部分消退，基本无瘙痒感，无新发皮疹，口干改善，二便可。舌红苔白，脉弦。上方去蒲公英、地肤子、浮萍、牡丹皮、赤芍，加白芍30g、丹参10g、黄芪30g，续服巩固疗效。

案例点评： 此患者银屑病1年反复不愈，近半月加重，处于寻常型银屑病进行期。龚丽萍教授认为此患者素体血热内蕴，感受外邪，内外合邪，疾病进展迅速，当治以透邪和营解毒之法。取浮萍轻清上扬，可引邪外出；皮疹颜色鲜红为血分有热，选用当归、牡丹皮、生地、赤芍、川芎以活血凉血，予白花蛇舌草、蒲公英以清热解毒；配以地肤子、僵蚕、炒蒺藜祛风止痒；麦冬滋阴润燥；甘草起到调和诸药的作用。全方表里兼治，共奏清热凉血解毒、祛风散寒、调和营卫之功。二诊去蒲公英、地肤子、浮萍、牡丹皮、赤芍，加白芍30g、丹参10g、黄芪30g益气养阴活血。

（五）临证经验

龚丽萍教授认为，在银屑病辨证上，首先要辨明其寒热虚实，临床发现本病以实证居多，血热内蕴是主要因素。在治疗上，清热凉血解毒为主要治法，兼以养血润燥或活血通络。另外，保持愉快的情绪、良好的饮食及规律的作息都对治疗有很大的帮助。

寻常型银屑病的病因及发病机制尚未阐明，可能与病毒、细菌等因素有关，同时有表皮细胞繁殖过速的特征，在辨证论治的基础上可应用一些能抑制表皮细胞 DNA 合成兼有控制感染灶等作用的清热解毒抗肿瘤中药，如菝葜、白花蛇舌草、半枝莲、土茯苓、雷公藤等。临床上可使用丹参、红花、桃仁、虎杖等活血化瘀中药治疗寻常型银屑病，改善机体微循环，促进银屑病细胞增生病变的转变或吸收，同时抑制细胞过度增生。

本病顽固难愈，病程日久毒邪深入腠理导致血瘀络阻，如《素问·痹论篇》所提出的"病久入深，营血之行涩，经络时疏，故不通"。对此，可巧用虫类药物善引之性入络剔毒搜风，如全蝎、蜈蚣、僵蚕、地龙等，在使用虫类药物时，要注意中病即止，勿使过量。同时虫类药物性多温燥，故宜加些滋阴润燥药配合使用。

负面情绪在寻常型银屑病的诱发或加重以及预后中发挥重要作用，银屑病患者常因外表因素而感到焦虑、烦躁，长时间的忧思过虑、过度操劳、苦闷、焦虑导致肝气郁滞，不能调畅气机，日久郁而化火，燔灼气血，伤及肝脏阴血，化燥生风而发为本病，故在诊治的过程中善用柴胡、玫瑰花、合欢皮等疏肝解郁之品。同时，我们要运用鼓励的话语让患者正确认识和面对银屑病，以积极乐观的心态去接受治疗，告诫患者忌食辛辣荤腥、肥甘厚腻发物并戒除吸烟及过度饮酒等不良嗜好。

此外，临床上注重内调与外治相结合。常用的中医外治法包括药物涂擦、中药封包、中药药浴、走罐等，可改善皮损。

同时，护理恰当有助于本病恢复，提高临床疗效：①避免寒冷潮湿，注意保暖，预防感冒，消除慢性诱发性感染灶，如咽炎、扁桃体炎等。②合理膳食，科学忌口，摄入适量的水、蛋白质、维生素及微量元素等营养物质。③注意清洁卫生，适度沐浴可去除鳞屑，改善血液循环和新陈代谢。切忌烫洗，外用药宜温和适中，勿滥用刺激性药物。

（六）零金碎玉

1. 牡丹皮、赤芍

（1）单味功用：牡丹皮，味苦而辛，其气微寒而无毒，归属于心、肝、肾三经，具有清热凉血、活血散瘀功效。赤芍，味属苦且其气属微寒，主入肝经，具有清泄肝火、凉血活血、化瘀止痛功效。

（2）伍用经验：赤芍及牡丹皮皆能治疗温热入营血及瘀血之证，但牡丹皮偏于凉血，赤芍偏于活血且能清泄肝火。在治疗血热型银屑病时可用牡丹皮，血瘀型可用赤芍，两药常相须为用。赤芍能发挥其治疗银屑病的作用，可能是因为赤芍总苷能够有效抑制角质形成细胞活性，诱导其细胞凋亡。

2. 金银花、连翘

（1）单味功用：金银花、连翘均为清热解毒药，味苦而性寒或微寒，善于清火解疮毒，为治疗热毒疮痈之妙药。

（2）伍用经验：两者可外散风热之邪，内解热毒，用于外感风热及温病卫气营血各阶段。银屑病初期常因扁桃体炎等感染因素而发病。邪在卫分者，以汗法辛凉透汗，邪从外解，治疗时可开宣肺气以通玄府，起到发汗的作用。入营犹可透热转气，血热证时常配伍连翘、金银花使营分之热透解到气分而解。

第七节　毛囊炎

（一）疾病认识

毛囊炎是发生在毛囊及毛囊周围的炎症反应，主要分为感染性和非感染性两种。该疾病主要发生在后枕部、面部、臀部和大腿等部位。感染性毛囊炎通常由细菌、真菌和病毒等病原微生物引起，其中最常见为金黄色葡萄球菌引起的细菌性毛囊炎。除此之外，毛囊受伤和自身结构或代谢异常也会引发毛囊炎。免疫力较低的人群、糖尿病患者、长期使用糖皮质激素类药物的患者等，更容易出现毛囊炎。

中医学中根据其发病部位不同而名称各异。发于枕部者称为"发际疮"，发于臀部者称为"坐板疮"。如《医宗金鉴·外科心法》中"发际疮"记载："此症生项后发际，形如黍豆，顶白肉赤坚硬，痛如锥刺，痒如火燎，破津脓水，亦有浸淫发内者。"又如"坐板疮"记载："此证一名风疮，生于臀腿之间，形如黍豆，色红作痒，甚则痛延及谷道，势如火燎。"本病多因过食辛辣、肥甘厚味，助湿化热，湿热蕴结，熏蒸肌肤而致；或脾气不足，水湿运化失常，湿浊内停，郁久化热，热灼津液，湿灼成痰，凝滞肌肤而发；或素体虚弱，腠理不密，卫外不固，复感风邪所致。

湿热痰瘀发于头部、躯干等部位则初起为鲜红色丘疹，轻微瘙痒，按压可有疼痛；随后变为小脓疱，可伴有疼痛、瘙痒，毛囊周围红肿；数日后脓消，干燥结痂而愈合。若侵入毛囊深部，常破坏毛囊结构，导致毛发脱落且不再生长。

（二）辨治思路

根据疾病的发展进程、皮疹的颜色与其他临床表现，可将毛囊炎的证型分为湿热型、气阴两虚型与虚火上炎型。毛囊炎发病初期以湿热内蕴为主，热毒较盛，肉腐成脓，皮疹颜色较红，可伴有疼痛瘙痒；若反复发作，缠绵不愈，则耗伤机体阳气与津液，以气阴两伤、阴虚火旺为主，皮疹多呈暗红色，可有微痒；若病程日久，患者平素为阳虚体质，又服用过多苦寒药物直折其火，损伤脾胃阳气，则表现为脾肾阳虚，虚火上炎，其皮疹颜色较淡，可伴有少量脓头。根据病情辨证分析，遣方用药，同时配合中医火针等外治法和外用药物治疗，可取得良好疗效。

（三）治疗方案

1.湿热型

症状：皮疹以多发丘疹、脓疱为主，部分有囊肿，多为米粒、绿豆或蚕豆大小，色红，触痛明显，可有微痒；小便黄；舌红，苔薄黄或黄厚，脉滑数。

辨证：湿热内蕴，外感毒邪。

治法：清热解毒，除湿止痒。

处方：金银花30g   连翘15g   蒲公英15g   紫花地丁15g
     茯苓15g   薏苡仁15g   防己10g   车前草15g
     白鲜皮10g   防风10g   甘草6g

加减：热毒盛者，可加黄连、栀子；小便黄赤疼痛者，可加滑石、黄芩、通草；脓疱较多者，可加皂角刺、桔梗、瓜蒌。

分析：此型多见于发病初期，湿热毒邪郁于肌肤，故可见红色丘疹、脓疱。方中金银花、连翘、蒲公英、紫花地丁清热解毒；茯苓、薏苡仁、防己、车前草健脾除湿；白鲜皮、防风疏风止痒；甘草解毒，调和诸药。

2. 气阴两虚型

症状：病程较久，体质虚弱，皮疹色暗红，不易化脓，不易溃破，脓液较稀，痛不剧烈；食少纳差，小便稍黄，大便偏干；舌质红，苔薄黄或花剥苔，脉细数。

辨证：外感毒邪，气阴两虚，阴虚火旺。

治法：清热解毒，养阴益气。

处方：黄芪 20g　　　党参 10g　　　生地 15g　　　葛根 15g

天冬 15g　　　麦冬 15g　　　五味子 6g　　　金银花 15g

野菊花 15g　　　板蓝根 15g　　　紫花地丁 15g

加减：食欲不振，可加炒麦芽、炒谷芽；大便秘结，可加大黄。

分析：此型多见于疾病反复发作，多次治疗后，阳气耗伤，阴液受损，气阴两虚而生虚火，虚热出于肌肤，乃生丘疹、脓疱。病程较久，则皮疹色暗红，不易化脓，不易溃破，脓液较稀，痛不剧烈。方中黄芪、党参补气，生地、葛根、天冬、麦冬、五味子养阴，金银花、野菊花、板蓝根、紫花地丁清热解毒。

3. 中阳不足，虚火上炎型

症状：病程日久，精神不佳，皮疹色淡或暗，无明显疼痛，脓液较为清稀，不能自行破溃，难以自行消退，可见愈后遗留的皮色硬结；大便溏，时有腹泻，进食生冷后腹泻加重；舌淡，边有齿痕，苔薄黄，脉沉或沉细。

辨证：脾肾阳虚，中阳不足，虚火上炎。

治法：温中补虚，清热解毒。

处方：炮附子 3g（先煎）　干姜 5g　　　党参 15g　　　白术 10g

茯苓 10g　　　炙甘草 6g　　　金银花 15g　　　蒲公英 15g

野菊花 15g　　　紫花地丁 15g

分析：此型较为少见，可见于患者素体阳虚，长期服用苦寒药物，进一步损伤脾阳，阳虚则阴阳失调，虚火浮越。方中用少量炮附子、干姜温中阳；党参、白术、茯苓、炙甘草为四君子汤，益气健脾；再加用金银花、蒲公英、野菊花、紫花地丁清热解毒。本方标本兼治，寒温并用。

（四）典型案例

何某，男，51 岁。2019 年 8 月 19 日初诊。

主诉：头皮起丘疹 2 年，加重 1 个月。

现病史：患者诉既往有糖尿病病史，2 年前无明显诱因头皮出现红色丘疹，伴有白色脓头，瘙痒明显，于当地医院就诊，诊断为"毛囊炎"，予口服及外用西药（具体不详），症状有所缓解。此后皮疹时轻时重，反复发作。1个月前无明显诱因皮疹加重。刻下症：头皮可见多处丘疹，粟粒至黄豆大小，色暗红，轻度瘙痒，无明显恶寒发热，有口干，无口苦，纳一般，眠安，二便调。舌红，苔薄黄，脉细数。

西医诊断：慢性毛囊炎。

中医诊断：发际疮。

辨证：外感毒邪，气阴两虚，阴虚火旺。

治法：清热解毒，益气养阴。

处方：

黄芪 20g	党参 10g	生地黄 15g	葛根 15g
天门冬 15g	麦冬 15g	五味子 6g	金银花 15g
野菊花 15g	板蓝根 15g	紫花地丁 15g	炒麦芽 10g
炒谷芽 10g	瓜蒌 10g	桔梗 10g	

7剂，水煎服，每日1剂。同时嘱患者禁食生冷、辛辣食物。

二诊：上方服用1周后，诉毛囊炎明显减轻，有少量新发皮疹，便秘。前方去五味子，加大黄6g。7剂，水煎服，每日1剂。

三诊：二诊方服用7剂后，皮疹减退，无明显新发。继予前方7剂，隔日1剂。嘱患者注意调控血糖。

案例点评：患者病程日久，且有消渴病史，阴虚为本，燥热为标，加之外感毒邪，气阴两虚，虚火上炎头皮而发脓疱、丘疹。方中黄芪、党参补气，生地、葛根、麦冬、天冬、五味子养阴滋阴，以上诸药合用补气养阴，治其本；金银花、野菊花、板蓝根、紫花地丁取五味消毒饮之义，清热解毒治其标。结合患者病史、皮疹特点及全身症状整体审查，辨证论治，标本同治，方能取效。

（五）临证经验

毛囊炎属于中医学"疖肿"范畴，头部毛囊炎称为"发际疮""蝼蛄疖"，臀部毛囊炎称为"坐板疮"。中医药对这类疾病有着系统的认识和丰富的治疗经验，但是临床治疗中抗生素的不规范使用、过度应用，导致毛囊炎的发病率增高，难治程度提高。

喻文球教授结合毛囊炎的临床表现及疾病进展过程，对其进行分型并随之遣方用药，在临床诊疗过程中显示出了良好的疗效，具体有以下特点：①根据皮疹类型和临床表现将本病分为湿热型、气阴两虚型及中阳不足、虚火浮越型，辨型施治，灵活运用。②重视整体观念，标本同治。正如《外科正宗》言："内之症或不及外，外之症则必根于其内也。此而不得其方，肤俞之疾亦膏肓之莫救矣。"喻教授认为中医在治疗皮肤病的时候，要注意整体审查，辨证论治。正如在毛囊炎的治疗中，对于湿热型，脏腑功能失调导致湿热内生，水湿代谢障碍为本病之本；毛囊受损或皮脂过度外溢导致局部虚损，外感毒邪则为本病之标。因而在治疗上当通过调整脏腑功能，尤其是脾胃运化，清利湿热，同时配合清热解毒之药方能见效。对于气阴两虚型，病程较久，机体耗伤津液，阴虚为本，外感毒邪，虚火为标。故治疗上应以滋阴为主，兼以补气，再配合清热解毒药物。对于中阳不足、虚火浮越型，素体脾肾阳虚，加之多服用苦寒药物，中阳受损为其本，故在治疗上应注意补益脾肾，调整阴阳。③强调气血的调理。喻文球教授认为气滞血瘀是外科疾病的发病基础，气血畅行，营卫通达，则外科疾病方能改善或消除。营气不从，逆于肉理，乃生痈疽；气机不畅，日久致瘀生痰，瘀热互结熏蒸肌肤，乃生丘疹、脓疱，湿热、瘀血凝滞，则见囊肿、结节。故在毛囊炎的治疗中，喻教授多用黄芪、党参、当归等补气生血之药的同时，还注重运用丹皮、川芎、陈皮理气活血，以防过补而气有余。

（六）零金碎玉

喻教授对毛囊炎有着系统性的认识及丰富的临床经验，在此基础上根据皮疹的特点及临床表现总结出了较为完整且行之有效的治疗方法，这里介绍喻教授治疗本病时使用对药的临床经验及特点。

1. 麦冬、天冬

（1）单味功用：麦冬味甘、微苦，微寒，入肺、心、胃经，有养阴润肺、益胃生津、清心除烦之功。《本草汇言》载："麦门冬，清心润肺之药。"天冬味甘、苦，性寒，入肺、肾经，具有养阴润燥、清肺生津之效。

（2）伍用经验：麦冬、天冬同属补阴药。麦冬滋阴润燥、清热生津之力较天冬弱，滋腻性小，但能清心除烦；天冬较麦冬滋阴润燥、清热生津力强，兼能滋肾阴、降虚火。两药合用，互相促进。在气阴两伤证型中，两药伍用，共奏养阴清热、生津止渴之效。

2. 黄芪、党参

（1）单味功用：黄芪，味甘，性微温，入脾、肺经，质轻升浮，有补气升阳、利水消肿、生津养血、托毒排脓、敛疮生肌之功效。党参，味甘，入脾、肺经，既能补中益气、生津止渴，又能补气养血。

（2）伍用经验：黄芪甘温，能补气升阳、托毒生肌、利水消肿；党参甘温补中，能健脾胃、益气生血。黄芪偏于阳，党参偏于阴，在毛囊炎后期阴阳失调、气血两虚的治疗中，两药相合，一阴一阳相互为用，共调阴阳，补气生血，托毒外出。

3. 瓜蒌、桔梗

（1）单味功用：瓜蒌味甘、微苦，性寒，归肺、胃、大肠经，具有清热化痰、宽胸散结、润肠通便的功效。《本草纲目》言："润肺燥，降火。治咳嗽，涤痰结，利咽喉，利大肠，消痈肿疮毒。"桔梗味苦、辛，性平，归肺经，具有宣肺、祛痰、利咽、排脓的功效。

（2）伍用经验：瓜蒌清肺化痰，消痈肿疮毒，偏于清热，还可以润肠通便；桔梗开宣肺气，祛痰排脓，偏于行气。两药配伍，相互协调，不仅可以共同发挥清热解毒、排脓消肿的作用，同时可调畅气机，改善气血运行，助益排脓，脓出向愈，加速愈合。

第八节　痤疮

（一）疾病认识

痤疮是一种常见的毛囊皮脂腺的慢性炎症性疾病，以粉刺、丘疹、脓疱等为临床特征，皮损好发于颜面、前胸、后背等处，常伴有皮脂溢出。本病好发于青春期男女，是一种容易给患者身心健康带来较大影响的疾病。

中医文献称本病为"肺风粉刺""面疮""酒刺"，俗称"青春痘"等。《医宗金鉴·外科心法要诀》记载："此证由肺经血热而成。每发于面鼻，起碎疙瘩，形如黍屑，色赤肿痛，破出白粉汁。"中医学认为，本病的病因病机早期以肺经风热及肠胃湿热为主，晚期有痰湿瘀滞。明代陈实功在《外科正宗》中记载："肺风属肺热，粉刺、酒渣鼻、酒刺属脾经。此四名同类，皆由血热瘀滞不散。又有好饮者，胃中糟粕之味，熏蒸肺脏而成。"肺主皮毛，肺与皮肤两者之间联系密切。若素体阳热偏盛，又复感风邪，则肺经蕴热，熏蒸肌表而致痤疮；肺与大肠相表里，饮食不节后，肠胃湿热互结，下焦不通，上蒸于肺胃，肺胃蕴热而发为痤疮。饮食不节、饮食偏嗜、劳倦内伤、情志刺激和过用寒凉药物均可导致脾不升清，运化失常，生成痰湿、瘀血等，病理产物留滞肌肤，发为痤疮。现代人生活、学习和工作压力大，容易产生焦虑、抑郁的情绪，肝喜条达而恶抑郁，故肝气易郁，日久郁而化火，复因年轻人肾中精气渐充盛，相火异动，或长期不良的生活饮食习惯（如过食肥甘厚味），导致湿热内生，助长肝火，上炎面部，均可诱发或加重痤疮。

（二）辨治思路

痤疮发病过程中可见皮损初起为针头大小的毛囊性丘疹，或为白头粉刺、黑头粉刺，可挤出白色或淡黄色脂栓，因感染而成红色小丘疹，顶端可出现小脓疱。愈后可留暂时性色素沉着或轻度凹陷性瘢痕。严重者称聚合性痤疮，感染部位较深，出现紫红色结节、脓肿、囊肿，甚至破溃形成窦道和瘢痕，或橘皮样改变，常伴有皮脂溢出。皮疹反复发生，常因饮食不节或于月经前后而加重。

根据本病的发病特征和皮损形态，以清热祛湿为基本治疗原则，可配合化痰散结、活血化瘀等法，内、外治相结合。

（三）治疗方案

1. 肺经风热型

症状：丘疹色红，或有痒痛，或有脓疱；伴口渴喜饮，大便秘结，小便短赤；舌质红，苔薄黄，脉弦滑。

辨证：肺经蕴热，熏蒸肌表。

治法：宣肺疏风清热。

处方：枇杷叶10g　　桑白皮10g　　黄连3g　　　黄芩10g
　　　生地黄10g　　赤芍10g　　　丹皮10g　　地骨皮10g
　　　生栀子10g　　生甘草6g

加减：伴口渴喜饮者，加生石膏、天花粉；大便秘结者，加生大黄、枳实；脓疱多者，加紫花地丁、白花蛇舌草；经前加重者，加香附、益母草、当归。

分析：此证多见于男性青春期痤疮，主要表现为颜面细小红色丘疹，以额头多见，病程较短，单纯痤疮或伴有脂溢性皮炎，炎症较明显，伴有口渴、大便干结、舌质红等症状，是由肺经风热阻滞于肌肤所致。方中桑白皮泻肺平喘，利水消肿；枇杷叶入肺、胃二经，既可清热泻肺、解毒消肿，又可清胃下气；栀子泻火凉血；黄芩、黄连清热燥湿，泻火解毒；生地黄、地骨皮滋阴清热；赤芍、丹皮清热凉血；甘草调和诸药。

2. 肠胃湿热型

症状：丘疱疹或有脓疱、结节，以口唇周围为主，散见于颜面、前额、前胸及后背，颜面、胸背部皮肤油腻，毛孔粗大，皮疹红肿疼痛；伴纳呆腹胀，身困肢倦，或口臭，便秘，溲黄；舌质红，苔黄腻，脉滑数或濡数。

辨证：肠胃湿热，上蒸肺胃。

治法：清热除湿解毒。

处方：茵陈蒿 10g　　生栀子 10g　　黄芩 10g　　黄柏 10g

蒲公英 10g　　法半夏 10g　　茯苓 10g　　车前草 10g

生甘草 6g

加减：伴腹胀，舌苔厚腻者，加生山楂、鸡内金、枳实；脓疱较多者，加白花蛇舌草、野菊花、金银花；口渴甚者，加石膏、知母；湿重者，加薏苡仁以清利湿热、排脓消痈；皮肤油脂泛溢者，加生山楂、白花蛇舌草等。

分析：本证患者的皮损多见于口唇周围，湿热蕴结，故可见皮肤油腻，伴腹胀、口臭、苔黄腻等症。方中茵陈健脾利湿；栀子、黄芩、黄柏清热燥湿，泻火解毒；半夏燥湿化痰；茯苓健脾除湿，以杜生痰之源；车前草清热利湿；甘草清热解毒，又调和诸药。

3. 脾虚夹湿型

症状：丘疱疹或有脓疱、结节、囊肿、瘢痕，前额、颜面、前胸及后背均可见，疹损较深，不易溃脓；神疲气短，胃脘胀满，大便溏薄；舌淡胖，苔白腻，脉沉滑。

辨证：脾虚不摄，湿浊犯胃。

治法：健脾化湿，疏肝和胃。

处方：法半夏 10g　　苍术 10g　　白芷 10g　　黄芩 10g

炒枳壳 10g　　白芍 10g　　陈皮 10g　　柴胡 10g

厚朴 10g　　甘草 6g

加减：气虚甚者，加党参、升麻；纳呆者，加砂仁、焦三仙、鸡内金等行气消食和胃；伴月经色淡而量少者，加红花、益母草。

分析：本证属脾虚湿盛，脾虚生湿，痰湿积聚，胃失和降，常伴有神疲气短、胃胀、大便溏薄等症状。方中半夏燥湿化痰，苍术燥湿健脾，厚朴、陈皮理气健脾和胃，柴胡疏肝解郁，枳壳疏肝理脾。

4. 毒热炽盛型

症状：皮损以局部红肿高突，灼热疼痛，形成囊肿、结节，伴或不伴有脓疱为主，皮肤粗糙；口唇干裂，心神不宁，大便秘结；舌红，苔黄，脉数有力或洪大。

辨证：毒热炽盛，壅结肌肤。

治法：清热凉血解毒。

处方：生地 10g　　金银花 15g　　野菊花 10g　　紫花地丁 10g

蒲公英 10g　　天葵子 10g　　赤芍 10g　　丹皮 10g

加减：结节、囊肿多者，加入白芷、夏枯草以加强软坚散结之功；脓著者，加鱼腥草、白花蛇舌草；脓成不溃者，加皂刺；结节暗红者，加乌梢蛇、全蝎。

分析： 本证热毒较盛，故可见丘疹红肿高突、灼热疼痛，热毒蕴积肌表，则形成结节、囊肿或有脓疱。方中金银花味甘性寒，既可轻宣透邪，又可清气血之热毒，以消散痈肿疔疮，为治痈之要药；蒲公英、紫花地丁、野菊花、紫背天葵均为清热解毒、消痈散结之品；生地清热凉血，生津润燥；赤芍、丹皮均可清热凉血。

5. 肝胆湿热型

症状： 皮损多分布在左侧面颊部位，以炎性脓疱、丘疹为主，皮损颜色多红者乃热重于湿，皮损颜色多暗红者乃湿重于热；伴有急躁易怒，失眠多梦，月经不调，乳房胀痛等；舌质红，苔薄黄或腻，脉弦滑数。

辨证： 肝胆湿热。

治法： 清肝泻火解毒。

处方： 龙胆草 6g　　　黄芩 10g　　　　栀子 10g　　　柴胡 10g
　　　　生地 10g　　　车前子 10g（包煎）泽泻 10g　　　通草 6g
　　　　当归 10g　　　甘草 6g

加减： 肝火上炎，头痛、目赤者，加川牛膝以引火、引血下行。

分析： 本证多发生于中年人，肝主疏泄功能失调，气机不畅，肝郁气滞，气郁化火，熏蒸头面，故多伴有急躁易怒、失眠多梦等症，肝经循行于人体侧面，经行乳络，故还可见乳房胀痛等。方中龙胆草大苦大寒，上泻肝胆实火，下清下焦湿热；黄芩、栀子清热燥湿；泽泻、通草、车前子清热利湿；生地、当归滋肝阴，养肝血；柴胡疏畅肝胆之气机；甘草调和诸药。

6. 冲任不调型

症状： 红斑或黄褐斑以及炎性丘疹；经前乳房胀痛，腰膝酸软，夜不能寐或频繁做梦，神疲乏力，头晕耳鸣，经少或经闭；舌质淡红，苔薄白或红，脉沉弦。

辨证： 肝郁气滞，冲任不调。

治法： 疏肝解郁，调理冲任。

处方： 当归 10g　　　白芍 10g　　　柴胡 10g　　　茯苓 10g
　　　　白术 10g　　　薄荷 6g　　　　生姜 3 片　　　大枣 3 枚
　　　　丹皮 10g　　　栀子 10g　　　甘草 6g

加减： 肝肾阴虚著者，加六味地黄丸；瘀血阻滞者，加桃红四物汤；痛经者，加香附、郁金以行气解郁，当归、益母草养血活血止痛。

分析： 本证多见中青年女性，多因素体肾阴不足，肝气不舒，郁而化火，则冲任失和，发于面部，成为痤疮，常表现为经前期加重，经后缓解。方中柴胡疏肝解郁，使肝郁得以调达；当归补血活血，润燥滑肠；柴胡、白芍、当归三药合用，补肝体而助肝用，使血和则肝和，血充则肝柔；白术、茯苓、甘草健脾益气；丹皮、栀子清热凉血。

7. 痰湿瘀滞型

症状：皮疹颜色暗红，以结节、脓肿、囊肿、瘢痕为主，或见窦道，经久难愈；伴纳呆腹胀；舌质暗红，苔黄腻，脉弦滑。

辨证：痰瘀互结，湿邪阻滞。

治法：除湿化痰，活血散结。

处方：当归 10g   桃仁 10g   红花 10g   茯苓 10g

   白术 10g   法半夏 10g   陈皮 10g   丹参 15g

   车前子 10g（包煎） 白花蛇舌草 15g

加减：伴痛经者，加益母草、泽兰；囊肿成脓者，加贝母、皂角刺；结节、囊肿难消者，加三棱、莪术、海藻、昆布。

分析：此证多由脾气不足，运化失常，湿浊内停，郁久化热，炼液成痰，湿热瘀痰凝滞肌肤所致。若湿热瘀除，面部痤疮可消。方中当归养血活血，桃仁、红花活血化瘀，茯苓、白术健脾利湿，法半夏、陈皮健脾燥湿化痰，车前子清热利湿，白花蛇舌草清热解毒，丹参祛瘀不留邪，活血而不伤正。

（四）典型案例

章某，女，23 岁。2018 年 11 月 14 日初诊。

主诉：颜面部泛发大片淡红色小丘疹 10 个月余。

现病史：患者自诉 10 个月余前无明显诱因颜面部出现数个淡红色碎米粒大小的小丘疹，无明显自觉症状，未予任何处理。近来皮疹数量明显增多，故来就诊，无其他不适，纳眠可，月经正常，二便平。舌淡苔薄，脉浮数。

西医诊断：痤疮。

中医诊断：粉刺。

辨证：肺经风热证。

治法：疏风清热泻肺。

处方：黄芩 10g   知母 10g   栀子 10g   陈皮 6g

   山药 15g   枇杷叶 15g   桑白皮 10g   炙甘草 3g

   赤芍 10g   连翘 10g   丹参 10g

7 剂，水煎服，每日 1 剂，分早晚饭后温服。

二诊：患者症状明显好转，皮疹颜色由红转淡，大部分丘疹消退变平，未见新发皮疹，自觉偶感皮肤干燥，服药期间无其他不适。

治宜清热泻肺，健脾利湿。

处方：茯苓 10g　　　知母 10g　　　栀子 10g　　　陈皮 6g
　　　　山药 15g　　　枇杷叶 15g　　桑白皮 10g　　炙甘草 3g
　　　　连翘 10g　　　麸炒白术 10g　莲子心 10g

14 剂，水煎服，每日 1 剂，分早晚饭后温服。

三诊：患者皮疹基本消退，无新发皮疹，未诉皮肤干燥不适，服药期间无其他不适，纳眠可，二便平。舌淡苔白，脉浮。守上方 7 剂，水煎服，每日 1 剂，分早晚饭后温服。随访半年，患者无新发皮疹，临床治愈。

案例点评： 患者为青年女性，其皮疹多为红色丘疹，无明显自觉症状，其病因考虑肺经郁热，结合舌脉，可知兼有外感风热之邪。一者肺主皮毛，二者风热之邪上犯颜面，腠理失宣，两者共犯，故可见颜面部丘疹。处方选枇杷清肺饮化裁。方中枇杷叶、桑白皮、知母清肺胃之热；黄芩善清上焦湿热；栀子、连翘清热解毒；赤芍、丹参清热凉血；陈皮、茯苓、白术益气健脾的同时，防止药物过于寒凉而伤脾胃。诸药共奏疏风清肺泻热之功。

（五）临证经验

中医对痤疮早有论述，其病因病机较复杂，但从消法论治可抓住其主要矛盾，消、托、补为中医外科治法总则，且消法为首要大法；消法贵乎早，但在中期脓将成阶段，也可结合托法，消散、托毒并举；在后期疮疡破溃后，若肿块不消，也可结合补法，消法主要针对实邪，补法主要对虚而言，消补合用，可扶正祛邪。在临床上，应随病机、症状变化而灵活应用，单独使用消法，或结合托法、补法，或消托结合，或消补兼施，或消托补三法同用。

青春期的痤疮患者，由于素体阳气旺盛，应用寒凉药物可稍重。对于女性痤疮患者，在问诊的过程中，需详细询问患者的月经情况，女子月经反映了肝、脾、肾三脏的生理状态。部分痤疮患者病情随月经周期变化，或平素伴有月经不调、痛经等症，在治疗上常以疏肝健脾益肾为原则。

喻文球教授治疗痤疮有丰富的经验，主张辨病与辨证相结合，外病内治，内外结合，选方用药灵活精准，常取得满意疗效。喻文球教授根据粉刺病因病机的特点，指出脏腑功能失调，湿热内生，气机失常，水湿代谢障碍为粉刺之本，皮脂溢出、皮损表现为粉刺之标。因此在治疗上应调整脏腑功能，尤其是脾胃运化，以清热利湿为大法治之，从而抑制皮脂分泌过旺，达到"湿热除而皮脂敛"的治疗目的。在治疗痤疮的组方选择上，喻教授多采用众多清热解毒药，如蒲公英、野菊花、金银花、黄连、知母、连翘等大队清热解毒药相合，折体内之火邪，清脏腑之邪毒；辅以经典药对升麻配牛膝，一升一降，升药力直达病所，降火邪以除之；配以枳实使全方动静结合；再加陈皮、薏苡仁、茯苓、竹茹祛湿化邪，湿邪得除则消粉刺缠绵之虞；最后予枇杷叶、桑白皮、麦冬，取其润燥养阴之效，以养火邪灼津之体，如此配伍取扶正祛邪之意。喻教授治疗痤疮，组方选药灵活多变，不拘泥、不刻板，根据患者病情，结合辨证之病因病机用药，临床疗效确切。

（六）零金碎玉

1. 枇杷叶、桑白皮

（1）单味功用：枇杷叶，苦泄降，微寒清，入肺、胃经，既清肺胃之热，又降肺胃之气，治肺热咳喘、胃热呕咳皆宜。桑白皮甘淡渗利寒清，专入肺经，既泻肺中之热邪，又行肺中之痰水，善泻肺平喘，治肺热咳喘痰多，又能利水消肿，治浮肿尿少及小便不利。

（2）伍用经验：枇杷叶清肺润燥，止咳化痰，可以和阴阳；桑白皮泻肺平喘，行水消肿，补虚益气。这两味药常用于治疗肺经风热型痤疮。

2. 柴胡、白花蛇舌草

（1）单味功用：柴胡，味辛、苦，性微寒，归肝、胆、肺经，既疏散胆经邪气而和解退热，又疏散肝胆经郁结之气而疏肝解郁，还升举肝胆清阳之气而举陷，为肝胆经之主药。生用既升散又清泄，醋制升散清泄力减而疏肝力增。白花蛇舌草，味微苦、甘，性寒，归胃、大肠、小肠经，善清热解毒、消散痈肿，治疮痈、咽痛、肠痈；能解蛇毒、利湿、抗癌，治毒蛇咬伤、热淋及癌肿。

（2）伍用经验：柴胡具有缓解紧张情绪、抗变态反应、调节内分泌的功效；白花蛇舌草可促进抗体形成，使网状细胞和白细胞的功能增强，具有消炎、抗增生的作用。这两味药常用于治疗肝胆湿热型痤疮。

3. 升麻、牛膝

（1）单味功用：升麻，味辛、微甘，性微寒，入肺、脾、胃、大肠经，生用既散肌表与阳明经邪气而发表，又清泄热毒而解毒、透疹。牛膝，味苦、甘、酸，性平，入肝、肾经，既逐瘀通经，治经产瘀血及痹痛拘挛；又利尿通淋，常用治湿热下注；还引血、引火下行；制用长于补虚，善补肝肾、强筋骨，为治腰膝酸软、筋骨无力之要药；引药下行，用药欲其下行者，常用本品作引经药。

（2）伍用经验：升麻辛散轻浮上行，微甘微寒清解，散升清泄；牛膝苦泄降，酸入肝，甘补渗，善下行。两味药一升一降，升药力直达病所，降火邪以除之，使颜面部之火邪得清。

第九节　疣病

（一）疾病认识

疣是由人乳头瘤病毒选择性地感染皮肤或黏膜上皮所引起的表皮良性赘生物，临床上常见的类型主要包括寻常疣、跖疣、扁平疣和尖锐湿疣，可发生于身体任何部位。患者及病毒携带者是本病的传染源，常见的由1型、2型和4型人乳头瘤病毒感染引起，可通过自身接种、直接接触或间接接触传染。

中医亦称本病为疣，根据皮损形态及发病部位不同，又有不同的命名，包括疣目（寻常疣）、扁瘊（扁平疣）、臊疣（尖锐湿疣），也称作枯筋箭、千日疮。本节主要论述疣目、扁瘊。中医认为，本病乃风热毒邪搏于肌肤而生；或怒动肝火，肝旺血热，筋气不荣，肌肤不润所致。如《薛己医案》指出："疣属肝胆少阳经，风热血燥，或怒动肝火，或肝客淫气所致，兼肝热水涸，肾气不荣，故精亡而筋挛也，宜以地黄丸滋肾水，以生肝血为善。"

风热毒邪搏于肌肤，风为阳邪，其性轻扬，风又为诸病之首，常或夹热或夹寒或夹湿等发之，与热相合，风热相煽，热邪得风助，热势蔓延，故短时间内皮疹急剧增多，此为风邪易出之兆。风热毒邪所致疣好发于暴露部位，如面、手背等。肝为刚脏，其气主升主动，易亢易逆，肝又体阴而用阳，少火过旺极易损耗肝阴，阴血不足，肝失荣养，气血不和，血枯生燥，筋气外发于肌肤。

总之，本病初发多为风热毒邪搏于肌肤，病程久者，多为肝旺血热，筋气不荣，肌肤不润。

（二）辨治思路

目前针对疣，临床多采用冷冻、激光、化学腐蚀等治疗方法，但这些治疗并不能完全控制病情，有些病灶未完全清除，可反复发生，有些治疗愈合后会留下瘢痕，影响患者外观或功能活动。疣体数目少者可采取上述治疗。然而若疣体数目较多，则需中医药系统治疗。风为木气，与肝相应，风木为火热引动者，且木气素旺，肝阴先亏，内外相引，两阳相煽，因而动张，故治疗上不仅要祛外来之风热之邪，而且要补肝阴之不足。活动期以风热为主，缓解期以肝虚气旺，痰瘀交阻为主。在缓解期因情志不调或过度劳累等，外受风热，也可以转变为活动期。总之，风邪是疣重要的致病因素，治疗当以疏散风热为主，佐以平肝透托。

（三）治疗方案

1. 风热血燥型

症状：疣目结节如豆，坚硬粗糙，大小不一，高出皮肤，色黄或红；舌红，苔薄，脉弦数。

辨证：风热血燥证。

治法：养血活血，清热解毒。

处方：熟地黄 15g　　　何首乌 10g　　　杜仲 10g　　　赤芍 15g

　　　白芍 15g　　　　牛膝 15g　　　　桃仁 10g　　　红花 6g

　　　赤小豆 30g　　　白术 15g　　　　板蓝根 15g　　夏枯草 15g

加减：瘙痒明显，可加白鲜皮、浮萍、蝉蜕。

分析：本证多见于寻常疣。方中熟地、何首乌、白芍养血润燥柔肝，赤芍、桃仁、红花、牛膝活血，牛膝和杜仲合用共同补肝肾，板蓝根、夏枯草清热解毒，夏枯草可散结，白术健脾。

2. 湿热血瘀型

症状：疣目结节疏松，色灰或褐，大小不一，高出皮肤；舌暗红，苔薄，脉细涩。

辨证：湿热血瘀证。

治法：清化湿热，活血化瘀。

处方：马齿苋 30g　　　紫草 15g　　　败酱草 30g　　大青叶 15g

　　　薏苡仁 30g　　　冬瓜仁 15g　　赤芍 30g

加减：湿热重者，可加用茵陈、龙胆、黄芩、黄连、栀子等；血瘀重者，加用桃仁、红花、丹参、牡丹皮等。

分析：本证多见于寻常疣。方中马齿苋、紫草、败酱草清热解毒，紫草、败酱草兼能活血祛瘀，大青叶清热解毒，薏苡仁、冬瓜仁除湿。

3. 风热毒蕴型

症状：病程短，多骤然发病，皮疹淡红，数目较多，散在或密集分布，微痒或不痒；伴身热，口干欲饮，大便不畅，尿黄；舌质红，苔薄黄，脉浮数。

辨证：风热蕴结。

治法：疏风清热，解毒散结。

处方：芦根 30g　　　菊花 15g　　　桑叶 15g　　　连翘 10g
　　　杏仁 10g　　　桔梗 10g　　　薄荷 6g　　　马齿苋 30g
　　　甘草 6g

加减：皮疹数目较多时，加夏枯草、板蓝根软坚消疣，加露蜂房祛风散结。

分析：本证多见于扁平疣。方中马齿苋、芦根清热，菊花、桑叶、连翘疏风清热解毒，杏仁降气、桔梗宣提肺气，两者合用，宣降相宜，薄荷祛风清热透疹，甘草调和诸药。

4. 肝经郁热型

症状：皮疹呈灰褐色，质硬，密集分布，微痒；伴口干心烦，大便干结，小便短少；舌质红，苔黄，脉弦数。

辨证：肝经郁热证。

治法：疏肝解郁，清热散结。

处方：牡丹皮 10g　　　栀子 10g　　　柴胡 10g　　　赤芍 15g
　　　白芍 15g　　　茯苓 15g　　　薄荷 6g　　　当归 10g
　　　马齿苋 30g　　　甘草 6g

加减：皮疹色红明显者，加大青叶、紫草凉血解毒消斑；心烦易怒者，加香附、郁金疏肝解郁；双目干涩、头晕耳鸣者，加龙骨、牡蛎、磁石平肝潜阳。

分析：本证多见于扁平疣。方中柴胡、薄荷疏肝解郁，兼能散热，牡丹皮、赤芍清热凉血，栀子清热泻火，白芍养肝血柔肝，茯苓健脾利湿，当归养血活血。

5. 脾虚湿蕴型

症状：皮疹色灰黄，散在分布，部分融合成片；伴食少体倦，腹胀便溏，小便清长或微黄；舌质淡胖，边有齿痕，苔薄白或腻，脉濡缓。

辨证：脾虚湿蕴证。

治法：健脾益气，利湿散结。

处方：猪苓 10g　　　泽泻 15g　　　白术 15g　　　茯苓 15g
　　　桂枝 10g　　　苍术 10g　　　厚朴 10g　　　马齿苋 30g

加减：皮疹瘙痒明显者，加大青叶、板蓝根清热解毒。

分析：本证多见于扁平疣。方中猪苓、茯苓、泽泻利湿，茯苓兼能健脾，白术、苍术健脾燥湿，白术兼能益气，厚朴燥湿行气，桂枝通阳化气行水。

6. 气滞血瘀型

症状：病程较长，皮疹呈暗红或黄褐色，苍老而坚硬，大小不一，稀疏分布；伴胸胁胀痛，女性月经不调、痛经等；舌质紫暗，舌边有瘀点、瘀斑，舌苔黄，脉弦细或涩。

辨证：气滞血瘀证。

治法：理气活血，化瘀散结。

处方：熟地黄 10g　　赤芍 15g　　当归 10g　　川芎 10g

桃仁 10g　　红花 6g　　马齿苋 30g

加减：皮疹色暗红、坚硬，可加三棱、莪术化瘀散结。

分析：本证多见于扁平疣。方中桃仁、红花、当归、川芎、赤芍五药合用活血化瘀，川芎理气，气行则血行，方中以活血行气药为主，恐其有耗血动血之弊，佐以熟地黄滋阴养血。

（四）典型案例

舒某，女，29 岁。2021 年 3 月 25 日初诊。

主诉：颜面部淡褐色扁平丘疹 3 年余。

现病史：患者自诉 3 年余前颜面逐渐出现淡褐色扁平丘疹，曾多次激光、冷冻治疗，皮疹仍不断增多。诊查：颜面部可见密集分布的淡褐色扁平丘疹，表面光滑，偶有瘙痒，纳寐正常，大小便无殊。舌质红，苔薄黄微腻，脉数。

西医诊断：扁平疣。

中医诊断：扁瘊。

辨证：风热蕴肤证。

治法：疏风清热，解毒消疣。

处方：金银花 20g　　连翘 10g　　荆芥 10g　　防风 10g

牛蒡子 10g　　竹叶 10g　　薄荷 10g　　甘草 6g

桔梗 10g　　芦苇根 10g　　生地 10g　　枳壳 10g

葛根 20g　　细辛 3g　　蔓荆子 10g　　黄柏 10g

14 剂，每日 1 剂，水煎服，2 次 / 日。

同时中药煎水外洗：

马齿苋 20g　　苦参 15g　　白芷 10g　　蜂房 20g

蛇床子 20g　　苍术 15g　　细辛 15g　　陈皮 15g

用法：上药煮水后，用棉签蘸取药水后轻擦于患处至患处皮肤微红，然后用药水浸湿医用纱布敷于患处，时长 30 分钟。

二诊：上方用药 14 剂后，无新发皮疹，原皮疹可见潮红，辨证仍属风热蕴肤，内服、外用方守前方不变，用药 1 个月后复诊。

三诊：无新发皮疹，原皮疹减少，无口干口苦，纳寐正常，大便正常，小便黄。舌红，苔薄黄，脉滑数。辨证属风热蕴肤，内服、外用方守前方不变，继续用药3个月后随访，皮疹完全脱落而愈，少许色素沉着，未留有瘢痕。

案例点评：患者皮疹不断增多，伴有瘙痒，证属风热蕴肤，法当疏风清热、解毒消疣。方中金银花疏散风热，清热解毒；连翘、牛蒡子、薄荷、蔓荆子疏风清热，荆芥、防风疏散风邪，以助金银花疏风清热之力；葛根发表透疹，使蕴伏之热邪从表而出；细辛发散风邪，与葛根共同透邪外出，使风热之邪得以透达；黄柏苦寒，清热解毒；竹叶、芦苇根、生地清热；枳壳行气，助行药力；桔梗载药上行，使药物能达病所发挥作用；甘草调和诸药。全方共奏疏风清热、解毒消疣之效。

二诊、三诊患者病情向好，但证型未变，故仍维持原方不变。本病为慢性病程，治疗周期长，故而需要较长时间才能起效，在此过程中，需要引导患者坚持治疗，才能获得理想效果。

（五）临证经验

治疗寻常疣、扁平疣，如果皮损数目少，可以选择单纯的局部治疗，比如火针、电灼、激光、冷冻等。如果皮损数目较多，尤其是颜面部、瘢痕体质不适合行火针、电灼、激光、冷冻治疗者，可使用中药内服、外用治疗。龚丽萍教授在扁平疣静止期选用祛疣1号方内服配合扁平疣外洗方外用；活动期选用银翘散合荆防汤内服配合扁平疣外洗方外用。具体处方组成如下。

祛疣1号方：荆芥10g，防风10g，黄芩10g，黄连6g，金银花20g，连翘10g，木贼10g，醋炙香附10g，菊花10g，枸杞10g，炙远志10g，甘草6g。适用于扁平疣静止期。主要症状：病程较长，皮损数目无明显增多，无自觉症状，皮疹呈浅褐色或正常皮色。

银翘散合荆防汤加减：金银花20g，连翘10g，荆芥10g，防风10g，牛蒡子10g，竹叶10g，薄荷10g，甘草6g，桔梗10g，芦苇根10g，生地10g，枳壳10g，葛根20g，细辛3g，蔓荆子10g，黄柏10g。适用于扁平疣活动期。主要症状：扁平疣基底暗红，短期内数目增多明显，伴有轻微瘙痒。

（六）零金碎玉

火针疗法是将针在火上烧红后，迅速刺入皮肤的一定穴位和部位，从而治疗疾病的一种针刺手法，古代又称之为白针、燔针、焠针、烧针和武针等。中医认为其治疗原理主要是借火助阳、开门祛邪、以热引热，从而达到温壮阳气、散寒除湿、祛风止痒、祛瘀除腐排脓、清热泻火解毒、散结消肿、止痛缓急除麻之效。现代研究认为火针具有改善血液循环、镇痛、调节内分泌与免疫功能、影响外周血运等作用。

火针具有明显的止痒、止痛、散结节作用，故可用于皮肤常见病，包括扁平疣、寻常疣等。其用于皮肤科疾病，具有安全性高、操作简单、疗效确切、便于开展实施等优势，易于被患者所接受，可有效缓解疼痛、瘙痒等症状。

第十节　天疱疮

（一）疾病认识

天疱疮是一组累及皮肤黏膜的自身免疫性表皮内水疱的大疱性皮肤病。本病病因不明，临床上表现为以壁薄、易破的大疱为特征的自身免疫性大疱性疾病，病理表现为表皮棘层细胞间抗体沉积引起表皮内水疱形成。本病好发于中年人，平均发病年龄为50~60岁，男女发病率无明显差异。其病程呈慢性，长期反复不愈，甚至引起感染、水液代谢失常等严重并发症，预后欠佳。

本病中医也称"天疱疮"，古代还有"火赤疮""天泡"等病名，如《医宗金鉴·外科心法要诀》曰："初起小如芡实，大如棋子，燎浆水疱，色赤者为火赤疮；若顶白根赤，名天疱疮。"中医认为，本病是因心火妄动，脾湿内蕴，复感风热暑湿之邪，致使火邪犯肺，内不得疏泄，熏蒸不解，外袭皮肤而发；或因湿热内蕴，日久化燥，耗气灼津，致使气阴两伤。

毒热炽盛，热扰心神，心火妄动，复感风热毒邪，内外火毒相煽，发于肌肤，故可表现为发病急骤，水疱迅速扩展、增多，皮肤糜烂潮红，灼热疼痛明显，大便干结，小便短赤。心火炽盛，脾湿内蕴，心火与脾湿相互交阻，湿热熏蒸于肌肤，故可见病情进展，燎浆水疱，疮面鲜红湿烂，结厚痂而不易脱落，疱壁紧张，基底皮肤潮红明显；伴口舌糜烂，倦怠乏力，腹胀便溏，或心烦口渴，小便短赤。病程日久，脾失健运，或者过用苦寒，损伤脾阳，水湿内停，脾虚湿蕴，湿邪蕴久化热，湿热内蕴，熏蒸肌肤，可见水疱疱壁松弛，基底皮肤潮红不显，糜烂面大或湿烂成片，皮损较厚或结痂而不易脱落，伴口渴不欲饮，或恶心欲吐、食欲不振、倦怠乏力、腹胀便溏等脾虚湿蕴之症。湿热相搏日久，渗液流滋太过，阴液亏虚，津能载气，气随津亏，气阴两伤，肌肤失养，见于疾病后期，无新发水疱，疱干结痂，干燥脱落，瘙痒剧烈，或全身皮肤大量脱屑，状如落叶，伴口干咽燥、五心烦热、汗出口渴、不欲多饮、神疲无力、气短懒言等气阴两伤表现。

因此，本病急性期多见热毒炽盛，热扰心神，脾湿内蕴之证，病程日久，迁延不愈，多见脾虚湿蕴、气阴两伤之证。尽管本病的发生与脾、心、肺、肾有关，其主要原因在于脾虚湿热蕴积肌肤，湿热夹杂，虚实错杂，缠绵难愈。

（二）辨治思路

天疱疮为慢性皮肤疾病，治疗周期长，难以用单一方法控制病情进展，需要分阶段进行治疗。龚丽萍教授认为中医治疗天疱疮的目标为控制病情，减少并发症的发生，减轻糖皮质激素的副作用。天疱疮的治疗应分三步进行：在急性期中西医结合治疗，快速控制病情，减少并发症的发生，减轻糖皮质激素的副作用；缓解期稳定病情，减少新发，祛除余邪，谨防伤正；皮损消退后，继续中药内服扶正祛邪，以防复发，还可以减少糖皮质激素用量及其副作用，使糖皮质激素减量过程加快。基于以上指导思想，治疗上遵循急则治其标、缓则治其本的原则，急性期重在清热除湿、解毒凉血，可适当加入茯苓、薏苡仁、枳壳等健脾除湿药物；慢性期或后期湿热减退，津伤气耗，治疗重在益气养阴、健脾除湿，辅以清热解毒。

（三）治疗方案

1.毒热炽盛型

症状：发病急骤，水疱迅速扩展、增多，糜烂面鲜红，或上覆脓液，灼热痒痛；伴身热口渴，烦躁不安，便干溲赤；舌质红绛，苔黄，脉弦滑或数。

辨证：毒热炽盛，气营两燔证。

治法：清热解毒，凉血清营。

处方：水牛角30g（先煎）　生地黄炭15g　金银花炭15g　　莲子心10g
　　　　黄连10g　　　　　白茅根30g　　天花粉15g　　　　栀子10g
　　　　生石膏30g（先煎）　紫花地丁15g　甘草6g

加减：大便干燥者，加大黄。

分析：本证型多见于疾病的急性期，毒热炽盛，糜烂面鲜红，灼热痒痛；热盛伤津，身热口渴，便干溲赤；热扰心神，烦躁不安。

方中水牛角、生地黄炭、白茅根清热凉血解毒，清营分热邪，生石膏清热泻火，黄连、栀子清热解毒燥湿，金银花炭、莲子心、紫花地丁清热解毒，共清气分热邪，天花粉清热生津，顾护阴液，甘草调和诸药。

2.心火脾湿型

症状：燎浆水疱，新起不断，疮面色红，口舌糜烂，皮损较厚或结痂而不易脱落，疱壁紧张，潮红明显；伴见倦怠乏力，腹胀便溏，或心烦口渴，小便短赤；舌质红，苔黄或黄腻，脉数或濡数。

辨证：心火炽盛，脾湿内蕴证。

治法：泻心凉血，清脾除湿。

处方：茯苓皮 15g　　白术 10g　　黄芩 10g　　栀子 10g

　　　　泽泻 10g　　　茵陈 15g　　枳壳 10g　　生地黄 12g

　　　　麦冬 10g　　　甘草 6g

加减：心火炽盛者，加黄连、莲子心；大便干燥者，加大黄。

分析：心火炽盛，热邪在里，则疮面色红，口舌糜烂；热伤津液则心烦口渴，小便短赤；脾喜燥恶湿，脾湿内蕴，升降失常，则腹胀；脾失健运，水湿内盛，故便溏，倦怠乏力。

方中黄芩、栀子清热燥湿，茯苓皮、泽泻、茵陈清热利湿，白术健脾燥湿，枳壳理气，助脾运化，生地黄、麦冬顾护阴血，防燥湿之药损伤阴液，且地黄兼能清热凉血而清心火。

3. 脾虚湿蕴型

症状：疱壁松弛，潮红不著，皮损较厚或结痂而不易脱落，糜烂面大或湿烂成片；伴口渴不欲饮，或恶心欲吐，倦怠乏力，腹胀便溏；舌质淡胖，苔白腻，脉沉缓。

辨证：脾虚湿盛，熏蒸肌肤证。

治法：清热解毒，健脾除湿。

处方：茵陈 15g　　猪苓 15g　　车前草 30g　　茯苓皮 15g

　　　　黄芩 10g　　冬瓜皮 15g　　泽泻 10g　　黄柏 10g

　　　　枳壳 10g

加减：皮损色红，加牡丹皮、赤芍；便干，加大黄；痒甚，加白鲜皮。

分析：本证型以脾虚为主，无明显热象，故疱壁松弛，潮红不著；脾虚运化失常，水湿内盛，则湿烂成片，渗出多；脾虚升降失常，运化无力，故恶心欲吐，腹胀便溏，伴有口渴，但津液不亏，故不欲饮；脾虚湿困，气血亏虚，则倦怠乏力。

方中茵陈清热利湿，猪苓、车前草、茯苓皮、冬瓜皮利湿，泽泻利湿泄热，黄芩、黄柏清热燥湿，枳壳理气助脾运化。

4. 气阴两伤型

症状：病程日久，已无水疱出现，疱干结痂，干燥脱落，瘙痒入夜尤甚，或遍体层层脱屑，状如落叶；伴口干咽燥，五心烦热，汗出口渴，不欲多饮，神疲无力，气短懒言；舌质淡红，苔少或无苔，脉沉细数。

辨证：毒热未清，气阴两伤证。

治法：益气养阴，清解余毒。

处方：南沙参 15g　　北沙参 15g　　玄参 30g　　　天冬 10g

　　　麦冬 10g　　　玉竹 10g　　　金银花 15g　　石斛 10g

　　　蒲公英 15g　　丹参 15g　　　西洋参 10g（另煎兑服）

加减：痒甚，可加刺蒺藜、当归。

分析：本证型多见于疾病后期，病程日久，气阴两伤，皮肤失于濡养，则干燥脱屑、口干咽燥、口渴不多饮；虚热内生，则五心烦热，阴血不足，生风化燥，故瘙痒；气虚则神疲无力，气短懒言；气阴两虚，不能敛汗，故汗出，活动后尤甚，夜间盗汗明显。

方中北沙参、西洋参益气养阴清热，气阴双补，南沙参、玄参、天冬、麦冬、玉竹、石斛养阴清热，金银花、蒲公英清热解毒，丹参清热凉血。

（四）典型案例

吕某，女，41 岁。2020 年 10 月 20 日就诊。

主诉：躯干、颜面、口腔起水疱、糜烂伴疼痛 3 个月。

现病史：患者自诉从 3 个月前开始，躯干、颜面皮肤出现黄豆至钱币大小的水疱，水疱容易破溃，破溃后形成糜烂、结痂，口腔反复溃疡，曾在当地医院就诊，予以激素类药膏外涂，未见缓解，仍不断有新发水疱，遂来我院就诊。入院时诉疼痛不适，伴有轻微瘙痒，头晕乏力，口渴，喜饮凉，纳食较平时减少，大便黏滞不爽，小便黄。查体：颜面、躯干、四肢可见多个散在大小不等的水疱，直径 0.5~3cm，疱壁薄，容易破溃形成糜烂，糜烂面鲜红，渗出，结痂。尼氏征阳性。口腔破溃糜烂，舌质红，苔黄厚腻，脉滑数。辅助检查：入院后皮肤（背部）病理提示天疱疮。

西医诊断：寻常型天疱疮。

中医诊断：天疱疮。

辨证：火毒炽盛，脾湿内蕴证。

治法：清热解毒，健脾除湿。

处方：茯苓 10g　　　白术 10g　　　厚朴 10g　　　　陈皮 10g

　　　泽泻 10g　　　炒黄栀子 10g　连翘 10g　　　　大腹皮 10g

　　　炒枳壳 10g　　茵陈 10g　　　车前子 10g（包煎）生地 15g

　　　淡竹叶 10g　　柴胡 10g　　　黄连 5g　　　　　法半夏 10g

　　　石菖蒲 15g　　紫草 10g　　　甘草 5g

14 剂，水煎服，每日 1 剂，2 次 / 日。

同时口服泼尼松片，每日 40mg；白芍总苷胶囊，每次 0.6g，3 次 / 日。配合护胃、补钙等综合治疗。

二诊：服上方 14 剂后，无新发水疱，原水疱干涸，糜烂结痂，皮肤干燥、脱屑，口腔糜烂逐渐愈合，无疼痛不适，觉皮肤瘙痒，头晕乏力改善，口干，心慌心悸，自汗出，手足心热，食欲可，纳食量多，容易饥饿，大便干，小便黄。舌质红，苔黄，脉滑数。证属火热内盛，津液耗伤。治宜清热解毒，清心泻火。

处方：

土茯苓 15g	白术 10g	泽泻 10g	炒黄栀子 10g
连翘 10g	大腹皮 10g	茵陈 10g	车前子 10g（包煎）
生地 15g	生黄芩 10g	淡竹叶 10g	柴胡 10g
黄连 5g	北沙参 20g	麦冬 20g	紫草 15g
生大黄 5g（后下）	甘草 5g		

激素改为口服甲泼尼龙片，每日 30mg。出院后门诊继续随访。

案例点评：患者为火毒炽盛，脾湿内蕴证，治以清热解毒、健脾除湿之法。方中炒黄栀子、黄连清热泻火、解毒燥湿，茵陈、车前子、淡竹叶、泽泻、石菖蒲清热利湿，大腹皮利水，茯苓、白术、法半夏、厚朴、陈皮健脾除湿，连翘清热解毒，生地、紫草清热凉血，炒枳壳、柴胡理气，甘草调和诸药。

一诊用药 14 天后，湿邪已减，火毒仍炽盛，耗伤阴液，故皮肤干燥、脱屑，口干，大便干，小便黄；热邪在里，故汗出，手足心热；热扰心神，可见心慌心悸。结合舌质红，苔黄，脉滑数，为火热内盛之征象。治宜清热解毒，清心泻火。故二诊去茯苓、厚朴、陈皮、炒枳壳、法半夏、石菖蒲，加土茯苓清热解毒利湿，生黄芩清热泻火，北沙参、麦冬养阴生津，生大黄清热泻火。本病为慢性病，患者病情稳定后仍需长期治疗以巩固疗效。

（五）临证经验

龚丽萍教授在天疱疮的临床治疗过程中发现中年人患天疱疮，发病不如年轻人那么激烈。中药治疗扶正祛邪并重，扶正以疏肝健脾为主，祛邪仍以清心火、利脾湿为主。患者服药时间往往都比较长，大都在 2~3 年甚至更长，后期阶段注重调补肝肾。中重度天疱疮患者，龚丽萍教授主张中西医结合综合治疗。西医使用糖皮质激素、静脉注射免疫球蛋白早期控制病情，此时中药内服可起到减少糖皮质激素副作用、帮助稳定病情的作用。病情控制后，糖皮质激素撤减，此时加强中医药治疗，减少新发水疱。病情恢复阶段，糖皮质激素维持治疗，此时中医药在促进正气恢复、预防复发方面起着重要作用。

（六）零金碎玉

天疱疮为顽固性慢性皮肤病，由于治疗周期很长，患者往往不能坚持用药治疗，从而影响治疗效果。为了提高临床治疗效果，龚丽萍教授结合40余年的皮肤科工作经验，提出治疗天疱疮的三因制宜论点，具体如下。

因人制宜：证候辨证＋体质辨证。

因时制宜：证候辨证＋季节辨证。

因地制宜：证候辨证＋地域辨证。

第十一节　黄褐斑

（一）疾病认识

黄褐斑是一种慢性、获得性面部色素沉着性皮肤病，临床表现为对称分布于面颊、前额及下颌的深浅不一、边界不清的淡黄褐色或深褐色斑片。本病好发于青中年女性，尤以育龄期及经血不调女性多见，日晒可加重，易复发，难治愈。

中医古籍称本病为"鼾黑斑""面尘""肝斑""妊娠斑"。中医学认为，本病多与肝、脾、肾三脏功能失调关系密切，气血不能上荣于面部为主要病机。情志不畅、饮食不节、劳倦过度、久病体虚、女子月事不调或先天禀赋不足等均可导致肝、脾、肾三脏受损、冲任不调、营卫不和，湿热之邪内生，熏蒸面部，阻碍气血。

肝藏血，主疏泄，若肝气郁结则精血疏泄失常，影响面部气血运行，临床可见色斑弥漫分布，伴胸胁胀满、经前乳房胀痛、月经不调等。若病久或女子生产、流产、月经不调，均可导致气血亏损，不能上荣于面部而发为黄褐斑。《医宗金鉴·外科心法要诀》曰："原于忧思抑郁，血弱不华，火燥结滞而生瘀而上，妇女多有之。"脾为后天之本，为气血生化之源，脾气虚则气血不足；其次，脾主运化，脾气虚则运化失职，易生痰湿，阻于肌肤致气血运行不畅。二者均可导致面部肌肤失养，出现褐斑，常伴疲乏无力、纳呆困倦、月经色淡等表现。肾为先天之本，肾藏精主水，精亦可化血，肾亏则精血化生不利，肾阴亏损，虚火上炎，可见面色晦暗、头晕耳鸣、腰膝酸软、失眠健忘、五心烦热等。正如《外科正宗·女人面生鼾黑斑》曰："鼾黑斑者，水亏不能制火，血弱不能华肉，以致火燥结成斑黑，色枯不泽。"

总之，本病脾肾亏损为病之本，肝失疏泄，气血瘀滞，风湿浊邪凝结为病之标，病机是本虚而标实。如《诸病源候论·面黑皯候》曰："五脏六腑十二经血，皆上于面，夫血之行俱荣表里，人或痰饮渍脏，或腠理受风，致气血不和，或涩或浊，不能荣于皮肤，故变生黑皯。"

（二）辨治思路

黄褐斑的发生总属本虚标实，发病可涉及肝、脾、肾三脏。辨证当结合黄褐斑的分布部位、颜色深浅及大小，患者的全身状况以及病史等。治疗上当标本兼顾，内调外治相结合，同时指导患者改变不良的生活饮食习惯、避免外界刺激因素，如日晒等。

（三）治疗方案

1. 肝郁气滞型

症状：多见于女性，斑色深褐，弥漫分布于目周、颜面，呈地图状或蝴蝶状；伴有胁胀胸痞，烦躁易怒，女子月事不调，经前斑色加深，口苦咽干；舌质红，苔薄，脉弦细。

辨证：肝郁气滞，血行不畅。

治法：疏肝理气，化瘀消斑。

处方：

柴胡 12g	川芎 10g	郁金 15g	香附 10g
当归 12g	赤芍 10g	枳壳 10g	陈皮 10g
白术 15g	炙甘草 6g		

加减：胸闷乳胀者，加郁金、川楝子；口苦心烦者，加山栀、黄芩；血瘀者，加桃仁、红花、丹参；月经不调者，加女贞子、墨旱莲；血虚者，加生地、熟地、大枣。

分析：此证多见于情志不畅的患者，如长期的精神压力、抑郁等，导致肝气郁结，气机不畅，故胁胀胸痞，烦躁易怒；血行受阻，形成瘀血，面部可见色斑，经前加重；郁久可化热伤阴耗血，可见口苦咽干，烦躁。方中柴胡有疏肝解郁之效，川芎有行气活血之用，郁金有行气化瘀之功，赤芍可散瘀止痛，枳壳理气宽中，陈皮燥湿化痰，香附可调经止痛，当归可补血活血，甘草补脾益气并调和药性。诸药同用，共奏疏肝解郁、祛瘀活血、通络行气之功效。

2. 肝肾不足型

症状：斑色褐黑，面色晦暗，褐黑斑可呈蝶状对称分布于两颧；伴有头晕耳鸣，腰膝酸软，失眠健忘，五心烦热；舌红，少苔，脉沉细或细数。

辨证：肝肾亏虚，阴不制阳，虚火上炎。

治法：补益肝肾，养阴降火。

处方：熟地黄 15g　　　山药 15g　　　山茱萸 15g　　　菟丝子 15g

　　　女贞子 15g　　　泽泻 10g　　　丹皮 10g　　　　墨旱莲 15g

　　　益母草 15g　　　白芷 10g　　　白薇 10g　　　　茯苓 10g

　　　当归 12g

加减：阴虚火旺者，加知母、黄柏；失眠多梦者，加龙骨、牡蛎、珍珠母；褐斑日久色深者，加丹参、僵蚕；兼气滞血瘀者，加柴胡、红花、白芍。

分析：此证多见于先天禀赋不足、房劳过度、久病伤肾及平素体质较虚弱者。肝肾亏虚，阴血不足，水亏不能制阳，则虚火上炎，虚火扰心，故腰膝酸软，失眠健忘，五心烦热；肾在窍为耳，可见头晕耳鸣。方中熟地黄、山萸肉滋阴补肾；山药补肾健脾；菟丝子、女贞子补肾养肝；泽泻、牡丹皮泄热，二者相伍可防熟地黄的温热滋腻，又能清泄肾中之火；茯苓健脾安神，有助丹皮、泽泻泄热；益母草清热解毒，活血化瘀，调经；当归补血活血调经；墨旱莲、白薇滋阴清热；白芷辛温，能治阳明一切头面诸疾。

3. 脾虚湿蕴型

症状：斑色如尘垢，萎暗不华；兼见神疲乏力，纳呆困倦，面色少华，月经色淡，白带量多；舌淡胖，边有齿痕，脉濡细。

辨证：脾虚失运，水湿上泛，气血不荣。

治法：健脾益气，祛湿消斑。

处方：党参 15g　　　薏苡仁 30g　　　白术 15g　　　　山药 30g

　　　茯苓 15g　　　扁豆 15g　　　　莲子肉 12g　　　神曲 10g

　　　山楂 10g　　　法半夏 10g　　　砂仁 10g（后下）败酱草 15g

　　　陈皮 10g　　　白芷 10g　　　　桔梗 10g　　　　甘草 6g

加减：伴神疲乏力者，加升麻、黄芪；伴白带量多者，加芡实、苍术、白蔻仁；伴腹胀、腹痛者，加艾叶、香附；伴月经失调者，加菟丝子、仙茅、淫羊藿；伴月经量少而色淡者，加红花、益母草；伴外阴瘙痒者，加蛇床子、白鲜皮、苦参。

分析：此证多见于平素纳食不佳，或偏食，或多食肉食者。脾虚运化失职，湿邪内生，气血运行受阻，可见神疲乏力，纳呆困倦，白带量多；脾虚气血生化乏源，失于荣养，故面色少华，月经色淡。方中山药健脾益胃；薏苡仁、茯苓、白术、白扁豆、法半夏祛湿健脾利水；莲子肉健脾益气；陈皮行气健脾；桔梗祛痰补气，载药上行；砂仁健脾和胃祛湿；白芷祛风引经，活血除湿；败酱草凉血祛瘀；神曲、山楂健脾消食；炙甘草和胃健脾益气。

4.气滞血瘀型

症状：斑色灰褐或黑褐，大多呈弥散性分布或相对对称性分布；伴有胸胁胀痛，情志不畅，喜叹息，月经不调，经色暗，有血块，痛经；舌质暗红，或有瘀斑、瘀点，脉弦涩。

辨证：气滞血瘀。

治法：理气活血，化瘀消斑。

处方：当归 12g　　熟地 15g　　川芎 10g　　赤芍 10g

　　　桃仁 10g　　炒白术 15g　红花 6g　　　茯苓 15g

　　　僵蚕 10g　　柴胡 10g

加减：伴胸胁胀痛者，加柴胡、郁金；伴痛经者，加香附、乌药、益母草；病程长者，加僵蚕、白芷；伴烦躁易怒者，可加珍珠母、炒栀子；伴失眠多梦者，可加夜交藤、炒枣仁、生龙齿。

分析：此证多见于黄褐斑经久不愈者。气为血之帅，久病气机不利，气血运行不畅，导致气滞血瘀，故胸胁胀痛，情志不畅，喜叹息，月经不调，经色暗，有血块，痛经。方中熟地滋阴补血、益精填髓，白术健脾益气，茯苓益脾和胃，当归补血活血，赤芍可消肿止痛、行瘀凉血，川芎活血化瘀、理气行滞、通脉养血，桃仁破血祛瘀，僵蚕祛风通络，红花活血通经、祛瘀镇痛，柴胡疏肝行气。诸药合用，共同发挥调和气血、行滞化瘀之功效。

（四）典型案例

患者，女，36 岁。2022 年 6 月 8 日初诊。

主诉：颜面部出现淡褐色斑片 2 年余。

现病史：患者自诉 2 年余前颜面部出现淡褐色斑片，未曾系统治疗。近期工作压力大，紧张焦虑，面部色斑迅速增多，心烦易怒，夜寐不安，故来诊。

刻下症：神疲，颜面眼眶周围、两颧部淡褐色斑片数块，边界清楚，形状不规则，不痛不痒，急躁易怒，乳房作胀，口干，二便可，月经色暗有血块，舌质暗红，苔薄，脉弦带涩。

西医诊断：黄褐斑。

中医诊断：黧黑斑。

辨证：肝郁气滞，血热瘀结。

治法：疏肝解郁，活血消斑。

处方：柴胡 10g　　郁金 15g　　川芎 15g　　刺蒺藜 15g

　　　丹参 12g　　白术 15g　　白扁豆 12g　黄芩 10g

| 桑白皮 10g | 当归 12g | 白芍 15g | 地骨皮 15g |
| 白僵蚕 10g | 白芷 10g | 炙甘草 6g | |

28剂，水煎服，每日1剂，早晚温服。

外用：四白散调敷色斑处，隔日1次。

二诊：服上药1个月后，斑色变淡，范围缩小，舌淡，脉由涩转滑。瘀热之象减轻，当加强理气解郁之功，上方去白扁豆、黄芩，加香附10g、合欢皮10g，续服巩固疗效。继用四白散调敷。

案例点评：患者因长期情绪焦虑、紧张，致肝气郁结，气为血之帅，气郁则血滞；加之气郁津液输布代谢障碍，化生痰浊阻滞脉络，使面部气血失和，肌肤失养而出现黄褐斑。方中柴胡、郁金、刺蒺藜、川芎疏肝理气解郁，肝气疏泄正常则气行血行，津液输布正常；丹参活血消斑；白术、白扁豆健脾化浊；肝为刚脏，体阴用阳，久郁化热化火，灼伤阴血，故用黄芩、桑白皮以凉血清肝；当归、白芍养血柔肝；久瘀则生内热，故加地骨皮以清虚热；白僵蚕祛风通络；白芷通窍行表，引药上行；炙甘草调和诸药。全方合用，肝气得顺，肝热得除，血瘀得散，则气血上荣于面，斑色得除。

（五）临证经验

黄褐斑的治疗注重整体观念、辨证论治及内外兼治理念，不仅要对局部进行治疗，也要从整体出发，调整人体的气血、阴阳平衡。西医认为本病多由暴晒、化妆品、内分泌紊乱以及药物等引起。中医将黄褐斑称为"黧黑斑、肝斑、蝴蝶斑"，明代《外科正宗》中曰："黧黑斑者，水亏不能制火，血弱不能华肉，以致火燥结成斑黑，色枯不泽。"早在《内经》中的《灵枢·邪气脏腑病形》就有论述："血不流则毛不泽，故其面黑如漆柴者。"《灵枢·经脉》又曰："十二经脉，三百六十五络，其气血皆上于面而走空窍。"

临证当标本兼治。其基本病机以虚证为主，且以气血虚证为主，故多治以当归、熟地黄、白术、黄芪等补气补血的药物。再根据辨证选择理气、祛湿、活血化瘀之药，其中活血化瘀药的使用频率较高，"斑皆瘀也，有斑必有瘀，久病必瘀，无瘀不成斑"，所以活血祛瘀可贯穿疾病治疗的始终，尤其是女性黄褐斑患者多伴有月经不调、痛经、夹有血块等内有瘀血的症状，所以在治疗上经常会使用当归、川芎、红花、桃仁、益母草等药活血化瘀祛斑。最后，当巧用祛风引经药，活用虫类化瘀药。随证处方当随机妙用：①手足六阳经皆循于头面，头为诸阳之首，唯风药可到，故常加全蝎、蜈蚣、地龙、乌梢蛇、钩藤、白芷等祛风引经药。②适当选用桔梗、升麻、黄芪、白术等舟车之药，有助气血上至头面。这些药物好比是舟，无舟则气血不能速至颜面，颜面肌肤失其濡养，则难速愈。③恰当选用水蛭、地龙、蝉蜕、僵蚕等具有宣风泄热、搜风通络、凉血解毒、活血祛瘀之效的虫类药，可引药入经，上达头面，使药物直达病所。

此外，临床上注重内外合治。中药内服联合穴位按摩，中药外熏、外洗、外敷、外涂等外治方法，有助于提高临床疗效。《外科证治全书·面部证治》："面尘，面色如尘垢，日久煤黑，形枯不泽，或起大小黑斑与面肤相平。由忧思抑郁，血弱不华，外用玉容散，每日早晚蘸以洗面。内宜疏胆兼清肺，加味归脾汤送六味地黄汤主之。"借鉴前人的黄褐斑外治方，在辨证选方的基础上，适当选用白芷、白附子、白僵蚕、白蔹等白色中药与当归、川芎、丹参等养血活血药外用，可使药物走表而达肌肤，改善面部皮肤代谢，促使面部色素逐渐消散。

最后，应当对患者进行健康宣教，从疾病的影响因素入手有助于本病恢复，提高临床疗效。具体包括：①避免日光照晒，外出应遮伞或戴遮阳帽；②注重对患者进行心理疏导，帮助其保持精神愉快，避免忧思、抑郁的精神状态，积极治疗内分泌障碍和体内慢性疾患，如肝脏疾病等；③饮食适宜，勿食油腻辛辣，禁烟酒，加强营养，多食富含维生素 C 的食物，如蔬菜、山楂、橘子、鲜枣，以及富含维生素 E 的食物，如卷心菜、花菜和白芝麻等；④忌纵欲无度，保证充足的睡眠。

（六）零金碎玉

治疗黄褐斑时使用对药的临床经验及特点如下。

1. 柴胡、白芍

（1）单味功用：柴胡，味辛、苦，性微寒，归肝、胆、肺经，能疏散退热、疏肝解郁、升举阳气。白芍，味苦、酸，性微寒，归肝、脾经，能养血调经、敛阴止汗、柔肝止痛、平抑肝阳。

（2）伍用经验：白芍养血敛阴，柔肝和血，缓急止痛，清解虚热；柴胡疏肝开郁，和解退热，升举阳气。白芍酸寒收敛，能敛津液而护营血，收阳气而泻邪热，养血以柔肝，缓急而止痛，泻肝之邪热，以补脾阴；柴胡轻清辛散，能引清阳之气从左上升，以疏调少阳之气，而理肝脾、调中宫、消痞满。二药参合，刚柔相济，动静结合，体用兼顾，互制其短，而展其长，以达升阳敛阴、调和表里之妙用，故凡肝郁气滞，表里不和诸症均宜使用。

2. 桃仁、红花

（1）单味功用：桃仁，味苦、甘，性平，归心、肝、大肠经，能活血祛瘀、润肠通便、止咳平喘。红花，味辛，性温，归心、肝经，能活血化瘀、散寒止痛。

（2）伍用经验：桃仁活血祛瘀，润肠通便，止咳平喘；红花活血化瘀，散寒止痛。桃仁药性缓和而纯，无峻利克伐之弊，为破血行瘀要药，用于血滞经闭、血瘀腹痛、蓄血发狂及跌仆瘀痛等症；红花辛散温通，有活血通经、去瘀止痛之效。桃仁破瘀力强，红花行血力胜。二药伍用，相互促进，活血通经、去瘀生新、消肿止痛的力量倍增。

3. 熟地黄、山茱萸、山药

（1）单味功用：熟地黄，味甘，性温，能补血滋阴、益精填髓。山药，味甘，性平，能健脾益胃、润肺生津、补肾滋阴、固精止带、止泻。山茱萸，味酸涩，性微温，能补益肝肾、收敛固涩。

（2）伍用经验：熟地黄补血滋阴，益精填髓；山药益气养阴，补脾肺肾，固精止带；山茱萸补益肝肾，收敛固涩。熟地黄与山茱萸相伍，滋阴之中有温阳，固精之中有滋补；山药与山茱萸相伍，山药补气、山茱萸固精，增强肾气，固涩肾精；熟地黄与山药相伍，熟地黄滋阴补肾、补益阴血，山药补脾益肾、健脾益气。三者相伍，分别补肾、脾、肝，滋阴补血固精之力加强。

第十二节　玫瑰痤疮

（一）疾病认识

玫瑰痤疮是一种累及面部皮肤血管和毛囊皮脂腺单位的慢性炎症性皮肤病，主要临床表现为面中部阵发性潮红、持续性红斑、毛细血管扩张、丘疹脓疱及肥大增生等。本病多发于中年人，男女均可发病，以女性多见，但严重病例一般见于男性。

中医古籍称本病为"酒齄鼻""赤鼻""酒赤鼻""酒糟鼻"等。中医学认为，本病多因饮食不节，肺胃有热，复感风热之邪，致血瘀凝结而成。早期偏重于热，后期可因热化毒致瘀。

病因分为内、外两种。外因一是过食肥甘厚味或嗜酒，致脾胃积热化火，热气熏蒸；二是起居不慎，外感风热，以致肺经风热，发为本病。内因一是先天禀赋不耐，脾胃虚弱，面部湿热易聚；二是平素情志不畅，肝气郁结不通，化火生热，致心血运行失常，心肝火旺，热邪循经上扰；三是长时间患病，阴阳气血受到不同程度的损伤，气血瘀滞。

《外科大成》中曰："酒齄鼻……先由肺经血热内蒸，次遇风寒外束……血瘀凝结而成。"可见外感风寒郁闭肌表是本病的发病原因之一。皮毛者，肺之合也，若肺感受外界风寒或风热之邪，在体内郁而化热，内热上蒸，与外邪相搏于头面，则症见面色潮红、红斑显著、皮肤瘙痒，局部皮温灼热，并见口干、口渴、便干。火热之邪循经于面部，则发痤疮样丘疹脓疱；热毒炽盛，气血两燔，迫血妄动，则面色红紫，毛细血管扩张，遇热后颜色更明显；热毒炽盛，充斥表里，则局部皮肤灼热；热毒灼伤津液，则皮肤干燥、刺痛，或煎灼毛孔，可见少量黑头粉刺，并见饮食不调、口干、口渴、口苦、小便色黄赤、大便干或黏腻等症。《景岳全书》云："酒齄赤鼻，多以好酒之人，湿热乘肺，熏蒸面鼻，血热而然；或以肺经素多风热，色为红黑而生皶疱者亦有之。"肝气郁结，无以升发，内郁化火，或升发太过，肝风内动，肝火上炎，显现于面，除常规症状外，可见急躁易怒、胁肋部或乳房胀痛、女性月经不调等。寒气客于肌肤，致血瘀凝滞，鼻部色红紫，长期则暗红；热入营血，灼伤津液，血液凝滞；气郁不能推动血行则可见肤色暗淡，皮损色紫红，鼻部丘疹脓疱融合，或形成结节高于皮面。病久不解，正气虚损，邪不外透，化毒成瘀，可见皮肤紫暗无光，毛孔扩大，毛细血管扩张呈网状；火热之邪蕴结成毒，伴毛发枯槁、烦躁目赤、口舌生疮等。经久不消，痰瘀互结，可见鼻尖部肥大增生，高低不平，丘疹、结节不消，皮损刺痛，肌肤甲错。

总之，玫瑰痤疮的病机为外感风邪与体内湿热火毒搏结于面，致气血不通，日久化生毒、瘀、痰。

（二）辨治思路

玫瑰痤疮临床主要可以分为4型。

（1）红斑毛细血管扩张型：临床表现为鼻部及双面颊部油腻发亮，红斑时隐时现或持久不退，伴有或不伴有毛细血管扩张。

（2）丘疹脓疱型：临床表现为在红斑的皮损区出现扩张的毛细血管，毛囊孔扩大，可经常出现针头至高粱粒大小样红色丘疹或脓疱。

（3）鼻赘型：临床表现为鼻部为主或前额、颊部及耳朵皮肤肥厚，表面出现不规则痛性结节，皮肤纤维化以及皮脂腺增生。

（4）眼型：临床表现为眼睛异物感、烧灼感或刺痛感，干燥，瘙痒，光敏，视物模糊，可以见到巩膜及其他部位毛细血管扩张或眶周水肿。

皮损色红，出现红斑及红血丝，此为血分热盛所致，日久皮损色紫红，伴情志抑郁，为肝气郁滞，血瘀受阻所致，应从血分入手给予凉血或活血治疗。

若在红斑基础上出现丘疹、脓疱，此为热毒炽盛，湿阻中焦，湿热交蒸于面部，应清热解毒，理脾祛湿。日久出现结节、鼻赘，此为毒邪内蕴，痰瘀互结，气血不通，应行气活血兼化痰解毒。总而言之，根据不同的皮损形态，初期宜疏风清热，解毒宣肺；中期清热泻火，凉血解毒；后期活血化瘀，散结消肿；若日久产生毒、痰、瘀邪，则解毒化痰，散结消瘀。

（三）治疗方案

1. 肺经风热型

症状： 多见于红斑毛细血管扩张型，红斑多发于鼻尖或两翼，压之褪色，颜面皮肤无光泽、干燥、面、眼潮红、红斑，毛细血管扩张，自觉灼热瘙痒；常嗜酒，伴口干，便秘；舌质红，苔薄黄，脉数。

辨证： 肺经风热。

治法： 疏风清热，解毒宣肺。

处方： 枇杷叶 10g　　桑白皮 10g　　栀仁 10g　　白花蛇舌草 15g
　　　　赤芍 10g　　　生地 15g　　　泽泻 10g　　金银花 15g
　　　　黄芩 10g　　　甘草 6g

加减： 红斑日久不退，加紫草、槐花；除鼻及鼻周以外，额部、颊部、下颏均有累及时，面部红斑范围较大，加玫瑰花、野菊花、凌霄花；面部瘙痒不适者，加刺蒺藜、钩藤、地肤子；嗜酒者，加葛花；便秘者，加生大黄、厚朴。

分析： 风为百病之长，易合邪为害，而肺为娇脏，不耐寒热，易被邪侵，又因肺朝百脉，主治节，在体合皮，其华在皮毛，故肺感风邪，夹杂热邪，则影响肺气调节全身的气机及血液的运行，故肺气失于敷布与调节，临床症见颜面皮肤无光泽、干燥、面、眼潮红、红斑，毛细血管扩张，自觉灼热瘙痒。方中枇杷叶味苦，性微寒，归肺、胃经，清肺降逆；桑白皮味甘，性寒，归肺经，泻肺平喘，利水消肿；黄芩清肺泻火；栀仁味苦，性寒，入心、肝、肺、胃经，清热泻火凉血；白花蛇舌草味苦、淡，性寒，归肺、胃、肝、胆经，清热解毒，消痈散结，利尿除湿；金银花清热解毒。诸药合用，共奏疏风清热、解毒宣肺之功，主上焦风热之证。

2. 脾胃湿热型

症状： 多见于丘疹脓疱型，在红斑的基础上出现丘疹、脓疱，毛细血管扩张明显，自觉灼热瘙痒、疼痛；伴口臭口干，便溏腹胀；舌质红，苔黄腻，脉滑数。

辨证： 脾胃湿热。

治法：清热解毒，健脾利湿。

处方：黄连 5g　　　　黄柏 10g　　　　黄芩 10g　　　　蒲公英 10g

　　　栀子 10g　　　　苍术 10g　　　　赤芍 10g　　　　泽泻 10g

　　　甘草 6g

加减：局部灼热明显者，加牡丹皮；干燥紧绷者，加麦冬、玉竹；烦躁易怒者，加栀子；夜寐欠安者，加合欢皮、酸枣仁；便秘者，加生大黄。

分析：皮损主要聚集于鼻旁、口周等纵向部位，从脾胃论治。饮食不节损伤脾胃，脾胃气机升降失司，运化失常，水湿停滞，聚而生痰，而又恣食肥甘厚腻、辛辣之品，可助湿化热，使湿热互结，熏蒸头面，致皮脂分泌过旺，皮肤油腻，复感毒邪，阻塞毛孔，使气机壅滞，外发肌肤而生脓疱等。方中黄柏味苦，性寒，归肾、膀胱经，清热燥湿，泻火除蒸，解毒疗疮；黄连、黄芩、栀子清热解毒，利湿泻火；苍术味苦、辛，性温，归脾经，燥湿化浊止痛；赤芍、泽泻通瘀利水，使瘀热随水而去。诸药合用，清热解毒，健脾利湿。

3. 痰瘀互结型

症状：多见于鼻赘型，鼻部组织增生，呈紫红色结节；舌暗，苔薄，脉涩。

辨证：痰瘀互结。

治法：活血化瘀，软坚散结。

处方：桃仁 10g　　　　红花 6g　　　　赤芍 10g　　　　川芎 10g

　　　当归 10g　　　　浙贝母 10g　　　夏枯草 15g　　　陈皮 6g

　　　皂角刺 10g　　　甘草 6g

加减：鼻部增生呈结节状者，加海藻、生山楂、王不留行、莪术。

分析：肝郁日久，久病必瘀，形成气滞血瘀，肝郁则乘脾，致脾失健运，聚湿生痰，痰瘀互结而生鼻赘。其中桃红四物汤活血化瘀；夏枯草味辛、苦，性寒，归肝、胆经，清热泻火，明目，散结消肿；皂角刺、浙贝母消痈散结，破瘀消癥。诸药合用，活血化瘀，软坚散结，全方着眼一个"通"字，通则气血行，瘀结散，痰湿消，为治疗此证之根本。

4. 肝郁血热型

症状：多见于眼型，面、眼潮红，红斑，自觉灼热或干燥；伴烦躁，易怒；舌红，苔薄黄，脉弦数。

辨证：肝郁血热。

治法：疏肝解郁，清热凉血。

处方：牡丹皮 10g　　　栀子 10g　　　　柴胡 10g　　　　当归 10g

　　　香附 10g　　　　茯苓 10g　　　　白芍 10g　　　　赤芍 10g

合欢皮 10g　　　甘草 6g

加减：瘙痒疼痛、面部红斑者，加川射干、重楼；难以入眠者，加茯神、石决明；心肝火旺者，加珍珠母；五心烦热、潮热盗汗、口干口苦、腰膝酸软者，加女贞子、墨旱莲。

分析："诸痛痒疮，皆属于心"，心主血脉，推动和调控血液的运行和生成，输送精微物质以营养周身形体官窍，若肝气郁滞，久而化火，则心火亦随之亢盛，使血脉扩张、皮肤发红、眼周干痒及水肿红斑等。肝开窍于目，皮损主要聚集在双颊等横向部位及眼周者，从肝论治。肝郁气滞，郁久生热，熏蒸于面则颜面失养。方中丹皮味苦、辛，性微寒，归心、肝、肾经，清热凉血，活血化瘀，退虚热；柴胡味苦，性微寒，归肝、胆经，和解表里，疏肝升阳；香附疏解肝经郁热；栀子味苦，性寒，归心、肺、三焦经，泻火除烦，清热利湿，凉血解毒；牡丹皮、当归、赤芍凉血活血。诸药合用，共奏疏肝解郁、清热凉血之效。

（四）典型案例

王某，女，51 岁。2022 年 09 月 22 日初诊。

主诉：颜面皮肤反复出现瘙痒灼热伴潮红、红斑半年。

现病史：患者自诉半年前无明显诱因突发面部红斑，时起时消，伴瘙痒、灼热、潮红，遇热加重。刻下症：鼻尖、面颊部有红斑，毛细血管扩张，舌暗红，苔薄黄，脉缓。

西医诊断：玫瑰痤疮。

中医诊断：酒渣鼻。

辨证：肺经风热。

治法：疏风清热，解毒宣肺。

处方：

枇杷叶 10g	桑白皮 10g	栀仁 10g	白花蛇舌草 15g
赤芍 10g	生地 15g	泽泻 10g	金银花 15g
黄芩 10g	夏枯草 15g	陈皮 6g	丹参 10g
甘草 6g			

7 剂，水煎服，每日 1 剂，分早晚两次服。

二诊：上方服用 7 剂后，患者仍感颜面皮肤瘙痒灼热，但较前好转，鼻尖、面颊部红斑时隐时现，舌暗红，苔薄黄，脉滑。上方加刺蒺藜 8g、连翘 15g。7 剂，水煎，早晚温服。

三诊：上方服用 7 剂后，患者颜面部偶感瘙痒，无灼热感，鼻尖红斑时隐时现，面颊部未见红斑及毛细血管扩张。上方加薏苡仁 15g、淡竹叶 6g。7 剂，水煎，早晚温服。

案例点评：根据此患者就诊时的皮损状态、主观症状及舌脉，诊断为玫瑰痤疮。该患者皮肤潮红、灼热，红丝显露，遇热加重，因肺主皮毛，皮毛为肺的外在表现，因此判断为肺经风热型。方中枇杷叶清肺降逆；桑白皮泻肺平喘，利水消肿；黄芩清肺泻火；栀仁清热泻火凉血；白花蛇舌草清热解毒，消痈散结，利尿除湿；金银花清热解毒；夏枯草泻火散结消肿；陈皮理气行滞；丹参凉血活血。二诊时，面部仍有灼热瘙痒，加刺蒺藜祛风止痒，连翘清热疏风。三诊时，仅有面部偶感瘙痒，无灼热，鼻尖红斑时隐时现，加薏苡仁渗湿健脾，淡竹叶清热泻火，巩固疗效。

（五）临证经验

中医学认为，酒渣鼻的发生多归结于肺胃积热。肺居上焦，合皮毛，肺胃湿热之邪积聚，故发于肌肤。肺开窍于鼻，湿热火毒之邪，循经上蒸，鼻窍受累，而成鼻部潮红。《外科大成》对酒渣鼻的发生有详细论述："酒渣鼻者，先由肺经血热内蒸，次遇风寒外束，血瘀凝结而成，故先赤而后黑也。"临床按西医学分为 4 型，对应中医辨证亦分 4 型论治。丘疹脓疱较多者，多有脾胃湿热，治疗以清脾胃湿热药物为主，佐以凉血活血药物，且不忘理气健脾；以红斑鲜红，时轻时重为主者，多为风热兼有脾胃湿热，治疗宜祛风清热，佐以清脾胃湿热和凉血活血药物；面部红斑深红且持久不退，则需注重血热、血瘀问题，增加清热凉血活血的药物。另外，结合外用药物及物理治疗，可及时缓解患者的不适症状，缩短病程。丘疹、脓疱为主可使用克林霉素凝胶、夫西地酸乳膏、甲硝唑凝胶等，皮损较多者可口服多西环素或米诺环素。

日常生活方面，嘱患者避免滥用糖皮质激素类药物或成分不明的产品，防止造成激素依赖性皮炎，使用修复皮肤屏障的医学护肤品；忌食牛肉、羊肉、狗肉、热带水果等发物及烧烤、油腻、辛辣刺激性食物，少食甜食，多食蔬菜；避免冷热刺激，忌熬夜，保持心情愉快；保持大便通畅，注意防晒。

（六）零金碎玉

在临床治疗本病过程中，根据皮损的不同状态，善于使用不同的特色药对，共奏良效。

1.丹参、赤芍

（1）单味功用：丹参，味苦，性微寒，入心、肝经，能活血祛瘀、通经止痛、清心除烦、凉血消痈。赤芍，味苦，性微寒，入肝经，能清热凉血、散瘀止痛。

（2）伍用经验：丹参的主要功效为活血化瘀、清热凉血。近代医学研究表明，丹参具有养阴血、除邪热、破结除癥、消痈散肿、排脓止痛等多种功效。同时，丹参入手少阳经，以疗诸般血证，能够破宿血、补新血。赤芍的主要功效包括清热凉血、散瘀止痛，可用于治疗热入营血，斑疹吐衄等疾病。早在《神农本草经》中就有赤芍被用于治疗邪气腹痛、除血痹、破坚积寒热、疝瘕、止痛、利小便、益气等记载。二者合用，清热凉血，活血散瘀，能有效改善红斑、灼热症状。

2. 紫草、水牛角

（1）单味功用：紫草，味甘、咸，性寒，入心、肝经，能清热凉血、活血解毒、透疹消斑。水牛角，味苦，性寒，入心、肝经，能清热凉血、解毒、定惊。

（2）伍用经验：紫草长于化斑消瘀、解毒透疹，能入血分，凉血止血；水牛角凉血定惊，善治温病高热、神昏谵语。二者合用，增强清热凉血之功，善消面部血热之红斑。

第十三节　白癜风

（一）疾病认识

白癜风是一种由黑素细胞损伤引起的获得性色素脱失性疾病，临床表现为皮肤或黏膜的色素脱失斑。肤色越深患病率越高，男女患病率大致相等，各年龄段均可发生。其易诊难治，严重影响患者的心理健康。

白癜风的中西医病名相同，中医古籍中尚有"白驳风""白处"等名称。本病总由外感六淫、内伤七情、脏腑功能失调所致。初起多为风邪外袭，气血不和，或情志内伤，肝郁气滞，故白斑发展迅速。日久常有脾胃虚弱、肝肾不足、经络瘀阻，故白斑色淡或边有色沉。

（二）辨治思路

喻文球教授认为本病病因复杂，或因情志不遂，气机紊乱，气血失和，失其濡煦之职，酿成白斑；或因病久失养，亡血失精，或损及精血，伤肝及肾，致肝不藏血、肾不藏精，精亏不能化血，血虚不能生精，皮毛腠理失其濡养而致；或因跌仆损伤，积而为瘀，或恚怒伤肝而气滞血瘀，络脉阻滞不通，则新血不生，或久病失治，痰阻络脉，肌肤失养，酿而为斑；或因情志内伤，肝气郁结，气血失和，复感风邪，夹湿相搏于肌肤，令肌肤失去濡养而成。

刘巧教授认为白癜风发病除气滞血瘀、气血不足等因素外，还存在毒邪致病的特点，毒邪有内毒和外毒之别，内毒以瘀毒为主，外毒包括风毒、日光毒等。从其发病特点来说，首先白癜风发病有顽固性，其皮损消退非常慢，且易反复发作，顽固难愈，病期冗长；其次白癜风的病因有依附性，毒邪常依附于外感六淫以及瘀血、痰浊等病理产物；再者白癜风仅是皮肤受累，无论病变范围多么广泛，绝不累及其他内脏，有特异性，说明白癜风的病因里确有毒邪存在。根据白癜风久治难愈的特点，其发病多与瘀毒有关，瘀毒久留，经络郁滞，气血无法到达局部皮肤，酿成白斑。同时在白癜风早期白斑迅速遍布全身各处，数量、面积迅速增加，易出现同形反应，因此认为白癜风与风毒亦密切相关。此外，强烈的日光照射也会引起皮肤炎症而加剧病情。

综上所述，本病的关键是肌肤失养，或因气血不和，或因肝肾不足，或因瘀血阻滞，或因风湿阻络，毒邪贯穿发病始终。临床变证较多，往往不是某单一因素致病，而是多因素的综合结果，多与气血不足，虚风内生，肝气郁结，冲任不调，虚风与气血相搏于肌肤有关。临床上多见肝肾不足，气血失和，夹风的患者，治疗应以养肝血祛风为主。

（三）治疗方案

1.气血不和型

症状：白斑色淡，边缘模糊，发展缓慢；兼见神疲乏力，面色㿠白，手足不温；舌淡苔白，脉细。

辨证：风邪蕴肤，气血失和。

治法：调和气血，祛风通络。

处方：

当归 10g	党参 12g	云茯苓 12g	白芍 10g
川芎 10g	红花 8g	鸡血藤 15g	首乌藤 30g
刺蒺藜 10g	补骨脂 10g	羌活 10g	熟地黄 20g
浮萍 10g	防风 10g		

加减：发于头面者，可加升麻、白芷；发于胸腹部者，可加瓜蒌皮、郁金；发于下肢者，可加牛膝。

分析：此型多见于白癜风进展期或复发期。患者素体脾胃虚弱，外受风邪，气机失守，气血不和，肌肤失养，故见皮肤白斑，或白斑迅速进展；气血不和，气机不畅，肌肤失养，出现神疲乏力，面色㿠白，手足不温。方中羌活、浮萍、防风、刺蒺藜、首乌藤祛风通络，熟地黄、当归、川芎、白芍、云苓益气和血补血，红花、鸡血藤行气活血，补骨脂温肾健脾。

2. 肝肾不足型

症状：白斑边缘清楚而整齐，脱色明显，斑内毛发亦多变白，局限或泛发，病程长；可兼见头昏，耳鸣，腰膝酸软；舌淡或红，苔少，脉细弱。

辨证：肝肾不足，外感风邪。

治法：滋补肝肾，养血祛风。

处方：熟地黄 15g　　枸杞子 12g　　桑寄生 12g　　当归 8g

　　　　麦冬 12g　　　桑椹子 12g　　女贞子 15g　　北沙参 12g

　　　　覆盆子 12g　　防风 10g　　　甘草 6g

加减：妇人伴崩中漏下者，加阿胶；男子遗精者，加生龙骨、生牡蛎。

分析：此型多见于白癜风稳定期。患者素体肾虚精少，精不化血，导致肝血亏虚，复感风邪，肌肤失养生成白斑。方中重用熟地黄滋阴补血、填精益髓，内寓滋水涵木之意；当归、枸杞子养血滋阴柔肝；北沙参、麦冬滋养肺胃、养阴生津，意在佐金平木，扶土制木；佐以桑椹子、覆盆子调补肝肾；防风祛风解表；甘草调和诸药。

3. 瘀血阻滞型

症状：白斑多局限而不对称，边界截然，斑内毛发变白，发展缓慢，白斑亦可发生于外伤后的部位，局部可有轻度刺痛；舌下络脉怒张，舌质暗，有瘀点或瘀斑，脉象涩滞。

辨证：气滞血瘀。

治法：活血化瘀，疏通经络。

处方：赤芍 10g　　　川芎 12g　　　桃仁 8g　　　　红花 8g

　　　　大枣 8 枚　　　生姜 8g　　　　补骨脂 10g　　苏木 12g

　　　　当归 12g　　　田七 10g　　　灵芝 15g　　　甘草 6g

加减：病由跌仆损伤而发者，加乳香、没药；局部伴刺痛者，加姜黄。

分析：此型多见于白癜风稳定期。盖由肝气郁结，导致气滞血瘀，皮肤血络闭阻，血不养肤而导致白斑生成。方中川芎、桃仁、红花、当归、田七行气活血通经，大枣、当归养血活血，赤芍凉血散瘀，生姜、补骨脂温肾健脾，灵芝益气健脾，甘草调和诸药。

4. 风湿阻络型

症状：白斑色淡，边缘欠清，病程较长，多泛发而不局限；兼见肌肉麻木，或关节酸痛；舌质淡，苔薄白，脉弦细。

辨证：风湿蕴肤，阻滞经络。

治法：祛风利湿，理气活血。

处方：豨莶草 30g　　白蒺藜 10g　　土茯苓 10g　　当归 8g

赤芍 10g　　独活 10g　　川芎 10g　　丹参 12g

苍耳草 12g　　木香 10g　　炙甘草 6g

加减：发于头面者，加荆芥、防风；发于躯干部者，加郁金、枳壳；发于下肢者，加牛膝、宣木瓜；泛发全身者，加蝉蜕。

分析：此型多见于白癜风稳定期。素体脾胃虚弱，多因饮食不节（如过食肥甘厚味、辛辣刺激、酒类等），伤及脾胃，致使脾胃运化失常，湿热内生，或外感风湿之邪，蕴阻经络而发病。方中豨莶草、苍耳草、白蒺藜、土茯苓、独活疏风祛湿，丹参、川芎、当归、木香理气活血，赤芍凉血散瘀，炙甘草调和诸药。

（四）典型案例

李某，男，17 岁，学生。初诊日期：2003 年 2 月 18 日。

主诉：颈部、左手背出现白斑 3 年。

现病史：患者自诉 3 年前颈部、左手背出现白斑，无瘙痒及疼痛，曾在外院治疗，诊断为白癜风，给予对症治疗（具体用药不详），症状未控制，白斑逐渐扩大，故来我院求治。患者平素体弱，常有头晕、耳鸣、腰膝酸软。查体：颈部白斑大小约 6cm×4cm，左手背白斑大小约 3cm×2cm，边界清，周边可见色素沉着。舌质淡红，苔少，脉沉细而数。

西医诊断：白癜风。

中医诊断：白驳风。

辨证：肝肾不足。

治法：滋阴补肾，养血益精。

处方：熟地黄 15g　　枸杞子 12g　　女贞子 15g　　山萸肉 10g

麦冬 12g　　当归 8g　　北沙参 12g　　墨旱莲 15g

桑寄生 12g　　补骨脂 10g　　鸡血藤 15g　　丹参 12g

白芷 10g　　川芎 10g

7 剂，水煎服，每日 1 剂。

向患者说明病情，健康宣教后，嘱其注意饮食调护，同时水煎药液取汁外搽，每日太阳光照射 1~2 小时。

二诊：患者服药后精神较前好转，头晕、耳鸣、腰膝酸软症状较前改善，白斑无明显变化。守上方再服 7 剂。

三诊：患者服药后，颈部、左手背白斑有好转的趋势，颜色加深，头晕、耳鸣、腰膝酸软症状较前明显好转。舌质淡红，苔少，脉沉细。守上方加何首乌 15g，桃仁 6g，续服 10 剂。

四诊：患者颈部、左手背白斑颜色继续较前加深，精神可，无头晕、耳鸣、腰膝酸软等症状。守上方加减服 50 余剂，白斑基本消退，临床治愈。

案例点评：白癜风是一种遗传和免疫共同作用导致的色素脱失性皮肤病。现代研究发现，白癜风患者体液和细胞免疫均有明显异常。中医所称"白驳""白驳风""白癜"等即指白癜风。古代医家对本病的认识多从风邪相搏、气血失和立论，喻文球教授认为肝肾不足、皮毛腠理失养是白斑发病的重要病机。肾为先天之本，肾藏精，肝藏血，肝肾同源，精血互生，肾虚精少，精不化血，导致肝血亏虚或肝郁气滞，生成白斑。本案辨证为肝肾不足，故治以滋阴补肾、养血益精之法。组方中熟地黄滋养阴血，补肾填精；当归补血活血；桑寄生、枸杞子补肾益精养肝；女贞子、山萸肉滋补肾阴；沙参、麦冬养阴生津；鸡血藤补血，活血，通络。诸药合用，共奏滋阴补肾、养血益精之功，达到治疗目的。现代研究表明，方中补骨脂、女贞子中铜离子含量较高，而铜离子的缺乏是黑色素细胞合成障碍的主要原因之一。

（五）临证经验

喻文球教授认为本病的发生或因气血不和，或因肝肾不足，或因瘀血阻滞，或因风湿阻络所致肌肤失养而发。气血失和，则荣卫无畅达之机，皮毛腠理失其营养而发白斑；久病必然伤及肝肾，导致肾阴肾阳的不足，体内阴阳失衡，则疾病日久难愈；瘀血、风湿阻络，肌肤失于濡煦和滋养，致皮肤色素脱失而出现白斑。同时临床上往往不是某单一因素致病，而是多因素的综合结果，故而临证强调攻补兼施、综合治疗。处方用药上，要注意脾胃不足、气血虚弱，强调健补脾胃、调和气血；发病日久者，应重视调补肝肾，惯用补骨脂、菟丝子、女贞子、墨旱莲、何首乌、熟地黄、枸杞、沙参、玉竹等。

此外，喻文球教授取百家之长，认为白癜风是患者免疫力低下，酪氨酸、铜离子相对缺乏等综合因素致黑色素的代谢障碍而发病。针对病因，使用中医中药增强患者的免疫力，提高患者皮肤对光的敏感程度，增加铜的摄入等，可获良效。现代研究发现，中药白芷、补骨脂、独活、苍术、虎杖、茜草根、决明子、沙参、麦冬均有光感作用；刺蒺藜、薄荷、补骨脂、桃仁、山慈菇、独活、夏枯草、墨旱莲、白鲜皮、沙苑、蒺藜可激活酪氨酸酶；菟丝子、透骨草、野菊花、藏红花、茜草、苍术、墨旱莲、益母草、独活、山楂对黑素的形成有促进作用；当归、丹参、鸡血藤能改善微循环，且含铁量高；女贞子、补骨脂中铜离子含量较高。结合现代中药研究，将其运用于临床，并根据具体情况灵活应用，尽其所长，治疗白癜风收效甚佳。

刘巧教授认为瘀毒久留，经络郁滞，气血无法荣养肌肤，可酿成白斑。治疗上重视调理气血，常用当归、鸡血藤、自然铜、牛膝等养血活血散瘀之品，以驱邪外出，通经活络，促进瘀毒消散，瘀毒得散则新血自来，皮肤得荣则白斑可愈合。本病早期白斑突然出现，甚者迅速布满全身，数量、面积迅速增加，易出现同形反应，故白癜风的发病可能亦与风毒密切相关，进行期、肢端型白癜风多使用浮萍、苍耳子、刺蒺藜、防风等药物祛风解毒。从白癜风诱发因素出发，其发病可能还与炎症性毒、日光毒等相关，日光毒常用芦荟、马齿苋、茵陈、白花蛇舌草、金银花、薄荷、木瓜、玫瑰花、槐花等，炎症性毒则常用桑叶、马齿苋、莲子、栀子、知母、芦根等药物。

中医外治方面，治疗白癜风时配合火针可以帮助减退色斑，发挥局部排毒作用。白癜风发病与"瘀毒存内"密切相关，火针能够在体现针的刺激作用的同时，表现出灸的温热作用，通过在皮肤肌表处造成浅部的烧伤，加快血液的渗出，刺激毛细血管，改善血液循环，使瘀毒散之，并加强白斑局部的应激性，使白斑复色。研究表明，热效应有利于黑素的生成，当火针点刺白斑后，可在皮肤上形成微小通道，有利于药物的渗透吸收，起到协同增效的作用，有利于白癜风的恢复。此外，酊剂、针刺、滚针、微针、梅花针叩刺、刺络拔罐、刮痧疗法、自血疗法、耳穴压豆、穴位埋线、艾灸等方法也能够在一定程度上促进白斑复色。

（六）零金碎玉

喻文球教授认为白癜风病情复杂，对于患者生活、心理影响极大，故在中医辨证治疗的同时，更加注重心理治疗及生活调护。

1. 注重心理疗法

精神及心理因素在白癜风的发生、发展中起着重要的作用。白癜风患者因暴露部位的皮损影响美容，易出现严重的心理问题，往往难以正确对待和处理疾病。加之白癜风治疗多数起效较慢，治疗周期相对较长，患者对治疗的信心不足。而长期的焦虑、紧张、自卑、忧郁等精神心理因素又可使皮损进一步发展、加重。喻教授认为白癜风对患者的心理影响远大于皮损本身，因此在积极治疗皮损本身的同时，应重视心理治疗。从生物、心理、社会多层次进行考虑，同情和理解白癜风患者的精神痛苦和心理压力，并对其进行认知教育和心理疏导。如采用个别谈话、集体讲座、印刷科普读物等多种方式向患者本人、家庭、集体及公众传授有关知识，进行健康宣教，帮助患者正确认识所患疾病，解除患者的思想顾虑。对患者进行心理疏导，解除精神紧张，消除心理障碍，调动患者的积极性，让患者及早接受并持之以恒地治疗，增强患者的自我调节能力，使其保持乐观的心态，增强治愈的信心等。

2. 重视生活调护

白癜风患者采取以下措施有助于疾病恢复，提高临床疗效：①尽量避免食用辛辣刺激性食物。②多食螺旋藻。螺旋藻含丰富的蛋白质、β- 胡萝卜素、叶绿素 A 以及多种人体必需的微量元素，如钙、镁、钠、钾、磷、碘、硒、铁、铜、锌等，可增强抵抗力，对白癜风的治疗有一定的帮助。③生活中尽量使用铜具，如铜碗、铜筷、铜壶、铜锅以及穿戴铜饰品，以增加铜离子的摄入。④避免滥用外涂药物，以防损伤体肤，尤其是颜面部，更需慎重。⑤适当进行体育运动增强体质，保持心情愉悦，避免阳光暴晒。

第十四节　脂溢性脱发

（一）疾病认识

脂溢性脱发是指由于遗传或内分泌异常，体内雄激素过多或对雄激素过度敏感，使腺苷酸环化酶的活性被抑制，毛囊生长期缩短，毛囊直径变小，从而导致的一种渐行性脱发，常伴有皮脂溢出过多。该病发生率在我国呈逐年上升趋势，严重影响患者的心理健康和生活质量。目前西医使用非那雄胺片口服和米诺地尔溶液外搽改善症状，中医辨证治疗有独特优势。

中医称之为"发蛀脱发"。脂溢性脱发的中医病名首见于清代《外科全生集》，书中称其为"蛀发癣"，嗣后清代《外科证治全书》又提出"蛀发癣"病名，并指出本病"由阴虚热盛，剃头时风邪袭入孔腠，搏聚不散，血气不潮而成"。中医多认为先天不足或后天失养，导致脾胃湿热、肝肾不足、血热生风、血虚生风、气滞血瘀等，进而导致毛发失养，引起脱发。七情内伤、禀赋不足、饮食不节、睡眠失调等是重要诱因。治疗手段主要有中药内服、中药外洗或涂擦、针灸（梅花针）治疗等。

喻文球教授认为本病是内因伏邪所致，即七情、禀赋不耐、劳伤、饮食不节、肝肾不足、睡眠失调等内生淫邪潜伏于人体内，耗伤阴精，日久或化热生风，毛发失养，或湿郁化热，湿热上蒸，侵蚀发根，引起脱发。另外，本病发生与脾胃功能密切相关，脾胃为后天之本，人体的精气血津液均来源于脾所化生的水谷精微，其功能的正常发挥又依赖于脾的升清、胃的降浊。如果脾胃虚弱，或不注意节制饮食，还有情绪过度的喜、怒、忧、恐、思都能损伤脾肺之气，使得肾精生化乏源，发根失养，或卫外失固，易受风邪，甚至运化失职或濡养不足，滋生风、燥、湿、瘀等病理产物，脱发也就容易发生。

本病属虚实夹杂或本虚标实，是一种常见而难治之症，青壮年多见，有的患者有皮脂溢出，头屑多，伴瘙痒与脱发，有的患者没有任何症状，只是逐渐有头发的脱落。

（二）辨治思路

喻教授认为，传统中医把脂溢性脱发分为血热风燥和脾胃湿热型，并以此解释其病因病机，固然有其合理的一面，但易掩盖其本质。该病的本质和根源应为阴精亏损，伏邪化热，精气不固，风邪上扰。血热风燥和脾胃湿热仅为其外在的不同表现，"肾藏精，其华在发"和"发为血之余""精血同源互化"才是其理论根源。脾胃湿热型患者固然有邪实的一面，但若肾精充足、坚固，发也不至于脱落，故此类患者多为虚实夹杂或本虚标实证。阴精亏损贯穿于本病所有类型，是所有辨证分型的基础。旴江学派认为脂溢性脱发属于内因伏邪致病，总体以阴精亏损为核心，在此基础上分为阴精伏邪与脾胃伏邪两大类。前者干性脱屑而痒，头发稀少干焦或枯黄，多为阴精伏邪，化热生风所致；后者湿热脱屑而痒重，头发黏腻或如油涂水洗者，常由脾胃伏邪，湿热上蒸所致。其病变在毛发，病位在脏腑，尤与肝、脾、肾三脏关系密切。治疗上，也以填补阴精为基础，再按辨证及病情变化予以凉血祛风、健脾祛湿、清热护发、疏通毛窍、活血化瘀等治疗。

（三）治疗方案

1.内治法

（1）阴精伏邪型

症状：头发干枯，略有焦黄，均匀而稀疏脱落，搔之则白屑飞扬，落之又生，自觉头部烘热，头皮燥痒；舌质红，苔淡黄，脉细数。

辨证：阴精伏邪，化热生风。

治法：滋阴填精，凉血祛风。

处方：紫河车 5g（研末吞服）　仙茅 10g　　淫羊藿 10g　　女贞子 15g

墨旱莲 15g　　　　　　桑椹子 30g　　首乌藤 20g　　鸡血藤 20g

红花 10g　　　　　　　木瓜 10g　　　蚕沙 30g　　　生黄芪 30g

炒白术 10g　　　　　　侧柏叶 10g

加减：精神紧张，加百合、远志；房劳过度、腰酸、遗精或月经异常，加芡实、金樱子、山萸肉；头皮干燥，加熟地、桑椹子；头昏眼花、目涩者，加枸杞、菊花、桑叶、决明子；头皮痒、头屑多者，加天麻、白蒺藜；潮热、盗汗者，加知母、黄柏。

分析：患者七情不调，精神压力过大，睡眠不足，引起阴阳失调，阴精耗损，阴虚生热，伏邪产生，日久致血热偏亢，生风上扰，故而出现头屑飞扬、头部烘热、头皮燥痒等症，风胜则燥，进而耗伤阴血。血虚也能生风，阴血不能上巅顶荣养毛发，毛根干涸，故毛发出现干枯、焦黄和脱落。

方中紫河车为补精养血益气之圣品，且富含大量雌激素，故用为君药；二仙、二至丸、桑椹子填补肾精，兼可祛风，故同为君药；二藤、红花既补血活血、祛风，又可疏通发根，故为臣药；木瓜、蚕沙既能解诸补药之黏腻，又能疏络开窍，故为佐使药；生黄芪、炒白术意在补脾胃之气化生肾精而生发，且黄芪富含氨基酸，有促雌激素样作用，故为佐药；侧柏叶为喻教授经验药，有祛油腻、生发之功。

（2）脾胃伏邪型

症状：平素有恣食肥甘厚味习惯者居多。头发潮湿，状如擦油或水浸，甚则数根头发彼此黏在一起，鳞屑油腻呈枯黄色，周围很紧，难涤除；舌质红，苔黄微腻，脉濡数。

辨证：脾胃伏邪，湿热上蒸。

治法：补精健脾，清热祛湿。

处方：紫河车 5g（研末吞服）　仙茅 10g　　　淫羊藿 10g　　女贞子 15g
　　　墨旱莲 15g　　　　　　丹参 20g　　　　赤芍 15g　　　藿香 10g
　　　薏苡仁 30g　　　　　　白花蛇舌草 30g　木瓜 20g　　　秦艽 12g
　　　生黄芪 30g　　　　　　炒白术 10g　　　防风 10g

加减：伴胃纳不香者，加木香、砂仁；伴口臭、口苦者，加栀子、佩兰、虎杖、茵陈、山楂；头发湿、头油多，加薏苡仁、苦参、白鲜皮。

分析：患者饮食失节，过食肥甘厚味，损伤脾胃，脾胃运化失职，水谷内停为湿，成为伏邪，日久湿郁而化热，致使湿热上蒸巅顶，侵蚀发根血浆，发根渐被腐蚀，故而引起头发潮湿、粘连、油腻、脱落等症。方中丹参、赤芍养血活血凉血；藿香，气味辛平，化湿醒脾而不伤胃；薏苡仁、白花蛇舌草清利湿热下行，属"辛开苦降"法；木瓜、秦艽既清虚热、祛风，又疏通经络，开通毛窍；防风为风中之润剂，能祛内外诸风而不伤发。其他药味功用同上。

2. 外治法

喻教授反对外搽酊剂、生姜、辣椒、斑蝥、激素等，因为头皮局部血管收缩并非本病主要病因，且上述诸药刺激性大，易闭塞、毁坏毛囊，临床疗效甚微。喻教授根据多年经验证明，用中药外洗有一定疗效，常用方如下。

外洗Ⅰ号：适用于干性脂溢性脱发。组成：桑叶 30g，麻叶 30g，路路通 30g，侧柏叶 30g，透骨皮 30g，生首乌 30g。

外洗Ⅱ号：适用于湿性脂溢性脱发。组成：土茯苓 30g，金银花 30g，王不留行 30g，透骨草 30g，皂角 30g，厚朴 15g。

梅花针：有一定疗效。常规消毒后，取一次性梅花针轻扣头皮，叩至头皮发红，或微微渗血乃止，每周 1 次。

3. 其他疗法

（1）精神疗法：喻教授指出，精神因素在本病发病中起重要作用，部分患者仅用精神暗示就能不药而愈，故应时时鼓励患者树立起乐观的生活态度，坚定必愈的信心。

（2）饮食宜忌：因头发 97% 的成分是蛋白质，且必须从食物中摄取，故喻教授常教导患者多食富含蛋白质的食物，忌油腻及辛辣发物。

（四）典型案例

病案一

黄某，男，27 岁。2017 年 4 月 15 日初诊。

主诉：发现脱发 1 年。

现病史：患者工作劳累，1 年前开始脱发，现逐渐加重，近 3 个月每次洗发时在浴盆中能见到掉发 30~40 根，现两鬓角已秃，头顶也秃，余处头发稀疏，发质细软、油腻，头屑多，伴失眠，纳差。舌苔黄腻，脉滑数。血常规及微量元素、性激素、甲状腺功能检测均正常，头皮真菌检查阴性。

西医诊断：脂溢性脱发（湿性）。

中医诊断：发蛀脱发。

辨证：脾胃伏邪，湿热上蒸。

治法：健脾填精，清热除湿。

处方：紫河车 5g（研末吞服）　仙茅 10g　　淫羊藿 10g　　女贞子 15g

墨旱莲 15g　　　　　　　丹参 20g　　藿香 10g　　　白花蛇舌草 30g

薏苡仁 30g　　　　　　　黄柏 10g　　蚕沙 20g　　　木瓜 20g

天麻 10g　　　　　　　　合欢皮 15g　侧柏叶 10g

外用外洗Ⅱ号方洗头，连用3个月。

二诊（6月15日）：服上方3个月后，脱发已停止，两鬓角已有较粗短的毛发长出，头顶部也有黄色较细头发长出，发质较前清洁、干燥，头屑减少，寐安，纳可。舌苔薄黄，脉数。守方去白花蛇舌草、黄柏，加生黄芪30g、当归10g。患者继服3个月，头发已基本长齐。

案例点评：患者平日劳累，阴精亏损，加之过食肥甘厚味，损伤脾胃，水谷内停为湿，成为伏邪，日久湿郁而化热，致使湿热上蒸巅顶，侵蚀发根，故而引起头发油腻、脱落以及头屑多等症。方中紫河车为补精养血益气之圣品，且富含大量雌激素，故用为君药；二仙、二至丸填补肾精，兼可祛风，故同为君药。丹参养血活血凉血；藿香气味辛平，化湿醒脾而不伤胃，白花蛇舌草、黄柏、薏苡仁清利湿热使之下行，兼清蓄热，属"辛开苦降"法。以上同为臣药。木瓜、蚕沙既清虚热、祛风，又疏通经络，开通毛窍；天麻为治风神药，又能通血脉；合欢皮解郁安神，又活血；侧柏叶为喻教授经验药，有祛油腻、生发之功。以上共为佐使药。

一诊之后，脾胃湿热已基本控制，发质转干，精血已生，睡眠正常，新发长出，为防苦寒伤胃，于上方中去白花蛇舌草、黄柏，加生黄芪30g、当归10g。生黄芪、当归意在补脾胃之气，化生肾精而生发，且黄芪富含氨基酸，有促雌激素样作用，有生发之功。

病案二

刘某，女，33岁。2016年7月11日初诊。

主诉：发现脱发5个月。

现病史：患者因工作压力大，5个月前开始脱发，逐渐加重，洗头时头发成缕脱落。现症见头发稀疏，质地细软，头顶有1处2cm×2cm的斑秃区，发质干枯，头屑较多，头皮痒、干燥，伴睡眠不足，月经不调。舌质红，苔淡白，脉细。血常规示轻度贫血，微量元素、性激素、甲状腺功能检测均正常，头皮真菌检查阴性。

西医诊断：脂溢性脱发（干性）。

中医诊断：发蛀脱发。

辨证：阴精伏邪，化热生风。

治法：填精补气，凉血祛风。

处方：

紫河车5g（研末吞服）	仙茅10g	淫羊藿10g	女贞子15g
墨旱莲15g	桑椹子30g	生黄芪30g	党参15g
炒白术10g	丹参30g	赤芍10g	木瓜20g

陈皮 10g　　　　　　　防风 10g　　　　远志 10g

另外，以外洗 I 号洗头，嘱患者放下思想包袱，坚定信心。

二诊：服上方 3 个月后，头顶已有较密茸毛状头发长出，余处头发有光泽、乌黑，月经正常，睡眠改善，血常规检查正常。继守原方服 2 个月，头发恢复如初。

案例点评：患者精神压力过大，睡眠不足，引起阴阳失调，阴精耗损，阴虚生热，伏邪产生，日久致血热偏亢，生风上扰，故而出现发质干枯，头屑较多，头皮痒、干燥以及脱发等症，阴精不足故而月经不调，气虚故而贫血。方中紫河车、二仙、二至丸功用同上，桑椹子填补肾精，兼可补血润燥，故同为君药。生黄芪、党参、炒白术补脾胃之气，化生肾精而生发，兼补血；丹参功同四物，伍赤芍既凉血补血活血、祛风，又可疏通发根，为臣药。防风为风中之润剂，能祛内外诸风而不伤发；木瓜、陈皮既能解诸补药之黏腻，又能疏络开窍；远志安神开窍，故共为佐使药。

一诊治疗后，患者阴精得补，气血得充，故脱发、贫血、月经不调、睡眠不足等症均获显著改善，因组方合理，故继守原方服用 2 个月收功。

（五）临证经验

喻文球教授对于本病的治疗有丰富经验，脂溢性脱发属难治之症，喻教授认为除阴精亏损这一核心原因外，以下因素我们也要高度重视。

（1）脾胃之气：脾胃为后天之本，人体的精气血津液均来源于脾所化生的水谷精微，其功能的正常发挥又依赖于脾的升清、胃的降浊。如果脾胃虚弱或脾肺之气受损，使得肾精生化乏源，发根失养，或卫外失固，易受风邪，则易致脱发。

（2）发根失疏：毛发生长、固定有赖于肾精滋养，但若血热生风或脾虚湿热上蒸，则毛孔堵塞，发根失养而脱落，故疏通发根极为重要。

（3）气滞血瘀：现代研究表明，脂溢性脱发患者的全血黏度及血浆黏度均偏高，加用活血化瘀药可明显提高疗效。喻教授认为这是阴虚热盛，熏灼血液所致，使用活血化瘀药实则为"治风先治血，血行风自灭"之理的运用。

（4）雌激素相对不足：本病的发病原因主要是雄激素绝对或相对过多，喻教授认为本病患者均存在雌激素相对或绝对不足的问题，故选用富含雌激素的中药甚为重要。

（5）精神压力：当今社会，人们因生存、学业、事业竞争而精神压力倍增，尤其是 20~35 岁之间的人群。精神压力使立毛肌收缩，向毛囊输送养分的微毛细血管收缩，导致头发生态改变，营养不良而脱落。精神压力还可使皮脂腺过度分泌头垢，头发生存环境变坏。

故在治疗时要紧抓"阴精亏损"的核心病机，不要被脾胃湿热、血热风燥等外在表现所迷惑。补精、健脾、活血、祛风是四个关键，要把中医理论与现代研究成果结合起来，选用富含雌激素、氨基酸的中药，扬其长而避其短。用药以清凉甘润为主，切忌苦寒、滋腻。同时密切配合情志调整，让患者精神舒畅，坚定信心。

（六）零金碎玉

喻文球教授对脂溢性脱发的治疗深有心得体会，选方用药既重视经典名方，又有地方特色和自己的独到见解。

1. 仙茅、淫羊藿

（1）单味功用：仙茅，性热，味辛，归肾、肝、脾经，能补肾阳、强筋骨、祛寒湿。淫羊藿，性温，味辛、甘，归肝、肾经，能补肾阳、强筋骨、祛风湿。

（2）伍用经验：仙茅、淫羊藿皆为补肾壮阳之品。两者伍用为二仙汤，然仙茅辛热性猛，补火助阳力强，为温补肾阳之峻剂，兼能暖脾胃，助运化；淫羊藿辛甘温性较温和，除补肾助阳外，兼有祛风湿和强筋骨的作用。二药合用，相须配对，起协同作用，温肾壮阳，功专力宏。

2. 女贞子、墨旱莲

（1）单味功用：女贞子，味甘、苦，性凉，归肝、肾经，能滋补肝肾、乌须明目。墨旱莲，味甘、酸，性寒，归肝、肾经，能滋补肝肾、凉血止血、乌须黑发。

（2）伍用经验：两者均能滋补肝肾，合用为二至丸。女贞子甘苦性凉，长于益肝肾之阴、乌须明目，滋而不腻，补中兼清；墨旱莲甘酸性寒，亦为清补肝肾、乌须发之品，兼能凉血止血。两药配伍，顺应阴阳，相须为用，滋阴力强，能育阴平阳、乌须生发。

3. 木瓜、蚕沙

（1）单味功用：木瓜，性温，味酸，归肝、脾经，能平肝舒筋、和胃化湿。蚕沙，性温，味甘、辛，归肝、脾、胃经，能祛风除湿、和胃化浊。

（2）伍用经验：木瓜与蚕沙均性温而燥，皆归经于肝、脾，均有祛风除湿、和胃化浊之功效。木瓜性酸涩，善化湿和中、舒筋和络，既于湿热可疏，又于耗损可敛，更能入肝，益精和血，不但有较好的和中除湿之效，还有平肝补血祛风之功；蚕沙辛甘发散，和胃化浊，既引浊下趋，又化浊使之清，兼入胃经，善于祛风湿、止瘙痒以治风疹、湿疹之瘙痒，不论风重、湿重都可使用。二者配伍使用，化湿和中、升清降浊之力甚佳，既能解诸补药之黏腻，又能疏络开窍、祛风生发。

4. 黄芪、白术

（1）单味功用：黄芪，性微温，味甘，归脾、肺经，能补气固表、托毒排脓、生肌。白术，性温，味甘、苦，归脾、胃经，能健脾益气、燥湿利水、止汗、安胎。

（2）伍用经验：黄芪味甘，性微温，入脾、肺二经，为升阳补气之良药，长于补益中土、温养脾胃、强壮营卫、利水消肿；白术味甘、苦，性微温，入脾、胃经，具有补脾益气、燥湿利水、固表止汗的功效。两药相伍，相须为用，共收健脾胃、利水湿、益气血、强营卫之功，于本病可补气祛湿、固表止脱生发。

5. 紫河车

紫河车，性温，味甘、咸，归心、肺、肾经，能温肾补精、养血益气。紫河车含蛋白质、糖、钙、维生素、免疫因子、女性激素、助孕酮、类固醇激素、促性腺激素、促肾上腺皮质激素等，有雌激素和孕激素样作用、抗感染作用，还可增强抵抗力、促进凝血。喻教授认为本病患者存在不同程度的雌激素不足问题，故选用富含雌激素的紫河车，属于经验用药。

第十五节　唇炎

（一）疾病认识

唇炎是指发生于口唇部黏膜的急慢性炎症。本病的特征是唇部红肿、痒痛、干燥，日久开裂、溃烂流黄色液体，多生于下唇，好发于秋冬季节，常反复发作，可持续数年或更久。

中医称其为唇风，唇风病名首见于《外科正宗》，《诸病源候论》《太平圣惠方》称本病为"紧唇""潘唇"，《普济方》称之为"唇疮"，清代《外科证治全书·唇部证治》则称其为"唇瞤"。

《内经》始有唇风症状的描述。如《灵枢·寒热病论》曰："寒热者……唇槁。"

隋·巢元方之《诸病源候论》卷三十曰："脾与胃合足阳明之经，胃之脉也，其经起于鼻，环于唇，其支脉入络于脾，脾胃有风热邪气乘之，而肿发于唇。"

阐述了唇部肿胀疼痛与风热邪毒侵袭的病理关系。

唐·王焘之《外台秘要》卷二十二载有治唇部肿痛、破裂流水方二十余首，常选药有黄连、黄柏、白矾、冰片等，其法以外涂、外洗、外敷为主，强调唇风的外治方法。

宋·严用和之《严氏济生方·口齿门》曰："唇者，脾之所主……盖风胜则动，寒胜则揭，燥胜则干，热胜则裂，气郁则生疮，血少则沉而无色。治之之法，内则当理其脾，外则当敷以药，无不效者矣。"严氏在《内经》基础上，详细论述了唇风症状产生的病因病机及辨证施治原则，使之日臻完善。

元·危亦林之《世医得效方》卷十七曰："菊花丸治……唇裂；薏苡仁汤治风肿在脾，唇口眴动。"注重唇肿燥裂、唇口眴动之内治法。

明·陈实功在《外科正宗》卷四首次提出唇风病名，指出："唇风，阳明胃火上攻，其患下唇发痒作肿，破裂流水，不疼难愈。宜铜粉丸泡洗，内服六味地黄丸自愈。"对其病位、临床特征及内外治法论述甚详，为认识本病作出了重大贡献。

清代有的医家依据其症状特征而称本病为唇眴或驴嘴风。如吴谦在《医宗金鉴》卷六十五中曰："此症多生于下唇，由阳明胃经风火凝结而成。初时发痒，色红作肿，日久破裂流水，疼如火燎，又似无皮，故风盛则唇不时眴动。"又如郑梅涧在《重楼玉钥》卷上所载："驴嘴风生在下唇，逐时肿大不堪论，更加作痛如刀刺，敷药频施效自神。"这些论述只是依照症状表现而命名不同而已，其实质与清之前没有两样。

（二）辨治思路

本病多因过食辛辣厚味，脾胃湿热内生，郁久化火，复受风邪侵袭，以致风火相搏，引动湿热之邪循经上蒸于唇；或火热炽盛，日久伤阴，阴虚血燥风盛，唇肤失养而成。

（三）治疗方案

1. 风火相搏型

症状：唇部肿胀潮红，微痒灼热，口干欲饮；舌红苔黄，脉滑数。

辨证：风火相搏。

治法：疏风降火。

处方：

防风 10g	荆芥 10g	薄荷 6g	桑叶 15g
菊花 15g	栀子 10g	黄芩 10g	生石膏 20g（先煎）
当归 10g	生地 15g	桔梗 10g	甘草 6g

加减：若口干唇燥明显，去当归、山栀子，加麦冬、芦根、白芍；若大便闭结，则加大黄、芒硝以荡涤在下之实热；经前而发作者，加益母草、川楝子、柴胡。

分析：方中荆芥、防风、薄荷、桑叶、菊花疏风解表，山栀子、黄芩、石膏、生地清热降火，当归养血祛风，桔梗载药上行，甘草调和诸药。

2. 脾胃湿热型

症状：唇部肿胀稍红，有渗液，或表面有污褐色痂皮，感疼痛；不思饮食，胸腹闷胀，小便黄赤；舌红，苔黄腻，脉滑或濡数。

辨证：脾胃湿热。

治法：健脾和胃，除湿清热。

处方：茯苓 15g   猪苓 15g   苍术 12g   白术 15g

       黄芩 10g   栀子 12g   茵陈 20g   泽泻 15g

       竹叶 10g   甘草 6g

加减：胸腹闷胀甚，加枳壳、莱菔子；小便赤涩，加木通、冬葵子、枳壳；纳差，加薏苡仁、麦芽。

分析：方中茯苓、猪苓、苍术、白术健脾和胃燥湿，黄芩、山栀子、绵茵陈、泽泻、竹叶清热除湿，甘草调和诸药。

3. 阴虚血燥型

症状：唇部痂皮、鳞屑、干燥、皲裂、灼热火烧感，唇部眴动常作；舌红少苔，脉弦细。

辨证：阴虚血燥。

治法：滋阴养血润燥。

处方：生地 9g   熟地 9g   知母 6g   黄芩 9g

       赤芍 9g   玄参 15g   麦冬 15g   石斛 15g

       甘草 6g

加减：若口干口渴，加沙参、石斛。

分析：方中生地、熟地、石斛养阴生津润燥，知母、黄芩、赤芍清热凉血润燥，玄参、麦冬滋阴清热，甘草调和诸药。

（四）典型案例

王某，女，13 岁。2018 年 3 月 1 日初诊。

主诉：唇部肿胀潮红 1 周。

现病史：患者自诉 1 周前出现唇部肿胀潮红，自感唇周瘙痒灼热，唇皮干燥、脱屑，口干欲饮，二便调，舌红苔黄，脉滑数。

西医诊断：唇炎。

中医诊断：唇风。

辨证：风火相搏。

治法：疏风降火。

处方：防风 10g　　荆芥 10g　　薄荷 6g　　桑叶 15g
　　　菊花 15g　　栀子 15g　　黄芩 10g　　生石膏 20g（先煎）
　　　当归 10g　　生地 15g　　桔梗 10g　　甘草 6g

7 剂，水煎服，每日 1 剂，早晚分服。

同时每日于唇部涂抹橄榄油，嘱勿舌舔、咬唇或撕剥唇部皮屑，多食富含维生素 B 族的食物，禁食油炸、辛辣之品，1 周后复诊。

二诊：服 7 剂后，唇部肿胀潮红及灼热明显消退，偶感瘙痒不适，唇部未有明显脱屑。嘱继续予橄榄油涂抹唇部。

（五）临证经验

中医多认为唇风是由内外合病而成。宋代窦汉卿的《疮疡经验全书》中言"唇风皆由六气、七情相感而成"，认为唇风既可以由外感六气（六淫）诱发，又可因为内伤七情引动。其内因为饮食不节，如过食辛辣、肥甘、生冷之物，加之脏腑正虚、禀赋不足等，导致脾失健运，日久酿生湿热，或阴虚导致津液不足，不能濡润嘴唇，或脾气虚，不能推动血液运行；而外因则是感受风、湿、热邪气，或脾阴虚，兼复感湿邪。

（六）零金碎玉

1. 荆芥、防风

（1）单味功用：荆芥，味辛，微温，归肺、肝经，能解表散风、透疹、消疮。防风，味辛、甘，微温，归膀胱、肝、脾经，能祛风解表、胜湿止痛、止痉。

（2）伍用经验：荆芥可解表疏风透疹，以达止痒之效；防风具有祛风解表胜湿之功而用以止痒。两者相伍，具有疏风止痒之奇功，常用于治疗荨麻疹、皮肤瘙痒症等疾患。

2. 生地黄、熟地黄

（1）单味功用：生地黄，味甘、苦，性寒，归心、肝、肾经，能清热生津、养阴凉血。熟地黄，味甘，微温，归肝、肾经，能补血滋阴、益精填髓。

（2）伍用经验：生地黄性寒，熟地黄微温；生地黄养阴，熟地黄滋阴；生地黄凉血，熟地黄补血。两药相伍，相得益彰。

3. 猪苓、茯苓

（1）单味功用：猪苓，味甘、淡，平，归肾、膀胱经，能利水渗湿。茯苓，味甘、淡，平，归心、肺、脾、肾经，能利水渗湿、健脾、宁心安神。

（2）伍用经验：猪苓有利水渗湿之功，茯苓有利水渗湿、健脾、宁心安神之功，猪苓配茯苓以利水通淋消肿。

4. 苍术、白术

（1）单味功用：苍术，味辛、苦，温，归脾、胃、肝经，能燥湿健脾、祛风散寒、明目。白术，味甘、苦，温，归脾、胃经，能补气健脾、燥湿利水、止汗、安胎。

（2）伍用经验：苍术有燥湿健脾、祛风发汗之功，因其性辛温燥烈，故有内热者不宜应用；白术有补气健脾、燥湿利水、止汗之功，其性甘温，可用于湿盛微有热者。苍术与白术均有健脾燥湿之功，但白术偏于健脾止汗，而苍术偏于燥湿发汗。

5. 黄芩、栀子

（1）单味功用：黄芩，味苦，寒，归肺、胆、脾、大肠、小肠经，能清热燥湿、泻火解毒、止血、安胎。栀子，味苦，寒，归心、肺、三焦经，能泻火除烦、清热利湿、凉血解毒，外用消肿止痛。

（2）伍用经验：黄芩具有清湿热、泻肺火的功效；栀子既能泻三焦郁火，又能清三焦而利小便。两药相合，共奏清热燥湿、泻火除烦之功。

第十六节　生殖器疱疹

（一）疾病认识

生殖器疱疹是世界上最流行的性传播疾病之一。作为疱疹病毒家族的一员，2 型单纯疱疹病毒是引起生殖器疱疹的主要病原体，该病原体主要通过性行为由生殖道黏膜传播，在急性感染后引起生殖器疱疹或溃疡，并可转运至颅神经节以造成终生潜伏感染。妊娠早期 2 型单纯疱疹病毒的感染亦可通过胎盘传播造成新生儿脑炎而导致极高的发病率及死亡率，严重影响出生人口质量。

生殖器疱疹属中医学"阴疮""阴蚀""瘙疳""带下"等范畴。中国古代医学文献中与生殖器疱疹有关的记载最早见于东晋葛洪所著的《肘后备急方》，后世《仁斋直指方论》《医方集宜》等著作中皆有对生殖器疱疹不同中医病名的诸多记载，但目前仍没有统一标准，多数医家常用"阴部热疮"作为中医诊断。本病症见外阴糜烂、溃疡、灼热疼痛，带下量多。其主要病机为性交房事不洁或房事劳损，外感风热毒邪，肝经湿热下注而发病，病久伤及正气则缠绵难愈。中医药治疗多用内治法和外治法。内治法，如八正散等口服方剂，多以疏散风热、解毒利湿、平肝健脾、滋阴补肾等治则为主。外用药物有单方、复方中药研末或煎汤外敷、药膏外涂等，主要治疗原则为清热解毒、燥湿收敛、扶正祛邪。

（二）辨治思路

生殖器疱疹属中医"热疮""火燎疮""阴疮"等范畴。中医认为，生殖器疱疹内因肝经湿热下注，外因感染秽毒，湿热与秽毒相合，侵袭于外阴及肛周、臀部等处而形成。如湿热毒邪内恋日久，则反复发作，湿毒内困则见脾胃虚弱，气血不足；毒热伤阴则致肝肾阴虚，阴虚内热。病情发展的不同阶段，治则也有相应调整。早期以祛邪为主，愈合迟缓者宜扶正祛邪兼施，潜伏期或反复发作者以扶正为主。

（三）治疗方案

1. 肝胆湿热型

症状：病程较短，或急性起病，皮疹处灼热、疼痛明显；伴心烦易怒，腹胀，口苦，泛呕，大便不调，小便短赤；舌质红，苔黄腻，脉滑数或弦数。

辨证：肝胆湿热证。

治法：清热利湿解毒。

处方：
龙胆草 10g	栀子 10g	黄芩 10g	柴胡 10g
木通 6g	生地 15g	车前草 10g	泽泻 15g
板蓝根 10g	马齿苋 15g	蒲公英 15g	薏苡仁 15g
金银花 15g	甘草 6g		

加减：外阴瘙痒者，可加白鲜皮、地肤子、蛇床子；大便干结者，可加大黄、枳壳、瓜蒌。

分析：多数复发性生殖器疱疹患者发作期多因病情反复发作，或经过多次治疗失败后，情绪低落，或是各种压力造成肝气郁结；肝郁化火，并可与湿邪合病，湿热相搏，下注于阴器，故而发作期治疗宜疏肝理气或清泻肝火或清热利湿，可选用龙胆泻肝汤加减内服。

2. 脾虚湿蕴型

症状：此型多为复发性生殖器疱疹，疱疹反复发作，水疱大而易溃破，渗出明显，瘙痒；大便稀溏，口淡乏味，纳呆，面色无华，少气乏力；舌质淡，苔白腻，脉沉细。

辨证：脾虚湿蕴证。

治法：健脾祛湿解毒。

处方：党参 15g　　茯苓 15g　　白术 15g　　白扁豆 10g

陈皮 6g　　山药 15g　　薏苡仁 15g　　黄芪 15g

牛膝 10g　　黄柏 10g　　苍术 10g　　金银花 15g

土茯苓 15g　　甘草 6g

加减：心烦失眠者，可加柴胡、黄芩、龙骨、牡蛎、茯神；易疲劳、倦怠乏力者，可加麦冬、五味子、黄芪、太子参等。

分析：此型患者多病程较长，反复发作，多为正虚邪恋，反复缠绵难愈。现代人多因过食冷饮、贪酒、吹空调，或长期在寒湿之地生活等使湿从中生，而脾为"后天之本，气血生化之源"，其主要生理功能是主运化，脾胃受损，心血生成乏源，可致气血生化不足，从而导致正气虚，毒邪则易反复；脾阳受损，脾主升清功能受碍，运化失司，则水湿不运，湿邪郁而化热，或过食辛辣炙煿之品，致湿热二邪合病，则见脾虚湿盛或湿热下注，故湿热为标，脾虚为本，在本病的间歇期或缓解期治疗多以健脾祛湿为主。

3. 肝肾不足型

症状：疱疹反复发作，水疱干涸较小；头晕目眩，耳鸣健忘，腰酸膝软，口干心烦，失眠多梦；舌淡红，苔少，脉细数。

辨证：肝肾不足证。

治法：养肝育阴，清热化毒。

处方：知母 10g　　黄柏 10g　　熟地 10g　　泽泻 15g

丹皮 10g　　山萸肉 15g　　山药 15g　　茯苓 15g

板蓝根 10g　　虎杖 10g　　白花蛇舌草 15g　木贼 10g

甘草 6g

加减：畏寒肢冷者，可加仙茅、淫羊藿、当归、肉桂；女子经少不孕者，可加当归、白芍、巴戟天、桑寄生、菟丝子等。

分析：《灵枢·经脉》曰"肝足厥阴之脉……循股阴入毛中，过阴器，抵小腹"，而生殖器疱疹好发部位为足厥阴肝经循行位置；肝主疏泄，多数患者有房事不节，过多过频，以致肝主疏泄功能失常；或病情反复发作，情志抑郁，气机不畅，郁而化火，肝火犯胃，导致脾胃虚弱，气血化生不足；肝阴不足，可累及肾阴，肾为命门，肾阴肾阳为人体阴阳之根本，久病必虚，久病及肾，复发性生殖器疱疹迁延不愈，最终可导致肾虚。

（四）典型案例

谢某，男，55岁。2023年9月3日初诊。

主诉：生殖器反复起疱疹10余年，再发1天。

现病史：患者自诉10余年前生殖器出现水疱，感灼痛，曾用药治疗（具体不详），反复发作，此次于1天前皮疹复发，故来门诊就诊。现症见精神焦虑，近龟头处包皮部可见小水疱，色红、糜烂伴疼痛，神疲，口干唇燥，纳食欠佳，入睡难，二便调。舌红，中有裂纹，苔黄腻，脉弦细数。

西医诊断：复发性生殖器疱疹。

中医诊断：阴疮。

辨证：湿热下注兼肝肾不足证。

治法：益气滋阴，清热除湿。

处方：黄柏10g　　生薏苡仁30g　　苍术10g　　柴胡10g

黄芩10g　　生地黄30g　　牡丹皮10g　　丹参30g

生白术10g　　茯苓10g　　泽泻10g　　蒲公英30g

板蓝根15g　　夜交藤30g　　牛膝15g

7剂，每日1剂，水煎，早晚分服。

二诊：患者疱疹无新发，疼痛明显减轻，睡眠较浅，余症同前。予初诊方加龙骨30g、牡蛎30g，14剂。

三诊：患者药后无新发疱疹，原皮损处已结痂。上方去黄柏、黄芩、柴胡、板蓝根，继续服用14剂巩固疗效。

案例点评：不洁性生活易致生殖器部位的皮肤及黏膜破损，从而感受湿热淫毒之邪，湿热之邪侵袭肝经，内在的湿热毒邪与外在的淫毒合而为病，发为疱疹。疾病后期余毒未清，正虚毒恋，反复发作，淫毒与湿热毒邪壅聚日久伤阴，正气不足，脾虚湿困，肝肾阴虚化火，每遇感冒、失眠、疲劳时，正气进一步受损，发展成肝肾不足、湿热下注之势，病情更加迁延难愈。本案例治疗时需把握"肝肾不足"与"湿热下注"的核心病机，以扶正祛湿解毒为基本治法，故选用四妙散合知柏地黄丸加减，但应注意早期不宜使用太多滋腻性补药，避免闭门留寇，同时也不能过多使用苦寒之品，避免伤正。

（五）临证经验

喻文球教授认为本病的形成主要与房事不节，过度纵欲有关，本病早期以实证居多，早期因肝经湿热下注，外感染秽毒，湿热与秽毒相合，侵袭于外阴及肛周、臀部等处，发为疱疹。后期湿热毒邪内恋日久，则病情反复发作，湿毒内困则见脾胃虚弱，气血不足，毒热伤阴则致肝肾不足。病情发展的不同阶段，治则也有相应调整。早期以祛邪为主，愈合迟缓者宜扶正祛邪兼施，潜伏期或反复发作者以扶正为主，或序贯治疗。现代人多因过食冷饮、贪酒、吹空调，或长期在寒湿之地生活等使湿从中生，或长期熬夜，耗伤肝肾，或生活工作压力大，情志抑郁，长此以往，易导致本病反复发作，故临床多见虚实夹杂或本虚标实之证。治疗上，也要注意疏肝理气健脾药的使用，如柴胡、郁金、香附、合欢皮、黄芪、太子参、白术、苍术等。

（六）零金碎玉

1. 太子参、黄芪

（1）单味功用：太子参的主要功效为益气健脾、生津润肺，用于脾虚体倦，食欲不振，病后虚弱，气阴不足，自汗口渴，肺燥干咳。黄芪的主要功效为补气固表、利尿托毒、排脓、敛疮生肌，用于气虚乏力，食少便溏，中气下陷，久泻脱肛，便血崩漏，表虚自汗，气虚水肿，痈疽难溃，久溃不敛，血虚萎黄，内热消渴等。

（2）伍用经验：二者合用，主要用于中气不足或疱疹破溃后创面久难收口者。该证候主要是中气不足，祛邪无力，气虚不能推动血行，局部失养，故愈合缓慢，以太子参益气健脾养阴，黄芪托毒护卫固表，共奏扶正祛邪之功。

2. 蒲公英、白花蛇舌草

（1）单味功用：蒲公英是药食兼用的植物，性寒，味苦、甘，归肝、胃经，有清热解毒、消肿散结、催乳、利尿、缓泻、退黄疸、利胆等功效。白花蛇舌草，甘苦性寒，归心、肝、脾、大肠、小肠经，具有清热解毒、利尿消肿、活血止痛之效。

（2）伍用经验：蒲公英、白花蛇舌草合用，共奏清热利湿解毒之功效，可断湿热之来路，二药均为甘凉之品，燥湿而不伤胃阴。

3. 玄参、地黄

（1）单味功用：玄参味甘、苦、咸，微寒，归肺、胃、肾经，具有凉血滋阴、泻火解毒之效，用于热病伤阴所致的痈肿疮毒，舌绛烦渴，津伤便秘，骨蒸劳嗽，目赤咽痛等症。生地黄甘寒，归心、肝、肾经，能清热凉血、养阴生津，用于热病舌绛烦渴，阴虚内热，发斑发疹，骨蒸劳热，内热消渴，吐血衄血。

（2）伍用经验：热淫于内，治以咸寒，佐以甘苦，以酸收之，以苦发之，故选择咸寒甘苦之玄参与生地黄配伍，共同滋养肾阴，对肝肾阴虚下焦仍有热者疗效最佳。

第十七节　带状疱疹

（一）疾病认识

带状疱疹是由于感染水痘－带状疱疹病毒而于身体单侧出现带状成簇红斑、水疱并伴随明显神经疼痛的急性感染性皮肤病。该病毒主要侵犯神经，病变部位多沿神经末梢分布，常在机体一侧，不超过正中线。患者常感患处皮肤灼热疼痛，并伴随一定程度的发热、烦躁易怒、纳差等症状。本病好发于中老年人及免疫力低下者，部分中老年患者皮损消退后会遗留顽固性带状疱疹后遗神经痛，常伴随数月或更长时间。

本病属于中医"蛇串疮""缠腰火丹""蛇丹""火带疮""蜘蛛疮"的范畴。古籍中对本病的记载最早可见于《诸病源候论·疮病诸侯》中的"甑带疮者，缠腰生……状如甑带"，其将本病命名为"甑带疮"。明代《证治准绳疡医》曰："绕腰生疮……名火带疮，亦名缠腰火丹。"明代申斗垣之《外科启玄》述该病为"蜘蛛疮"。陈实功之《外科正宗》述该病"腰胁生之……名缠腰丹"，并根据皮损的形态及颜色"火丹者……有干湿不同，红白之异……"将其分类。清代陈士铎在《洞天奥旨》中称其为"蛇窠疮"，并认为"重者毒重而痛甚，轻者痛尤可受"。自清代祁坤之《外科大成》将该病命名为"蛇串疮"后，该称沿用至今，广泛使用。患病早期多由于情志内伤，肝气郁结，聚久化火，火毒蕴积于肝经，夹风邪上窜，发于头面部；或夹湿热下注，发于阴部与下肢；火毒蕴积，多发于躯干。后期则多因血虚肝旺，湿热毒蕴，致气血凝滞，经脉瘀塞，不通则痛。

（二）辨治思路

皮肤病标本俱重，单治标或单治本都不能全面照应，就应该标本同步施治。急性带状疱疹，多表现为肝经湿热之证，应用龙胆泻肝汤急则治标，清泄热毒。但素体脾虚患者，发生带状疱疹的初期，表现为皮损颜色较淡、水疱壁松弛、疼痛不明显、口不渴、纳差、腹胀、大便时溏的脾虚湿盛证，治疗就不能因为病在初期而治标祛邪，而应该实施健脾利湿，佐以解毒，标本兼治的法则；若祛邪治标，有可能更损脾气，造成病情恶化。

总之，早期以祛邪为主，晚期攻补兼施。主要治法有清热利湿解毒、理气活血止痛，据症加用疏肝解郁、健脾益气、滋阴平阳、通络止痛等法。蛇串疮后遗神经痛是临床治疗难点，应及早正确辨证治疗，并配合外治、针灸综合治疗，重症及特殊类型应配合西药治疗。

（三）治疗方案

1.肝经郁热型

症状：皮损鲜红，疱壁紧张，灼热刺痛；伴有口苦咽干，烦躁易怒，便干溲黄；舌质红，苔黄，脉弦、滑或数。

辨证：肝经郁热证。

治法：清肝泻火，凉血解毒。

处方：
龙胆草 10g	栀子 10g	黄芩 10g	柴胡 10g
生地 15g	车前草 15g	泽泻 15g	当归 10g
木通 6g	甘草 6g		

加减：火毒重者，加金银花、连翘、黄连、大青叶等清热解毒；疼痛剧烈者，选加延胡索、川楝子、乳香、没药、全蝎、蜈蚣等行气活血，平肝清火，通络止痛；大便秘结者，酌加大黄通腑泄热。发于头面者，酌加菊花、桑叶、夏枯草等；发于肩背、上肢者，酌加姜黄、桑枝等；发于躯干者，酌加川楝子、白芍、陈皮；发于下肢者，酌加川牛膝、萆薢、黄柏等。

分析：龙胆草为君药，具有清泻肝火、燥湿之效；黄芩和栀子为臣药，黄芩清上焦湿热，栀子凉血、泻火，合用具有清热解毒、清肝泻火之效；当归和生地黄为佐药，当归有活血化瘀、补血的作用，生地黄滋阴凉血，合用可祛邪补血；车前草、甘草、木通及泽泻为使药，车前草和泽泻利尿解毒，木通有清热解毒、活血止痛之效，甘草缓解疼痛并调和诸药。诸药合用，共奏清热解毒、清肝泻火、通络止痛之效。

2.脾虚湿蕴型

症状：皮损颜色淡红，疱壁松弛，疼痛或轻或重；渴不欲饮，食少腹胀，大便时溏；舌质淡胖，苔白，脉沉或滑或濡。

辨证：脾虚湿蕴证。

治法：健脾化湿，清热解毒。

处方：
苍术 10g	厚朴 10g	猪苓 15g	茯苓 15g
泽泻 15g	炒白术 15g	陈皮 6g	滑石 15g（包煎）
车前草 15g	炒黄柏 10g	板蓝根 10g	炒枳壳 10g
延胡索 10g	川芎 10g	生甘草 6g	

加减：疼痛甚者，选加延胡索、乳香、没药；有血疱者，选加大蓟、小蓟；

不思饮食、腹胀便溏之脾虚症状突出者，酌加党参、山药、砂仁等。

分析：苍术、厚朴燥湿和中，猪苓、茯苓、泽泻、炒白术健脾利水，陈皮理气健脾，滑石、车前草、炒黄柏清热祛湿，板蓝根清热解毒，炒枳壳行气除滞，延胡索、川芎行气活血止痛，生甘草清热并调和诸药。诸药合用，共奏健脾祛湿、清热止痛之效。

3.气滞血瘀型

症状：皮疹消退后局部仍疼痛不已，难以忍受，并可放射至附近部位；可伴有胸胁脘腹胀闷，或有痞块，时散时聚；舌质淡或紫暗，或有瘀斑，苔白或黄，脉弦涩或弦细。

辨证：气滞血瘀证。

治法：理气活血，化瘀通络。

处方：桃仁 10g　　　红花 6g　　　川芎 10g　　　赤芍 15g

　　　川牛膝 15g　　柴胡 10g　　　桔梗 10g　　　枳壳 10g

　　　当归 10g　　　生地黄 15g　　炙甘草 6g

加减：热毒未尽者，选加栀子、连翘、板蓝根等；疼痛重者，选加全蝎、乌梢蛇、蜈蚣等药搜风通络止痛，磁石、珍珠母等药潜阳息风镇痛；气虚体弱者，酌加黄芪、党参、鸡血藤等；阴血虚者，酌加玄参、麦冬等；气阴两虚者，酌加太子参、麦冬、五味子等；心烦失眠者，选加石决明、酸枣仁等；肢体沉重麻木者，酌加独活、防风等；便秘者，酌加瓜蒌仁；瘙痒者，酌加防风、蝉蜕等。

分析：方中桃仁、红花为君药，可通络、活血、止痛；川芎、赤芍、川牛膝共为臣药，可凉血、活血、行气止痛，与柴胡配伍，可调肝经郁结；桔梗引药上行，枳壳引药下行，一升一降，调节全身气血，使气血得通，瘀血则散；当归补血活血，生地黄滋阴凉血，二者合用，共为佐药，使全方滋而不腻；炙甘草为使，调和诸药。全方合用，共奏逐瘀止痛、行气活血之功。

（四）典型案例

张某，男，64岁。2018年3月13日初诊。

主诉：左侧胁肋部疱疹20余日。

现病史：患者诉20余日前左侧胁肋部出现疱疹，沿胁肋呈条状分布，疼痛异常，曾于当地医院打针治疗（具体用药不详），诊断为带状疱疹，现皮损部位作痛，24小时都痛，夜晚有时痛醒，深呼吸时亦有疼痛，大便干结，夜寐差。患者有机械性肺炎病史及胸膜炎，有胸闷，无呼吸困难。舌质红，苔黄腻，脉滑数。

西医诊断：带状疱疹。

中医诊断：蛇串疮。

辨证：湿热积聚证。

治法：清热解毒，燥湿化邪。

处方：

柴胡 10g	甘草 6g	枳壳 12g	白芍 12g
法半夏 10g	瓜蒌皮 12g	黄连 6g	南沙参 30g
枳实 12g	竹茹 6g	陈皮 10g	茯苓 12g
贯众 12g	白术 10g	杏仁 10g	远志 10g

7剂，水煎服，每日1剂。

另外，予转移因子口服液，口服，每日3次，每次1支。

二诊：患者胁肋部皮损基本结痂，不痛，舌质红，苔黄腻，脉滑数。守方再予以15剂，嘱患者继续服用。

三诊：胁肋部疱疹已消失，已无疼痛，大便干结情况好转，目前2日1行。嘱患者再服7剂。

四诊：胁肋部疱疹消失，无疼痛，大便平。无须服药，嘱患者清淡饮食。

案例点评：带状疱疹是临床常见皮肤疾病之一，其特点是出现簇集性水疱，并沿一侧神经分布，排列成带状，常发生于身体的一侧，并不超过正中线，但亦有少数患者疱疹分布超过正中线，本病的发生可伴有神经痛，疼痛剧烈。相关临床观察表明，带状疱疹神经痛的剧烈程度与患者年龄呈正相关，一般年老体弱者，疼痛剧烈难忍，而儿童患者疼痛症状较为轻微。中医将带状疱疹称为蛇串疮，除此之外根据其发病部位的不同，亦有"缠腰火丹""抱头火丹""流火"等不同的病名。目前主要观点认为，蛇串疮的发病与肝经湿热密切相关，肝气乘脾，脾不化水湿，积聚成邪，郁而化热，或复感湿热毒邪，侵袭肌肤，而发为此病。喻教授认为，本例患者湿热素盛，肝经湿热积聚，邪毒侵袭肌表腠理，发为疱疹，湿热阻滞气机，凝滞气血，使得腠理经络不通，不通则痛，故治疗上以清热解毒，燥湿化邪为主。方用黄连、瓜蒌皮清热解毒，加以法半夏、陈皮、茯苓、竹茹、枳实燥湿行气，又合柴胡、白芍行气柔肝止痛，再以大剂量南沙参润燥养阴，以资热邪伤及之阴液，又对症予远志、杏仁以安神、通便。纵观全方，伐补兼施，不滥用清热解毒之剂，扶正祛邪同步进行，甚为精妙。

（五）临证经验

本病多由情志内伤，肝郁气滞，久而化火，肝经火毒，外溢肌肤而发；或饮食不节，脾失健运，湿邪内生，蕴而化热，湿热内蕴，外溢肌肤而生；或感染毒邪，湿热火毒蕴结于肌肤而成。年老体虚者，常因血虚肝旺，湿热毒盛，气血凝滞，以致疼痛剧烈，病程迁延。

喻文球教授认为成人，特别是老年女性一旦发病，则症状重，而且不及时治疗易发生严重并发症，所以解毒仍为重中之重。应用银翘散加减治疗，加之清暑化湿时气用药。如果不清暑化湿则毒难解，如利湿太过又会伤正，应把握好用药力度。正气亏虚，则易感邪毒，所以制定扶正祛邪治法。扶正选用变化四君子汤，去其党参补气留邪之虑，易南北沙参协同补脾肺。脾为卫气生发之源，肺为卫气散布之器，与解毒药协同抗邪解毒。老年患者症状严重，因果复杂，牵涉很多关键问题，及时正确地使用健脾利湿解毒法，内外兼治，才能取得好的疗效，说明精准辨证施治的重要性。

（六）零金碎玉

喻文球教授在精于辨证的同时，还特别注重外治法在带状疱疹治疗中的作用，尤其注重对旴江医家外治法的传承与发扬，本书略录三则。

1. 雄黄醋调外搽

用雄黄为末，醋调涂，仍用酒服。蛇缠疮即蛇串疮，系带状疱疹，为嗜神经病毒所致。醋调雄黄外搽。

2. 神应膏外涂

神应膏，治疹疮正发时，可用以防豆花（水痘－带状疱疹病毒）入眼生翳。黄柏30g、真绿豆粉45g、甘草120g、红花60g，上为末，清油调涂两眼四畔，用之疮豆面上亦可。用干胭脂涂抹亦可。对水痘、带状疱疹，防止病毒入眼具有预防和治疗作用。

3. 热敏灸联合中药热罨包治疗带状疱疹后遗神经痛

予常规治疗后，加以中药热罨包联合热敏灸治疗。操作方法：①将中药（丹参30g、蒲黄20g、五灵脂20g、桃仁15g、红花10g、川芎15g、赤芍20g、王不留行20g、透骨草20g）装入自制毛巾袋中，清水浸泡30分钟后，取出沥干药物袋中水分，放置于60℃的恒温箱内加热。使用时用小毛巾覆盖患处，取出热罨包放于小毛巾上，再用大毛巾遮盖保温，每次治疗时间为20~30分钟，直至患者皮肤潮红、自感舒适，1次/天。②予热罨包治疗后，在24~30℃室内选择合适体位，充分暴露疼痛范围所处神经节段部位，点燃热敏灸艾条，在间隔患部皮肤约一寸的位置采用回旋灸、雀啄灸等灸法探寻喜热、透热和传热部位，以此方法确定热敏点，而后对其温和灸，直至该部位的热敏感消失。开始治疗时予 2 次 / 天，共治疗 5 天，第 6 天开始改为 1 次 / 天，连续治疗 9 天。

现代研究表明，热敏灸对神经系统的治疗有显著的效果，采用腧穴热敏化艾灸能够有效治疗带状疱疹后遗神经痛。腧穴热敏化艾灸不仅可缓解疼痛，还可加强患者机体的调节功能，从而提高其生活质量；从调节神经－内分泌－免疫网络功能，促进神经和组织修复，在多种环节和途径中调节机体，达到镇痛的目的。中药热罨包疗法是在机体患部或穴位等特定部位放置加热好的中药药包，利用其透出的热蒸气扩张患部皮肤毛细血管，加快局部血液循环，进而使药物抵达深层组织，从而达到温经通络、调和气血、消肿定痛、行气消瘀之效的一种外治方法。自制热罨包的方药中重用丹参活血祛瘀，丹参为治疗血瘀证之要药，《本草纲目》称其能"破宿血，补新血"；五灵脂、蒲黄为失笑散组成，两者配伍药简力专，兼可活血散瘀，散结止痛，共同达到祛瘀止痛、推陈出新的目的；桃仁破血行滞兼可润燥，红花祛瘀活血亦以止痛；川芎活血行气，祛风止痛，善通达气血，素有"血中之气药"之称，《本草汇言》中谓其不仅能"上行头目"，还可"下调经水，中开郁结"；赤芍清热凉血以泻血分热；王不留行活血通经；透骨草活血止痛，入肝经血分，因其辛温善走，活血利气，全身血气得通，可治疗一身上下、内外各种疼痛。全方活血药与行气药相伍，合而用之以调畅气血，使蓄血除，余热清。一方面促进血液循环，改善组织营养，有助于出血、水肿等组织病理产物的吸收和消退，消除病灶；另一方面，能够使热奄包内的药物成分直达疼痛所在，起到治疗作用。

第十八节　水痘

（一）疾病认识

水痘是由水痘－带状疱疹病毒引起，以发热，皮肤黏膜分批出现皮疹，红斑、丘疹、疱疹、结痂同时存在为特征的一种急性出疹性传染病。

本病归属于中医"水花""水疱""水赤痘"范畴。中医认为，本病多由外感邪毒，自口鼻而入，侵袭肺卫，加之体内蕴有湿热，邪毒入侵之后，与湿热相搏，蕴于脾、肺二经，肺主皮毛，脾主肌肉，湿热外透，发于肌表，而为水痘。

《张氏医通》曰："水痘者……其邪气之轻浅可知，皆由风热郁于肌表而发。小儿肌肉嫩薄。"小儿肺脏娇嫩，肺主皮毛，开窍于鼻，肺常虚而卫气不足，则易为水痘时邪所侵袭。《素问·痿论篇》提到"脾主身之肌肉"，小儿为稚阳之体，因此脾常不足，素体脾胃虚弱，此外，小儿又外感于水痘时邪，湿邪易阻滞水液运化，导致水湿内停，正、邪两气相争，邪毒透于肌肤，发为水痘。

（二）辨治思路

水痘有水疱、红疹及红斑等皮肤损害，又有脏腑气血之蕴毒及邪毒侵袭之症见，实是脏腑之火毒外泛或内拢。《内经》曰"五火相燔"，不仅有脏腑五种火的危害，而且其互相鼓动，互为因果地促使火毒炽盛，发于体表可为水痘和红斑、溃烂等。医家多按伤寒规律和原则去辨证治疗，但它与伤寒不同，伤寒是邪从外感，而痘疹皮损多是脏腑蕴毒，复诱外邪疫毒内侵。朱丹溪先生应用八纲辨证之寒热表里虚实分析病情，但也不能完全探究病因和有效地治疗。

水痘患者若机体气血相对充足，其发病多出现火毒之症，外泛肌肤而引起水疱、红疹、红斑、溃烂之皮损。若患者气血虚弱，则表现多为寒毒之症，其皮损比较稀少，症状比较轻微。有的有自限性，可以不药而愈。对于重症患者则应该及时正确地治疗。

总之，本病的治疗以清热解毒利湿为基本原则。清热宜分清表热、里热，表热宜辛凉宣散，里热应根据在气、营、血分之不同，分别施以清气泻热、清营透热、凉血解毒等法。祛湿亦根据湿邪在表、在里之不同，而分别采用芳香化湿、淡渗利湿之法。同时应视湿与热之轻重而治疗有所侧重，目的是使邪热得清，水湿得化，则水痘自除。

（三）治疗方案

1. 邪伤肺卫型

症状：全身性皮疹，向心性分布，躯干为多，点粒稀疏，疱疹形小，疹色红润，根盘红晕不显，疱浆清亮，有瘙痒感；伴发热，多为低热，头痛，鼻塞，流涕、喷嚏、咳嗽，纳差，偶有轻度腹痛；舌质红，苔薄白或薄黄，脉浮数。

辨证：邪伤肺卫证。

治法：疏风清热，利湿解毒。

处方：金银花30g　　　连翘15g　　　牛蒡子15g　　　　薄荷10g
　　　　蝉蜕5g　　　桔梗10g　　　车前子10g（包煎）　六一散9g（包煎）

加减：咽喉肿痛，加板蓝根、马勃、山豆根；皮肤瘙痒甚，加白鲜皮、地肤子；咳嗽有痰，加浙贝母、前胡；素体气虚，疹稀色淡，液少皮皱，加黄芪、薏苡仁。

分析：方中金银花、连翘气味芳香，既能疏散风热，清热解毒，又可辟秽化浊，在透散卫分表邪的同时，兼顾了温热病邪易蕴结成毒及多夹秽浊之气的特点，故重用为君药。蝉蜕宣散风热，透疹利咽；薄荷、牛蒡子辛凉，疏散风热，清利头目，且可解毒利咽；桔梗开宣肺气，同为臣药。车前子利尿通淋，清热解毒；六一散能清热利小便，使小便利而津液不伤；甘草调和药性，共属佐使之用。

2. 邪炽气营型

症状：全身性皮疹，可呈离心性分布，疹点密布，痘疹形大，疹色红赤或紫暗，疱浆混浊，口腔、睑结膜、阴部可见疱疹；壮热，烦躁，口渴欲饮，面赤唇红，目赤，口舌生疮，牙龈肿痛，纳差，大便干结，小便短赤；舌质红绛，苔黄腻，脉洪数或滑数。

辨证：邪炽气营证。

治法：清气凉营，化湿解毒。

处方：黄连 10g　　　　黄芩 10g　　　生地黄 15g　　　连翘 15g

　　　升麻 10g　　　　牡丹皮 15g　　赤芍 15g　　　　紫草 15g

　　　生石膏 30g（先煎）栀子 10g　　　车前草 15g

加减：口舌生疮，大便干结，加生大黄（后下）、玄明粉（溶入）、瓜蒌；口干唇燥，津液耗伤，加天花粉、麦冬、芦根。

分析：方中黄连、黄芩、车前草、栀子清热解毒利湿，消除肺卫之毒；生石膏清热泻火，除气分热毒；牡丹皮、生地黄、赤芍、紫草清热凉血，解毒透疹，清营分热毒；连翘、升麻疏风散邪，透疹解毒。诸药合用，使得标本兼顾，既辨病又辨证，共奏清气凉营、利湿解毒之功。

（四）典型案例

洪某，女，35 岁。2018 年 7 月 30 日初诊。

主诉：全身起红斑、水疱，作痒 4 天。

现病史：患者于外院行试管婴儿术后发生重症水痘。7 天前行试管婴儿术，4 天前全身出现红斑、水疱，作痒，伴发热恶寒，头痛，全身不适，精神差。尿常规：胆红素（＋），尿蛋白（＋）。血常规：中性粒细胞百分比 47.1%↓，嗜酸性粒细胞百分比 0.2%↓，淋巴细胞百分比 50%↑。舌苔白，舌质淡红，脉细弦。查体：全身散在红斑、水疱，水疱顶端可见脐凹，水疱基底绕以红晕，作痒。

西医诊断：①水痘；②试管婴儿术后。

中医诊断：水痘。

辨证：脾气虚，外受风湿毒邪。

治法：健脾益气，祛风化湿解毒。

处方：

（1）内服方：

南沙参 30g	白术 10g	茯苓 15g	甘草 6g
佩兰 10g	淡竹叶 10g	鱼腥草 20g	野菊花 10g
金银花 15g	连翘 12g	荆芥 10g	牛蒡子 10g
紫苏 10g	黄芩 10g	紫草 20g	大青叶 10g
蒲公英 15g			

3 剂，水煎服，每日 1 剂。

（2）外洗方：

苦参 30g	生甘草 30g	野菊花 30g	荆芥 30g
凤尾草 30g	薄荷 30g	枯矾 15g	地榆 30g
贯众 30g	陈皮 30g		

3 剂，每日 1 剂，煎水 3000ml，其中 2000ml 置浴盆内，掺 3000ml 温开水，全身外洗。

治疗过程及结果：当日吃药及外洗后瘙痒停止，不发热恶寒，全身转舒。第 2 日吃药及外洗后，脸上、身上水疱开始消退。第 3 日治疗后红斑消，水疱结痂，嘱再用上法治疗 5 日。5 日后痊愈，嘱继续保胎。

案例点评：水痘是由水痘－带状疱疹病毒初次感染引起的一种具有传染性的皮肤病。其皮损特点为皮疹初起多发于躯干，可见绿豆大小的疱疹，水疱周边有红晕，病情逐渐加重，皮疹范围扩大，四肢均可受累，呈向心性分布，常伴有发热，自觉瘙痒，搔抓时有水液渗出，几日后结痂，痂壳脱落后一般不会留有色素沉着。西医认为，其发生可能与接触过水痘患者或污染源、自身免疫力下降等相关。中医亦称之为水痘，又称"水花""水疮"。《医宗金鉴·痘疹心法要诀》曰："水痘皆因湿热成，外证多与大痘同，形圆顶尖含清水，易胀易靥不脓浆。"对其病因病机，中医认为多与正气不足有关，正气虚则易感邪毒，所谓"正气存内，邪不可干，邪之所凑，其气必虚"。临床可见皮疹红润，水疱疱液透亮，分布稀疏，伴有瘙痒，多发于躯干或颜面部；又因年迈或素体正气亏虚，复感外邪，热毒侵袭，热入营血，血中火毒炽盛，可见全身泛发红斑、丘疹、水疱，水疱疱液浑浊，疱壁破裂后结痂，甚至糜烂结脓，伴有高热、面赤等表现。喻文球认为该患者属脾气虚，外受风湿毒邪，治以健脾益气、祛风化湿解毒之法。方中佩兰、南沙参、白术、淡竹叶、茯苓健脾除湿兼清热，加鱼腥草、野菊花、金银花、连翘、紫草、大青叶、蒲公英、牛蒡子凉血清热解毒，荆芥祛风，紫苏、黄芩祛邪清热安胎，甘草调和诸药。诸药合用，使热毒得解，湿热得除，血热得清。内服方与外洗方并用，疗效佳。文献研究显示，在妊娠期 20 周内孕妇感染本病，胎儿受损率大概为 2%。由于该患者感染时间短，又能在很短的时间内祛除毒邪，所以可以继续妊娠，且加了紫苏、黄芩之祛邪清热安胎之药，所以不必太过担心。

（五）临证经验

痘疹辨证方面，喻文球教授继承和发扬了喻嘉言的学术思想，他指出水痘临证要仔细辨别阴阳、表里、寒热、虚实，依据痘疹病位在脾肺二经，治法宜滋养气血，使脾不虚、肺不寒，从而使痘毒不致内陷脾脏和肺脏，达到表里和中，托毒外出之效，使阴阳平和。这也是中医学治未病学说的体现。

1. 辨表证

（1）辨表实：表者，外也。痘疹从内出外，寒在表，热在里。红活凸绽为表实，不必药。初起之时，外感风寒，内受郁热，毒气不能发散，由是凝结于皮肤，无汗而光，睡卧不宁，此表实而热也，宜四物十神汤汗透肌表，用透肌散以和气。不然黑陷水枯，干红之症，不治矣。

虽然表证是表面不在里之证，但痘疹之邪毒是从内而外发病模式，如若患者有畏寒之征，为邪在表，"有一份恶寒即有一份之表"，而热毒之证一般都属里证。若痘疹红活凸绽，多为表实，气血旺盛有自限性，可以不必用药。而寒毒之证，外感风寒、内受郁热，毒凝滞皮肤，内结化热，为表实而热，宜用四物十神汤，否则水痘可能干枯发黑而皮红，为热毒和痘毒内陷成为难治之症。所以解表透肌法从汗而解为治疗原则。

（2）辨表虚：喻文球教授认为，表虚是由气血不足所致，痘毒不起，面白唇红，此气血不足……宜人参养荣汤，倍加参、芪以实表，自然靥也。人参养荣汤，治痘疹六七日，表虚色白，食少而寒战，陷顶泄泻。人参 6g，黄芪、当归、白芍、白术各 3g，熟地 1.5g，川芎、茯苓各 1.5g，桂心、陈皮、远志、五味子、炙甘草各 1g。此系纯补而不用解表透邪之药，以免重伤虚表。

2. 辨里证

（1）辨里实：里，内也。痘乃从内外出，能食不泻吐为里实，不必药。初起饮食不节，外感风寒，内受郁热，舌黑唇焦，目翻气促，言语不清，壮热烦渴，此里实热，急宜服四物十神汤，大汗以泄其热；解肌化毒汤此解其毒；水调六一散以通其滞。

（2）辨里虚：若出痘疹合并腹痛、呕逆、泄泻不食、烦躁不渴，为里虚而寒，宜用藿香正气散安中和胃。

3. 辨诸痒

惟起三四日，遍身痒如虫延，此毒发于肌肉间，症之至顺，不必药。至七八日，灰白色，陷顶而痒者表虚也，宜十全大补汤，百花膏涂其面。面上痒甚不可忍者，宜解肌化毒汤，连进以消其毒。说明痒虽说属虚，但亦有实证，解肌化毒汤则治由寒湿热毒蕴滞导致的本证。

（六）零金碎玉

喻文球教授继承了著名盱江医家喻嘉言防治痘疹的学术思想，他指出痘症虚证禁用药性：蝉蜕能开通肌窍，恐成表虚，耗泄元气。牛蒡子通肌滑窍，外致表虚，内动中气，恐成泄脱。紫草性寒，误用溏便。白术多用，恐能燥湿，使润下之气不行，则痘浆难成。茯苓、猪苓，燥湿渗泄，能令水气下行。多用只恐津液耗散，外不行浆，内防发渴。诃子、龙骨、枯矾，皆能阻塞肌窍，气虚之症用此，毒愈不能进前，虽能涩泄，甚不可施治，虚证之泄泻，只以补益为善。车前子、滑石性猛，利水极速，易伤脾胃，脾土一伤，则中气必败，而塌陷继之。山栀性寒降火，虚证便赤，必非实热。大黄荡涤污秽，耗削胃气，性寒滑下，虽热渴便实，皆不可用。生地性寒凉血，亦能润肠。枳壳下气宽肠，多用则泻。干葛性辛凉，外防表虚，内恐伤胃，况太凉则痘不长。乌梅酸收，砂仁散气，山楂散血解结，多用则内虚。半夏性悍，多用则消渴。麻黄开窍走泄，恐成表虚气脱。

第十九节　肛门会阴瘙痒症

（一）疾病认识

肛门会阴部的瘙痒症是皮肤科常见疾病，临床表现为会阴、肛周、外生殖器部位蚁行、针刺样瘙痒、烧灼感，患处一般无原发皮疹，但可继发皮肤肥厚或湿疹样改变，病程迁延难愈，好发于成人。

中医称之为阴痒或肾囊风，乃脾虚或肝肾阴虚，下焦湿热所致。因疾病累及隐私部位，患者往往羞于就医，严重影响生活质量和身心健康。

肛门会阴瘙痒症的病机较为复杂，涉及多种内外因素。中医学认为，本病的外因主要是感受风、湿、热邪以及虫毒骚扰等，故有"诸痒属虚、属风，热盛则痛，热微则痒"之说；内因常为血虚风燥、肝肾不足、脏腑虚弱、湿热下注等，故前人说血虚则生风，风聚则发痒。从西医学的角度来看，肛门会阴瘙痒的发病机制尚不明确，与多种因素有关，包括辛辣食物刺激、过敏反应、内分泌功能紊乱、精神因素、药物刺激、内脏功能紊乱、遗传因素、肛门会阴区局部刺激、肛门周围腺体分泌异常、肛门直肠疾病、寄生虫以及环境因素等。若患病日久，可继发皲裂，皮肤出现粗糙、肥厚苔藓样病变。

综上所述，肛门会阴瘙痒症的病机是多方面的，既有内因也有外因，治疗时需要根据患者的具体情况进行综合分析，找到病因并采取相应的治疗措施。同时，患者也应注意改善生活方式，穿着舒适，保持肛门清洁，以减轻症状并预防复发。

（二）辨治思路

肛门会阴瘙痒症主要是湿热下注、脾虚湿盛、血虚风燥等原因所引起的。因此，中医治疗常采用内服中药和外用中药的方式，通过清热泻火、通便、疏风清热利湿、养血息风、滋阴润燥等方法来缓解症状。此外，针灸、按摩等中医疗法也可以作为辅助治疗手段。

（三）治疗方案

1. 湿热下注型

症状：肛门会阴区潮湿瘙痒，伴有大便黏滞或溏泄，口苦；舌苔黄厚腻，脉滑数。

辨证：湿热下注证。

治法：清利湿热，祛风止痒。

处方：草薢 15g　　薏苡仁 30g　　丹皮 10g　　黄柏 10g
　　　茯苓 15g　　泽泻 15g　　滑石 9g　　通草 10g

加减：对于久病气虚的患者，可以加白术、黄芪以增强补气效果；对于腰酸神疲的患者，可以加人参、鹿角胶以补肾强腰。

分析：方中草薢、薏苡仁利水祛湿，分清化浊；黄柏清热利湿，解毒疗疮；泽泻渗湿泄热；茯苓分利湿热；滑石利水通泄；牡丹皮清热凉血，活血化瘀；通草清热滑窍，通利小便，使湿热随小便而出。诸药合用，共奏导湿下行、利水清热之功。

2. 风湿夹热型

症状：肛门瘙痒潮湿，下坠不适；身倦头重，腹胀纳呆；舌苔厚腻，脉濡滑。

辨证：风湿夹热证。

治法：疏风清热，健脾除湿。

处方：当归 10g　　生地 10g　　防风 10g　　蝉蜕 6g

　　　知母 10g　　苦参 6g　　　火麻仁 10g　荆芥 10g

　　　苍术 10g　　牛蒡子 10g　石膏 15g（先煎）木通 6g

　　　甘草 3g

加减：风热偏盛而见身热、口渴者，宜重用石膏，加金银花、连翘以疏风清热解毒；湿热偏盛而见胸脘痞满、舌苔黄腻者，加地肤子、车前子以清热利湿；血分热重而见皮疹红赤、烦热、舌红或绛者，宜重用生地，或加赤芍、紫草以清热凉血。

分析：荆芥、防风、牛蒡子、蝉蜕之辛散透达，疏风散邪，使风去则痒止。配伍苍术祛风燥湿，苦参清热燥湿，木通渗利湿热，是为湿邪而设；石膏、知母清热泻火，是为热邪而用。风热内郁，易耗伤阴血；湿热浸淫，易瘀阻血脉。故以当归、生地、火麻仁养血活血，并寓"治风先治血，血行风自灭"之意。甘草清热解毒，和中调药。诸药合用，共奏疏风清热、健脾除湿之功。

3. 血虚生风型

症状：肛门奇痒，皮肤干燥，失去弹性及光泽，皲裂较重，可累及阴囊、阴唇；并伴有口舌干燥，消瘦，夜不能寐；舌红，脉细数。

辨证：血虚生风证。

治法：养血息风，滋阴润燥。

处方：当归 10g　　白芍 10g　　川芎 10g　　生地黄 10g

　　　炒蒺藜 10g　防风 10g　　荆芥 10g　　何首乌 10g

　　　黄芪 15g　　炙甘草 6g

加减：若心烦失眠，可加龙骨、牡蛎、黄连、栀子；若月经量少、月经期症状加重，可加益母草、丹参、阿胶。

分析：当归、川芎、白芍、生地黄为四物汤组成，滋阴养血以治营血不足，同时取其"治风先治血，血行风自灭"之意；何首乌滋补肝肾，益精血；防风、荆芥穗疏风止痒；白蒺藜平肝疏风止痒；黄芪益气实卫固表；甘草益气和中，调和诸药。诸药合用，共奏养血润燥、祛风止痒之功。

4. 脾虚夹湿型

症状：肛周或会阴部皮肤瘙痒，稍感潮湿不适；伴腹泻，纳呆，倦怠，乏力；舌质淡红，舌苔白，脉濡细无力。

辨证：脾虚夹湿证。

治法：健脾化湿导滞。

处方：防风 10g   苍术 10g   白术 10g   茯苓 15g

       陈皮 6g   厚朴 6g   猪苓 10g   山栀 10g

       木通 6g   泽泻 10g   桂枝 6g   甘草 6g

       滑石 15g（包煎）

加减：痒感明显者，加白鲜皮；湿滞、食滞重者，加焦槟榔或伏龙肝。若热象较著，则加板蓝根、金银花、土茯苓；湿较著者，加车前子、茵陈、薏苡仁。

分析：该方以平胃散（苍术、厚朴、陈皮、甘草）燥湿运脾，行气和胃；以五苓散（白术、泽泻、茯苓、猪苓、桂枝）健脾助阳，化气利水渗湿；加栀子、木通、滑石清热利湿，少佐防风散肝舒脾，祛风胜湿。诸药配伍，共奏清热除湿、健脾利水之功。

5. 肝肾亏虚型

症状：此型多见于反复发作、迁延不愈的慢性湿疡。皮损淡红、干燥、脱屑、肥厚、苔藓样变，瘙痒频作，龙以夜甚；伴耳鸣，头晕，腰膝酸软，性生活或月经后、劳累后诸症加重；舌质淡红，舌苔少，脉细数。

辨证：肝肾亏虚证。

治法：调补肝肾，祛风止痒。

处方：熟地黄 15g   山药 12g   山茱萸 12g   泽泻 10g

       茯苓 10g   丹皮 10g   荆芥 10g   防风 10g

       炒蒺藜 15g   当归 10g

加减：若头晕、眼花、耳鸣，可加天麻、楮实子、苑丝子；若性生活及月经和劳累后加重，可加芡实、金樱子、续断、杜仲等；若干燥、瘙痒明显，可加何首乌、乌梢蛇等。

分析：方中熟地黄滋阴补肾，填精益髓；山药既养脾阴，又固肾精；山茱萸补益肝肾，又能涩精；牡丹皮清泄相火；泽泻利湿泄浊；茯苓健脾利湿；荆芥、防风、炒蒺藜祛风止痒；当归养血活血。诸药合用，共奏滋阴补肾、祛风止痒之功。

（四）典型案例

李某，女，62岁。2018年5月2日初诊。

主诉：会阴部瘙痒不适 8 个月。

现病史：患者自诉 8 个月前会阴部作痒，曾搽白虎膏，未见明显好转，现大阴唇部可见皮肤粗糙肥厚，前阴部表面结痂，偶有渗液、结痂，可见辐射状皲裂，夜间瘙痒更甚。患者平素情绪易激动，睡眠差，大便干，小便黄。舌质老，舌苔黄，脉细数。

西医诊断：外阴瘙痒症。

中医诊断：阴痒。

辨证：肝肾亏虚夹湿热证。

治法：滋补肝肾，利湿止痒。

处方：

熟地黄 12g	黄连 6g	法半夏 10g	猪苓 12g
山药 12g	山茱萸 12g	泽泻 15g	茯苓 20g
丹皮 10g	车前子 10g（包煎）	乌梅 12g	全蝎 3g
甘草 6g			

7剂，水煎服，每日1剂。

同时配合中药外洗：苦参、枯矾、荆芥、花椒、徐长卿等水煎外洗，每日1次。

二诊：服上方7剂后夜间瘙痒症状明显减轻，日间仍瘙痒，二便情况有所好转。舌苔黄腻，脉弦细数。嘱继续维持上法治疗。

三诊：患者瘙痒明显缓解，患处皮肤接近正常，小便淡黄，大便日1行、质软，纳可寐安。舌淡红，苔薄黄，脉弦。中药口服方加蜈蚣2条，外洗方加蛇床子10g。

四诊：患者平素无瘙痒等不适症状，肤色接近正常，皮损渐渐消失，睡眠质量明显好转。舌淡黄，脉弦。嘱患者继用上方治疗，巩固疗效。

案例点评：患者既往求医未见效，病久迁延不愈终成痼疾，久病损及肝肾之阴，故选用熟地、山茱萸、山药滋补肝肾；本病与湿热相结，清热利湿亦不可小觑，选黄连、猪苓清热利湿，予以泽泻、茯苓、车前子利水湿，使湿热之邪从小便走，加之丹皮清热凉血、活血散瘀，又以全蝎搜风止痒；同时，以苦参、枯矾、荆芥、花椒、徐长卿等外洗止痒燥湿。内服外用，利水渗湿以治标，补益肝肾以治本，辨病辨证相结合。患者一诊之后效果立竿见影，瘙痒症状减轻，三诊后继续加蜈蚣2条助全蝎搜风之力，同时外加蛇床子外洗，四诊时患者已基本痊愈。喻文球教授从中医角度出发，应用整体辨证的理论，兼顾整体与局部，找准病机，内外并治，标本并重，以达到扶正和祛邪的目的。

（五）临证经验

喻文球教授认为该病病因病机复杂，但主要与素体禀赋不耐，复感外邪，饮食失宜，脾胃伤败，情志内伤等有关。或因素体禀赋不足，风湿热毒乘虚入侵，蕴阻肌肤，与气血相搏而发病；或因饮食不节，损伤脾胃，脾失健运，水湿内生，外溢肌肤，加之过食腥荤发物、辛辣厚味，或醇酒浓茶等，化热动风，风热毒邪随气血运行或循经外发，搏于肌肤而发；或因情志内伤，肝气郁结，肝脾不和，肝胆疏泄不畅，脾胃运化失职，湿热邪毒内生，外泛肌肤而发。湿邪阻碍气机，损伤正气，久病伤肾，肾之精气亏损，则脾肺之气、卫外之气同时耗伤，终致肺、脾、肾损伤，阳气不足则更不易化散湿热之邪，卫气亏损则更易感染外邪，故反复发作，迁延难愈。综上所述，本病的关键是风湿热毒蕴阻肌肤，或因素体禀赋不耐，或因饮食不节，或因情志内伤，累及肺、脾、肾、肝，治疗宜内服外治同用。

（六）零金碎玉

1. 当归、黄芪

（1）单味功用：当归味甘、辛，性温，归肝、心、脾经，可以补血、活血、止痛、润肠，适用于血虚引起的各种证候。黄芪味甘，性微温，归脾经与肺经，有补气升阳、益气固表、托毒生肌之效。

（2）伍用经验：当归补血活血，止痛，润肠；黄芪补气升阳，益气固表，托毒生肌。二者合用，可以补气生血，适用于肛门会阴瘙痒症之气血亏虚、年老体弱患者。

2. 茯苓、滑石

（1）单味功用：茯苓甘、淡，性平，归心、脾、肾经，有利水渗湿、健脾之效。滑石甘、淡，性寒，入膀胱、肺、胃经，可以利尿通淋、清热解暑，外用收湿敛疮。

（2）伍用经验：茯苓利水渗湿，健脾；滑石利尿通淋，清热解暑，外用收湿敛疮。二者合用，通过健脾以助运化功能，加强利水渗湿之效，对于体内湿气较重兼有脾虚患者尤宜。

第二十节　口腔溃疡

（一）疾病认识

口腔溃疡是一种常见的口腔黏膜疾病，以口腔内唇、上颚以及舌颊等部位黏膜出现圆形或椭圆形溃疡，伴局部红肿灼痛为主要特征，并且具有周期性、复发性和自限性。本病发病率高且易复发，以女性患者多见，四季均可发生且以春冬季相对多见。本病可能与激素水平改变、局部创伤、食物、药物、心理压力、营养不良、吸烟、口腔菌群紊乱、免疫失调、微量元素缺乏和遗传因素等相关。

口腔溃疡属于中医"口疮""口糜""口破"和"口疡"等范畴，最早见于《素问·气交变大论篇》："岁金不及，炎火乃行……阴厥且格，阳反上行，头脑户痛，延及囟顶发热，上应辰星，丹谷不成，民病口疮，甚则心痛。"本病病位在口腔，口腔为肺胃之门户；舌为心之苗，诸痛疮痒皆属于心；脾开窍于口，口唇为脾之外候，脾经挟舌本、散舌下；肾经连咽系舌本；胃经经食管和咽而直通于口齿；肝经环唇内，络舌本，其气上通舌唇。因此，口疮虽发于口腔，但与心、肺、脾、胃、肝、肾均有关。

《素问·至真要大论篇》曰"火气内发，上为口糜"，《诸病源候论》云"脏腑热盛，热乘心脾……故令口舌生疮也"，可见口疮的病机关键在于"火""热"之邪，或为实火，或为虚火。久病瘀血阻滞，致迁延不愈，病延日久，虚实转化。劳神忧思过度，郁怒忧伤化火，心火妄动；暴饮暴食，过食辛辣厚味等损伤脾胃，内蕴化热；感受热邪，蕴积心脾，心脾蕴热，宣泄不得，循经上炎于口，热熏口腔；素体阴虚、久病之后及劳累过度，损耗真阴，真阴不足，水不制火，虚火上炎；或因外感热邪入里，劫烁胃津，循经上炎；或脾病日久，生化乏源，致心血亏虚，而成心脾两虚之证；或禀赋虚弱、病后体虚、劳倦内伤等损及脾肾，脾失运化，湿浊内生，郁而化热，循经上炎，脾肾之阴受损，虚阳上浮，均可致口疮发作。

综上所述，本病多是外感热邪、饮食不节、情志所伤、劳倦内伤或禀赋异常等因素导致脏腑气机紊乱，气血失调，实火或虚火上炎，熏灼口腔而致，其发病有缓有急，病程有长短之分。

（二）辨治思路

口疮发病机制复杂，中医学认为，口疮病因涉及内外两个方面，外因主要为外感风热、火毒、湿浊等，内因通常与体质、饮食、劳逸、情志等因素有关，这些因素导致人体脏腑功能失调而发病。口疮的病理性质分为虚实两端，实者多为热邪熏灼口舌，灼伤肌膜；虚者多因气血阴阳不足，虚火内生，口舌肌膜失于濡养而溃破难愈。中医证型可分为心脾郁热、肺胃蕴热、阴虚火旺、脾肾阳虚、脾虚湿热等六种。从证型分布来看，病理因素多与火相关，因此中医治法以清热泻火、滋阴降火、补益脾胃为主。治疗目标主要是减少发作次数、延长缓解期。对口疮的治疗应辨明虚实和标本缓急，随证加减。口疮不单限于局部病变，常与五脏功能密切联系，治疗需内外结合，局部与整体并重，有利于缓解疼痛，促进溃疡愈合。

（三）治疗方案

1. 心脾郁热型

症状：口疮局部灼热疼痛，疮周红肿明显，表面以黄色分泌物为主；伴有口干口臭，心烦失眠，便干尿赤；舌尖红，苔黄，脉滑数。

辨证：心脾郁热证。

治法：清心泻脾，解毒泻火。

处方：生石膏 15~30g（先煎）　山栀 6~9g　　藿香 6~9g　　防风 6~9g

　　　生地 15~30g　　　　　淡竹叶 6~9g　通草 3~6g　　甘草 6~9g

　　　黄连 3~6g

加减：疮周紫红或疮深火盛者，可加黄连 3~6g、水牛角 15~30g 等以清热解毒凉血；若大便秘结，腹胀，舌红苔黄而燥，可加厚朴 6~9g、枳实 9~15g、大黄 9~15g（后下）等以通腑泄热；疼痛明显者，可加用蒲公英 15~30g、紫花地丁 15~30g 等以加强清热解毒之功；兼见心烦易怒、胸胁闷痛、经期症重之肝郁蕴热者，加柴胡 6~9g、郁金 6~9g、龙胆草 3~6g 等以疏肝泻火。

分析：此型是由心脾积热，痰热相搏，上攻口舌所致。泻黄散善泻脾胃伏火，主治脾热弄舌、口疮口臭，为胆胃不和，痰热内扰之证而设；导赤散是清心利水的方剂，利水而不伤正，善治心经热盛所致病症。方中生地黄清热生津、滋阴养血，黄连走血分，可泻火解毒，清热燥湿；淡竹叶清热泻火，除胃火，导热邪；栀子清利三焦，通腑降逆；石膏清热泻火，与防风、藿香配伍，辛温芳香理气。方中重用风药，以清泻脾火，而真气无伤，正气充沛，诸症得愈。

2. 肺胃蕴热型

症状：口疮小而多，可伴口鼻周围的皮肤出现群集小疱；大便干燥，尿黄赤，口干；舌质红，苔黄厚，脉弦滑。

辨证：肺胃蕴热证。

治法：清肺胃热，清热解毒。

处方：大黄 9~15g（后下）　芒硝 3~6g（冲服）　栀子 6~9g

　　　连翘 9~15g　　　　　黄芩 9~12g　　　甘草 6~9g

　　　薄荷 3~6g（后下）　　淡竹叶 6~9g

加减：兼咳嗽、咽喉痛者，可加桔梗 3~9g、牛蒡子 6~12g、板蓝根 15~30g 等以清热利咽，解毒消肿；口疮周围浮肿起水疱者，可加薏苡仁 15~30g、滑石 9~15g（包煎）、车前草 10~15g、泽泻 6~9g 等以化湿清热；口臭明显，胃热炽盛者，可加生石膏 15~30g 以清除胃热。

分析：此型多因风热邪毒入侵，郁滞于胃，胃热不得下泄，则尿赤便结；胃热化火上冲，则面赤唇焦，牙龈肿痛，口舌生疮。凉膈散为清热剂，具有清热解毒泻火功效。方中连翘轻清透散，长于清热解毒，清透上焦之热，故为君药。黄芩清透上焦之热，清透胸膈之热；栀子清利三焦之热，通利小便，引火下行；大黄、芒硝泻下通便，共为臣药。薄荷清利头目，利咽；淡竹叶清上焦之热，共为佐药。诸药合用，共奏促进溃疡愈合之效。

3. 阴虚火旺型

症状：口疮反复发作，溃疡表浅，隐痛或灼痛，疮周轻微红肿；伴有口燥咽干，头晕耳鸣，心悸失眠，盗汗，腰膝酸软，大便干结；舌红少苔，脉细数。

辨证：阴虚火旺证。

治法：补益肝肾，滋阴降火。

处方：熟地黄 9~15g　　山茱萸 6~12g　　山药 15~30g　　　丹皮 6~12g
　　　泽泻 6~9g　　　　茯苓 9~15g　　　知母 6~12g　　　　黄柏 9~12g

加减：颧红盗汗、虚烦少寐者，加生龙骨 15~30g（先煎）、牡蛎 15~30g（先煎）、地骨皮 9~15g 等以凉血除蒸，镇心安神；下肢不温、尿频遗尿者，加制附子 6~9g（先煎）以温补肾阳，引火归元。

分析：此型为阴虚火旺导致口疮咽痛、盗汗、腰膝酸软、大便干结等症。方中知母、黄柏可清热泻火，解毒疗疮；熟地黄、牡丹皮可滋阴补肾，清热凉血，活血化瘀；山茱萸、山药可补血固精，补益肝肾；茯苓、泽泻可利水渗湿，健脾宁心。全方合用，共奏滋阴清热、调和脏腑阴阳之功。

4. 脾肾阳虚型

症状：口腔黏膜溃烂，表面灰白，数量较少，相对较深，久难愈合，周围组织淡红微肿；可伴有腹胀纳少，便溏，倦怠乏力，面色白；舌淡苔白，脉沉弱或浮大无力。

辨证：脾肾阳虚证。

治法：扶正温阳，敛疮止痛。

处方：偏脾阳虚者，予处方如下。

　　　党参 12~15g　　　　生白术 9~15g　　　干姜 6~9g　　　　甘草 6~9g
　　　制附子 6~9g（先煎）　关黄柏 6~9g　　　砂仁 3~6g（后下）

偏肾阳虚者，予处方如下。

　　　制附子 6~9g（先煎）　肉桂 3~6g　　　熟地黄 15~30g　　山药 15~30g
　　　山茱萸 6~12g　　　　泽泻 6~9g　　　茯苓 9~15g　　　　牡丹皮 6~12g
　　　龟甲 15~30g（先煎）

加减：气虚甚者，加炙黄芪15~30g以加强补益中气之功；寒湿下注而见下利较重者，重用焦白术，加茯苓15~30g、麸炒薏苡仁15~30g等以健脾渗湿止泻；溃疡久而不愈者，加五倍子3~6g以燥湿收敛；口疮不愈者，加牡蛎15~30g（先煎）、五味子6~9g、白及3~6g等以敛疮生肌。

分析：此型是由于肾中元阳不足，下焦阴寒，虚阳无处伏藏而浮跃于上，而出现口舌生疮等上焦假热之象，治宜扶正温阳，敛疮止痛。方中用附子、砂仁之温药的同时，加入龟甲以"通阴助阳"，附子与甘草配伍，温肾回阳与补中兼顾，有相生之义，亦寓伏火之义，再加一味苦寒之黄柏，可引上浮之虚火下行，使上浮之真阳得以归位，阳入于阴，阴阳调和，则诸证皆除。

5. 脾虚湿热型

症状：口疮反复发作，疮面色淡凹陷；可伴有神疲乏力，不思饮食，大便溏黏不爽，身体困重；舌胖大，边有齿痕，苔黄腻，脉滑。

辨证：脾虚湿热证。

治法：健脾和胃，清热化湿。

处方：甘草 9~12g　　黄芩 6~9g　　党参 9~12g　　干姜 6~9g
　　　　黄连 3~6g　　半夏 6~9g　　大枣 4~6 枚

加减：若热甚，加金银花12g、蒲公英15~30g等以清热解毒。

分析：此型是由于脾气亏虚，脾胃虚弱，加之脾虚湿盛，阴火上乘口舌，形成寒热错杂病机，致使口疮反复发作。该证本虚为脾胃虚弱，标实为热毒、湿浊，呈寒热虚实夹杂，故应以健脾和胃、清热化湿为治则。方中黄芩可清热燥湿，泻火解毒；半夏可燥湿化痰，降逆止呕；干姜可温中散寒，回阳通脉；党参可补中益气，健脾益肺；黄连可清热燥湿，泻火解毒；大枣可补中益气，养血安神；甘草可补脾益气，调和诸药。全方共奏补脾祛湿、清热燥湿的功效。

6. 瘀血阻滞型

症状：口腔黏膜溃烂，刺痛，周边黏膜色暗淡，久难愈合；可见面色暗，唇甲青紫，皮下瘀斑；舌暗或紫，舌下络脉曲张，脉细涩。

辨证：瘀血阻滞证。

治法：理气活血，凉血化瘀。

处方：当归 9~12g　　生地黄 15~30g　丹皮 6~12g　　红花 6~9g
　　　　连翘 9~15g　　白芷 6~9g　　川黄连 3~6g　　生甘草 6~9g
　　　　桔梗 6~9g　　金银花 15~30g

加减：若局部疼痛明显，可加天花粉 12~15g、赤芍 6~12g、穿心莲 6~9g 等以清热消肿止痛。

分析：此型是由于时毒炽盛，伤及血络，瘀血内停，脉络不通所致。方中金银花、连翘辛凉透邪，清热解毒，具有辟秽之功，连翘又长于清心泻火，为疮家之要药；牡丹皮、生地黄凉血活血，其中牡丹皮凉血而不留瘀，治血而不妄行，清营透达，使热退而又利于阴生，生地补阴而不恋邪，有助于口腔溃疡的修复；桔梗、甘草清利咽喉，且桔梗轻宣肺气，甘草清热解毒并调和诸药。诸药合用，清热解毒，凉血化瘀。全方祛邪不伤正，恰中病机，有标本兼顾之效。

（四）典型案例

陈某，男，63岁。2018年10月22日初诊。

主诉：口腔舌体黏膜反复溃疡4年余。

现病史：患者4年余前开始口腔舌体黏膜反复出现溃疡，疼痛剧烈，先起水疱，然后形成溃疡。曾于口腔医院治疗，诊断为口腔溃疡，治疗效果不佳。

查体：口腔及舌体存在多个黄豆大小的溃疡点。舌质红，苔黄腻，脉细滑。

西医诊断：口腔溃疡。

中医诊断：口疮。

辨证：脾胃火盛兼肾阴不足证。

治法：清实热，祛虚火。

处方：

升麻10g	川黄连10g	石斛20g	知母10g
黄柏10g	墨旱莲15g	女贞子15g	蒲公英20g
川牛膝10g	山豆根6g	青果15g	木蝴蝶6g
五味子10g	肉桂3g	地骨皮12g	

7剂，水煎服，每日1剂。

二诊：上方7剂后患者症状减轻，溃疡减少收缩，仍有些痛，舌质淡，苔腻，脉弦。原方减石斛、知母、黄柏、墨旱莲、女贞子、蒲公英、木蝴蝶，加白术10g、陈皮10g、黄芪30g、党参12g、甘草6g、柴胡10g、升麻10g、当归10g、瓜子金10g。7剂，水煎服，每日1剂。

三诊：患者口中溃疡除少数外基本愈合，舌质淡，苔腻，脉弦。再守方加玄参15g、石榴皮15g，予7剂，嘱患者继续服用。

四诊：调治1个月余，患者口中溃疡已全数愈合，舌淡红，苔薄黄，脉平。

案例点评：本例患者除有脾胃火毒之外，还存在肾阴不足，起病日久，久治不效，火毒之邪煎灼阴液，加之患者先天禀赋不足，肾阴亏虚，阳无所制，虚火内生，虚火内灼而生口疮。患者多次治疗效果不理想，且反复发作，缠绵难愈，既往医者未注意到患者虚火之致病因素，仅以清热祛火之剂治其火毒之标，而未治其虚火之本，故而未能收获良好疗效。治疗上应虚实并举、标本兼治，以清实热、祛虚火为根本大法。方以黄连、蒲公英、山豆根、青果清热解毒，知母、黄柏清热泻火，再予石斛、地骨皮，滋阴以清虚热，最后以墨旱莲、女贞子、五味子补益肝肾之阴以治本，以此达到上下并举、标本兼治之效。

（五）临证经验

喻文球教授采用整体观与辨证论治结合的方法来指导口疮的治疗。喻教授认为，口疮成因复杂，与饮食、环境、情志、体质等多种因素相关，长期不愈或反复发作的溃疡，大多是病久阴阳衰退而湿热内蕴，正气亏虚，则无力抗邪，顽病消烁，必内伏郁结之热毒，治疗上主张从治体与治病结合的角度出发，采用养阴益气与清热解毒同用、温阳益气与清热解毒同用之法。审证求因，仔细分析，不可盲目用清热解毒之药，要注重局部与整体，因人制宜，实施个体化的治疗，使治疗更具有针对性，方可获得更好的疗效。

（六）零金碎玉

1. 升麻

（1）单味功用：升麻辛、甘，性寒，入肺、脾、胃、大肠经，可以清热解毒、解表透疹、升举阳气。

（2）伍用经验：黄连、蒲公英、山豆根、青果均可清热解毒，配伍升麻为引经药，可向上以清热解毒。

2. 川牛膝

（1）单味功用：川牛膝味甘、微苦，性平，入肝、肾经，可逐瘀通经、通利关节、利尿通淋。

（2）伍用经验：知母、黄柏可清热泻火，川牛膝善下行，配伍川牛膝为引经药，引火下行，可向下以清热泻火。